救急・当直で必ず役立つ！

骨折の画像診断 改訂版

全身の骨折分類のシェーマと
症例写真でわかる読影のポイント

編集

福田国彦
東京慈恵会医科大学放射線医学講座

丸毛啓史
東京慈恵会医科大学整形外科学講座

小川武希
東京慈恵会医科大学救急医学講座

羊土社
YODOSHA

謹告

本書に記載されている診断法・治療法に関しては，発行時点における最新の情報に基づき，正確を期するよう，著者ならびに出版社はそれぞれ最善の努力を払っております．しかし，医学，医療の進歩により，記載された内容が正確かつ完全ではなくなる場合もございます．

したがって，実際の診断法・治療法で，熟知していない，あるいは汎用されていない新薬をはじめとする医薬品の使用，検査の実施および判読にあたっては，まず医薬品添付文書や機器および試薬の説明書で確認され，また診療技術に関しては十分考慮されたうえで，常に細心の注意を払われるようお願いいたします．

本書記載の診断法・治療法・医薬品・検査法・疾患への適応などが，その後の医学研究ならびに医療の進歩により本書発行後に変更された場合，その診断法・治療法・医薬品・検査法・疾患への適応などによる不測の事故に対して，著者ならびに出版社はその責を負いかねますのでご了承ください．

改訂の序

　救急医療において骨折は古くて新しいテーマである．また，近年は，高齢社会になり骨折の症例も増加している．そのようなニーズに後押しされ初版の「骨折の画像診断」は，救急部をローテーションする研修医のみならず，救急部の指導医，画像診断医，整形外科医にも広く受け入れていただいた．初版は2008年12月に発行され，すでに5年が経過したこともあり，改訂版に取りかかることにした．

　骨折の分類を理解し，骨折を正しく評価することは治療法の選択と予後の予測に必須である．また，救急医，画像診断医，整形外科医が共通の分類に立脚した共通の用語を使い，情報を共有することも重要である．

　初版の基本的なコンセプトは以下の通りであった．
・総論と各論で構成し，各論は基本的撮影法，正常解剖，骨折の分類，症例提示とする．
・骨折には多くの分類があり，専門外の医師には煩雑であるので，部位別に繁用されるものを1つ選んで紹介する．
・救急現場で要点をつかみやすいように骨折診断の重要なポイントを箇条書きで記す．

　この基本コンセプトを維持しつつ，改訂版では以下の点を中心に加筆，修正を加えた．
・総論において広く救急現場で必要な外傷の初期治療を加筆し，また，骨折の治療で使用される固定材についての記載も加筆した．固定材については，各論で提示されるどの症例でどの固定材が使用されているか参照できるようにした．
・骨折の分類の見直しを行った．また，長管骨骨折の症例提示ではAO分類を付記した．
・症例の画像所見は画像診断報告書の体裁をとり，自己学習を容易にした．
・本書に機動性をもたせるため，骨折の分類のみを抜粋したPDFデータ版をダウンロードし，タブレットやパソコンで閲覧できるようにした．

　改訂にあたり，初版を担当した先生方に加えて救急部医師にも執筆に参画していただいた．より一層，繁用性と利便性が向上した骨折の画像診断入門書になったと考える．救急医療の現場で役立つことを期待している．

　2014年3月22日　春暖の青松寺を臨んで

福田国彦
丸毛啓史
小川武希

初版の序

　平成16年度から導入された新臨床研修制度では，その基本理念として「一般的な診療において頻繁に関わる負傷または疾病に適切に対応できるようプライマリ・ケアの基本的な診療能力を身に付ける」ことが謳われており，救急医療が研修必修科目に指定された．骨折は救急医療において重要かつ頻度の高い疾患であるが，全身のどこにも発生し，受傷部位ごとに評価のポイントが異なる．その際，受傷機転や身体所見とともに単純X線写真など画像による適切な評価が重要である．
　そこで，全身の骨折を網羅した初心者にもわかりやすく，救急現場で簡単に参照できる「骨折の画像診断」テキストが必要と考え，本書を企画した．

　本書の特徴は以下の通りである．
1. 概論において骨折を表現する用語をまとめ，現場の医師や画像診断医が骨折の状態を正確な用語で整形外科医に伝達できるようにした．
2. 各章の導入部において，部位ごとの基本的なX線撮影法，X線解剖，および読影のポイントをまとめた．
3. 煩雑な骨折の分類のなかから部位ごとに最も頻用されるものを選んで図示，解説した．多岐にわたる骨折の分類は，それぞれ臨床的に意味があって積み重ねられた結果であるが，専門外の医師にとっては，それがむしろ骨折をわかり難くしている．そこで，部位ごとに最も頻用される骨折の分類を厳選して記載した．
4. 項目ごとに，骨折の分類のシェーマとその説明，代表的な骨折症例の呈示，診断のポイントを示し，短時間で要点がつかめることを目指した．

　本書が救急部をローテーションする研修医，救急部の指導医，整形外科医，および画像診断医が骨折患者の情報を共有するうえで格好のテキストとして利用されることを望む．

2008年12月　愛宕下にて

福田国彦
丸毛啓史

救急・当直で必ず役立つ！
骨折の画像診断 改訂版

全身の骨折分類のシェーマと
症例写真でわかる読影のポイント

改訂の序	福田国彦, 丸毛啓史, 小川武希	
初版の序	福田国彦, 丸毛啓史	
Color Atlas		10

概　論

1. 外傷の初期治療	行木太郎, 小川武希	14
2. 骨折の分類	林　大輝, 福田国彦, 丸毛啓史	21
3. 骨折の診断に必要な用語	福田国彦, 丸毛啓史, 林　大輝	32
4. 骨折の治療で使用される固定材	林　大輝	35

基本的な撮影方法と代表的な骨折

第1章　頭蓋骨

1. 基本撮影と正常解剖	荻野展広, 松島理士	42
2. 線状骨折・陥没骨折・頭蓋底骨折 【線状骨折・陥没骨折・頭蓋底骨折】	荻野展広, 松島理士	45

第2章　顔面骨

1．基本撮影と正常解剖 　　　　　　　　　　　　　　　　　　　　尾尻博也　49
2．顔面中央部中心部骨折（Le Fort 骨折）【Le Fort 骨折分類】　　尾尻博也　52
3．頬骨上顎骨折（三脚骨折）【頬骨骨折分類】　　　　　　　　　　尾尻博也　56
4．眼窩底骨折（吹き抜け骨折）　　　　　　　　　　　　　　　　　尾尻博也　60
5．下顎骨骨折　【Dingman と Natvig らによる分類】　　　　　　　尾尻博也　63
6．側頭骨骨折　　　　　　　　　　　　　　　　　　　　　　　　尾尻博也　66

第3章　肩関節・上腕

1．基本撮影と正常解剖　　　　　　　　　　　　　　　　　　　　福田国彦　70
2．肩甲骨関節窩骨折　【Ideberg 分類】　　　　　　　　　　　　　舟﨑裕記　74
3．肩鎖関節脱臼　【Rockwood 分類】　　　　　　　　　　　　　　舟﨑裕記　77
4．鎖骨遠位端骨折　【Craig 分類】　　　　　　　　　　　　　　　舟﨑裕記　80
5．上腕骨近位端骨折　【Neer 分類】　　　　　　　　　　　　　　舟﨑裕記　82
6．肩関節脱臼　【前方脱臼，後方脱臼，下方（直立）脱臼】　　　　舟﨑裕記　86

第4章　肘関節・前腕

1．基本撮影と正常解剖　　　　　　　　　　　　　　　　　　　　福田国彦　89
2．上腕骨顆上骨折　【阿部の分類】　　　　　　　　　　　　　　　千野博之　93
3．上腕骨外顆骨折　【Wadsworth 分類】　　　　　　　　　　　　千野博之　98
4．上腕骨内上顆骨折　【Watson-Jones 分類】　　　　　　　　　　千野博之　100
5．上腕骨遠位端骨折　【AO 分類】　　　　　　　　　　　　　　　千野博之　102
6．上腕骨小頭骨折　【Grantham 分類】　　　　　　　　　　　　　千野博之　106
7．肘頭骨折　【Colton 分類】　　　　　　　　　　　　　　　　　千野博之　108
8．尺骨鉤状突起骨折　【Regan-Morrey の分類】　　　　　　　　　千野博之　111
9．橈骨頭・頸部骨折　【橈骨頭骨折／橈骨頸部骨折】　　　　　　　千野博之　113
10．骨幹部骨折1（Galeazzi 骨折）　　　　　　　　　　　　　　　千野博之　117
11．骨幹部骨折2（Monteggia 骨折）【Bado 分類】　　　　　　　　千野博之　118

第 5 章　手関節・手

1. 基本撮影と正常解剖 ……………………………………………… 福田国彦　122
2. 橈骨遠位端骨折　【AO 分類（Müller 分類）】 ………………… 千野博之　130
3. 舟状骨骨折　【Herbert 分類】 …………………………………… 千野博之　141
4. 有鉤骨鉤骨折 ……………………………………………………… 千野博之　143
5. 月状骨脱臼・月状骨周囲脱臼　【月状骨脱臼 / 月状骨周囲脱臼】 … 千野博之　145
6. 手根骨長軸脱臼　【Gracia-Elias らの分類】 …………………… 千野博之　148
7. 母指中手骨骨折（Bennett 骨折）　【Green 分類】 …………… 千野博之　149
8. 第 5 CM 関節脱臼骨折 …………………………………………… 千野博之　151

第 6 章　頸　椎

1. 基本撮影と正常解剖 ……………………………………………… 福田国彦　152
2. 回旋位固定　【Fielding 分類】 …………………………………… 曽雌　茂　155
3. 環椎骨折　【Jarrett-Whiteside の分類（環椎骨折）】 ………… 曽雌　茂　158
4. 歯突起骨折　【Anderson 分類】 ………………………………… 曽雌　茂　161
5. 中下位頸椎損傷　【Allen 分類】 ………………………………… 曽雌　茂　164

第 7 章　胸腰椎

1. 基本撮影と正常解剖 ……………………………………………… 福田国彦　167
2. 胸腰椎移行部骨折　【金田分類】 ……………………………… 中村陽介　171

第 8 章　骨盤・股関節・大腿

1. 基本撮影と正常解剖 ……………………………………………… 福田国彦　175
2. 骨盤骨折　【Tile 分類】 …………………………………………… 大谷卓也　181
3. 寛骨臼骨折　【Judet & Letournel 分類】 ……………………… 大谷卓也　184
4. 骨盤裂離骨折　【好発部位】 …………………………………… 大谷卓也　187
5. 股関節脱臼骨折 1（前方）　【Epstein 分類】 ………………… 大谷卓也　189
6. 股関節脱臼骨折 2（中心性）　【Rowe & Lowell 分類】 ……… 大谷卓也　191
7. 股関節脱臼骨折 3（後方）　【Thompson & Epstein 分類】 … 大谷卓也　193

Contents

　8．大腿骨頭骨折　【Pipkin 分類】　　大谷卓也　196

　9．大腿骨頸部骨折（大腿骨頸部内側骨折）　【Garden 分類】　　上野　豊　199

　10．大腿骨転子部骨折（大腿骨頸部外側骨折）　【Evans 分類】　　上野　豊　202

　11．大腿骨転子下骨折　【Seinsheimer 分類】　　藤井英紀　206

　12．大腿骨骨幹部骨折　【AO/ASIF 分類】　　藤井英紀　208

第9章　膝関節・下腿

　1．基本撮影と正常解剖　　福田国彦　210

　2．大腿骨遠位部骨折　【AO 分類】　　北里精一朗　217

　3．脛骨顆間隆起骨折　【Meyers-Mckeever 分類】　　鈴木秀彦　222

　4．脛骨プラトー骨折　【Schatzker 分類】　　大森俊行　226

　5．膝蓋骨骨折　【Carpenter 分類】　　劉　啓正　230

　6．膝周囲の裂離骨折　【膝関節周囲の裂離骨折】　　黒坂大三郎　234

　7．脛骨，腓骨の骨幹部骨折　【骨幹部骨折の型分類（AO 分類）】　　鈴木　貴　241

第10章　足関節・足部

　1．基本撮影と正常解剖　　福田国彦　244

　2．脛骨天蓋骨折　【Rüedi 分類】　　窪田　誠　250

　3．足関節果部骨折・脱臼骨折　【原口の分類】　　窪田　誠　253

　4．距骨骨折（頸部骨折）　【Hawkins 分類（距骨頸部骨折）】　　窪田　誠　259

　5．距骨骨折（距骨体部骨折）　【Sneppen 分類】　　窪田　誠　262

　6．踵骨骨折（X線像による分類）　【Essex-Lopresti 分類】　　田口哲也　264

　7．踵骨骨折（CTによる分類）　【Sanders 分類】　　田口哲也　267

　8．Lisfranc（リスフラン）関節損傷　【Myerson 分類】　　窪田　誠　270

　9．第5中足骨基部骨折　【第5中足骨基部骨折】　　窪田　誠　273

第11章　小児の骨折

　1．骨端線損傷　【Salter-Harris 分類】　　田邊登崇　277

　2．小児に特徴的な骨折　【不全骨折】　　田邊登崇　280

第12章 疲労骨折

1. 上肢・胸郭の疲労骨折
   【疲労骨折の治癒過程（WilsonとKatzによる分類）／
   主な疲労骨折の発生部位（上肢・胸郭）】 ……………………………… 油井直子　284

2. 下肢の疲労骨折
   【脛骨疲労骨折の分類／主な疲労骨折の発生部位（下肢）】 ………… 油井直子　288

3. 脊椎の疲労骨折（腰椎椎弓疲労骨折）
   【腰椎椎弓疲労骨折（腰椎分離症）の病期分類】 ……………………… 油井直子　292

索　引 …………………………………………………………………………………………… 294

Color Atlas

❶ 受傷時の皮膚の様子　　　　❷ 受傷時の皮膚の様子（拡大）

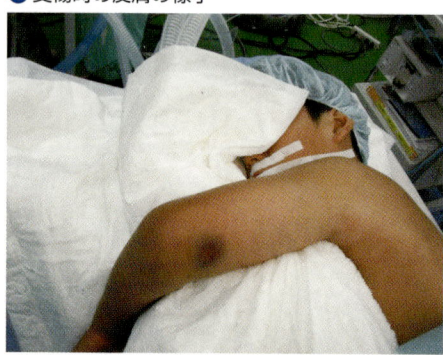

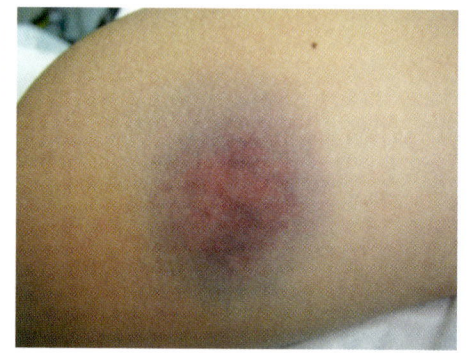

p.96 写真C・D参照．上腕骨骨折がスパイク状に突出し，筋膜を貫通して皮下まで出てくる．❷の発赤部に骨折骨片が触れる．

❸ 術中（整復前）　　　　❹ 術中（整復後）

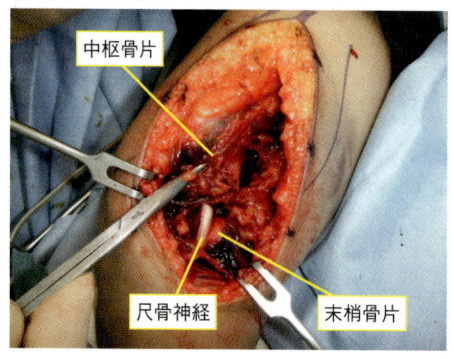

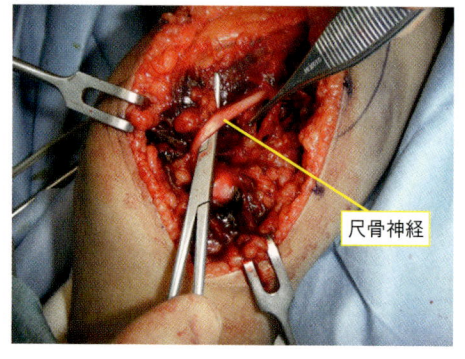

中枢骨片
尺骨神経　　末梢骨片
尺骨神経

p.97 写真F・G参照．術中写真（❸）にて尺骨神経が骨折骨片間に挟まれている状態が示されている．骨折部を整復し，尺骨神経を正常な位置に戻した（❹）．

購入者特典

本書掲載の **骨折の分類** と **シェーマ** を **ダウンロード** PDF できます

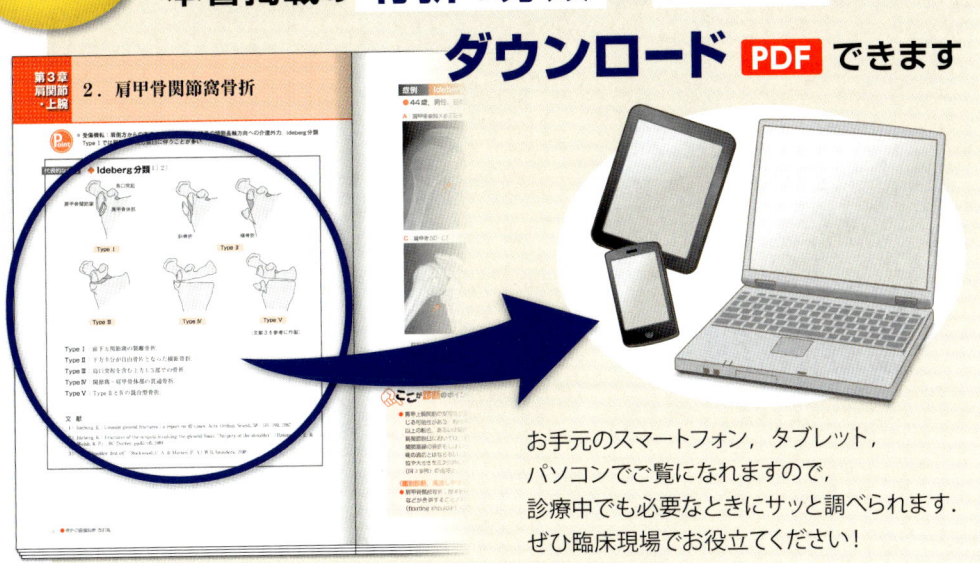

お手元のスマートフォン，タブレット，パソコンでご覧になれますので，診療中でも必要なときにサッと調べられます．ぜひ臨床現場でお役立てください！

ダウンロード手順

1 羊土社ホームページにアクセスください

http://www.yodosha.co.jp/

2 羊土社HP会員で**ログイン**
または新規に羊土社HP会員へご登録ください

3 ログイン後，「**会員メニュー／特典**」のページに進み，**書籍購入特典等の新規ご登録**欄に下記コードをご入力ください

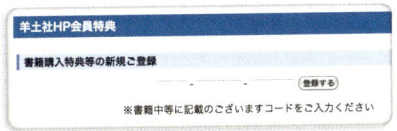

コード： **sjc** - **uqje** - **wvut** ※すべて半角アルファベット小文字

4 本書名が一覧に表示されます．クリックしてダウンロードいただけます

※ 2回目以降のアクセスの際はコードをご入力いただく必要はございません
※ 羊土社HP会員の詳細につきましては，羊土社HPをご覧ください

執筆者一覧

編集

福田国彦	東京慈恵会医科大学放射線医学講座
丸毛啓史	東京慈恵会医科大学整形外科学講座
小川武希	東京慈恵会医科大学救急医学講座

執筆者（掲載順）

行木太郎	東京慈恵会医科大学救急医学講座
小川武希	東京慈恵会医科大学救急医学講座
林　大輝	東京慈恵会医科大学整形外科学講座
福田国彦	東京慈恵会医科大学放射線医学講座
丸毛啓史	東京慈恵会医科大学整形外科学講座
荻野展広	東京慈恵会医科大学放射線医学講座
松島理士	東京慈恵会医科大学放射線医学講座
尾尻博也	東京慈恵会医科大学放射線医学講座
舟﨑裕記	東京慈恵会医科大学整形外科学講座
千野博之	東京慈恵会医科大学整形外科学講座
曽雌　茂	東京慈恵会医科大学整形外科学講座
中村陽介	東京慈恵会医科大学附属第三病院整形外科
大谷卓也	東京慈恵会医科大学整形外科学講座
上野　豊	東京慈恵会医科大学整形外科学講座
藤井英紀	東京慈恵会医科大学整形外科学講座
北里精一朗	東京慈恵会医科大学整形外科学講座
鈴木秀彦	東京慈恵会医科大学整形外科学講座
大森俊行	東急病院整形外科
劉　啓正	東京慈恵会医科大学整形外科学講座
黒坂大三郎	東京慈恵会医科大学整形外科学講座
鈴木　貴	東京慈恵会医科大学整形外科学講座
窪田　誠	東京慈恵会医科大学整形外科学講座
田口哲也	東京慈恵会医科大学整形外科学講座
田邊登崇	富士市立中央病院整形外科
油井直子	聖マリアンナ医科大学スポーツ医学講座

初版執筆者（所属は掲載時）

新津　守	首都大学東京健康福祉学部放射線学科
小谷野康彦	東京慈恵会医科大学整形外科学講座

概 論

1. 外傷の初期治療 ……………………… 14
2. 骨折の分類 …………………………… 21
3. 骨折の診断に必要な用語 …………… 32
4. 骨折の治療で使用される固定材 … 35

概論　1. 外傷の初期治療

　本稿では病院における外傷診療のスタンダードとしてのJapan Advanced Trauma Evaluation and Care（JATEC™）の概要を中心に解説をする．

1. 外傷診療の落とし穴

　JATEC™では外傷診療において陥りやすい落とし穴として以下の3点をあげている．

> ①主訴を重視する一般診断学の浸透：痛みなど傷病者の訴えから診療に入ってしまう傾向
> ②頭部外傷を優先したい不安：意識障害を呈する傷病者に対し，頭部CT撮影を最優先してしまう傾向
> ③目立つ損傷から治療を開始：上下肢轢断など体表の目立つ損傷の治療からはじめてしまう傾向

　その結果，全身を診ず，緊張性気胸や腹腔内出血などを見逃し，蘇生を行わなければ生命的危機を招くことになる．これらは，胸腔ドレナージ，急速輸液などの基本的な処置を行うことで最悪の結果を避けることができる．
　上記の落とし穴に陥らないために，系統だった診療を行う必要がある．

2. 外傷初療の原則

　JATEC™では外傷における初期診療の原則として以下の5点をあげている．

> ①生命にかかわることを最優先すること
> ②最初に生理学的徴候（バイタルサイン）の異常を把握すること
> ③確定診断に固執しないこと
> ④時間を重視すること
> ⑤不必要な侵襲を加えないこと

　これらの原則は「緊急度」を重視したもので，必ずしも「重症度」と相関するものではない．外傷初療においては生理学的徴候の異常を察知し，迅速に病態の把握に努め，適切な蘇生で生命危機を回避し，生命の安全を確保したうえで全身を系統的に検索し損傷を見つけ，根本的治療に結びつけていくことが重要である．

3. 系統だった診療

　上記原則に基づいた外傷初療は2つの手順から構成されている（図1）．それぞれを「Primary Survey（PS）」および「Secondary Survey（SS）」と呼び，前者は蘇生を必要とする病態の検索をするために生理学的徴候の評価を行うものであり（生理学的評価），後者は治療が必要な全身の損傷を検索し解剖学的に評価を行うものである（解剖学的評価）．

```
         ┌─────────────────────────┐
         │  Primary Survey と蘇生   │
         │ ABCDE アプローチ（図2参照）│
         └───────────┬─────────────┘
                     │────────▶ 転送
                     ▼
         ┌─────────────────────────┐
         │    Secondary Survey     │
         │ ●受傷機転や病歴の聴取      │
         │ ●全身の身体診察          │
         │ ●画像検査，血液検査 など  │
         │ ●バイタルサイン，意識レベルの継続観察 │
         └───────────┬─────────────┘
                     │────────▶ 転送
                     ▼
              ┌──────────┐
              │  根本治療  │
              └─────┬────┘
                    ▼
              ┌──────────────┐
              │Tertiary Survey│
              └──────────────┘
```

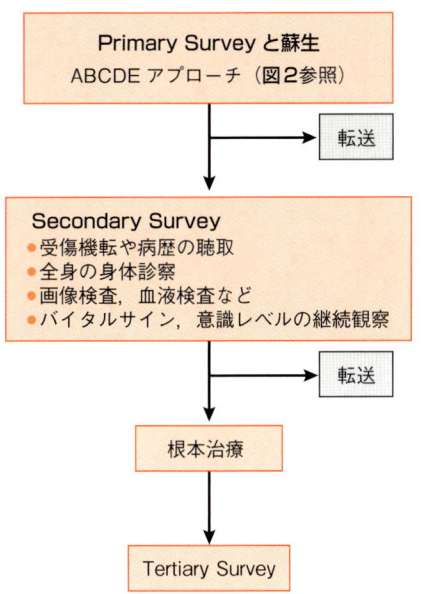

図1　系統だった診療
（文献1を参考に作製）

4．Primary Survey（PS）

　ABCDEアプローチで行う（図2, 3）．説明上，線形アルゴリズムとなるが，臨床現場ではほぼ同時に観察・評価をし，必要に応じた蘇生を行う．医師が1人で対応する場合は，その優先順位によりABCDEの順で蘇生を行うが，複数いる場合は同時進行で対応する．

1）受け入れの準備
- スタッフの招集
- 蘇生用具一式と加温した輸液
- モニター類
- ポータブルX線撮影装置とエコー診断装置
- 標準的感染予防策（ゴーグル，マスク，ガウン，手袋などの着用）

2）第一印象の把握
　医師が，救急車が到着する場所まで出迎え，患者が救急車から初療室まで移動する間のきわめて短時間で行う．
- 「お名前は？」などの簡単な質問をし，（A）気道の異常と（D）意識障害を推測
- 頸部と胸部を観察し（B）呼吸の異常を推測
- 末梢の皮膚や爪，脈をふれ，（C）循環と（E）体温の異常を推測

　これらを同時に評価し，異常がある場合は以降の処置を急ぐ必要性をスタッフに知らしめる必要がある．

3）A：気道評価・確保と頸椎保護
- 100％酸素10〜15 L/分リザーバー付きフェイスマスクで投与
- モニター類装着
- 頸椎カラーによる頸椎固定の継続
- 気道評価（狭窄音・液体貯留音の有無など）と気道確保（下顎挙上法，口腔内吸引，確実な気道確保）

```
Airway（気道）
    ↓
Breathing（呼吸）
    ↓
Circulation（循環）
    ↓
Dysfunction of CNS（中枢神経障害）
    ↓
Exposure &
Environmental control
（脱衣と体温管理）
```

図2　ABCDEアプローチ
CNS : central nervous system
　　　（中枢神経系）
（文献1を参考に作製）

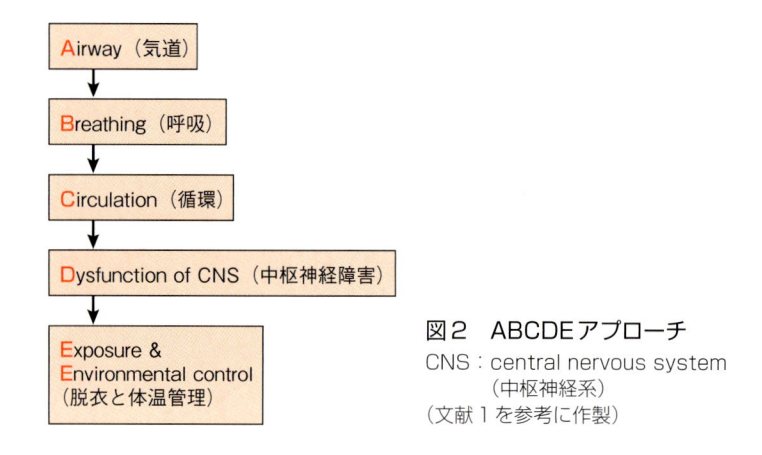

A：気道評価・確保と頸椎保護
- 気道閉塞の危険性
  ・狭窄音
  ・液体貯留音
→
- 酸素投与，モニター装着
- 頸椎固定の継続
- 確実な気道確保

B：呼吸評価と致死的な胸部外傷の蘇生
- 呼吸の異常
- 頸胸部異常
- 呼吸数，SpO₂の異常
→
- 胸部ポータブルX線撮影
- 致死的胸部外傷「TAF3X」に対する蘇生（表1参照）

C：循環評価および蘇生と止血
- ショックの認知
  皮膚所見・脈拍・CRT
  ・意識レベル・血圧
→
- 静脈路の確保（18G以上，2本以上）
- 初期輸液療法
- 外出血の圧迫止血
- ショックの鑑別
  （胸部・骨盤ポータブルX線撮影，FASTなど）
- 緊急止血術

D：生命を脅かす中枢神経障害の評価
- 切迫するDの認知（表2参照）
→
- ABCの安定化
- Secondary Surveyの最初に頭部CT

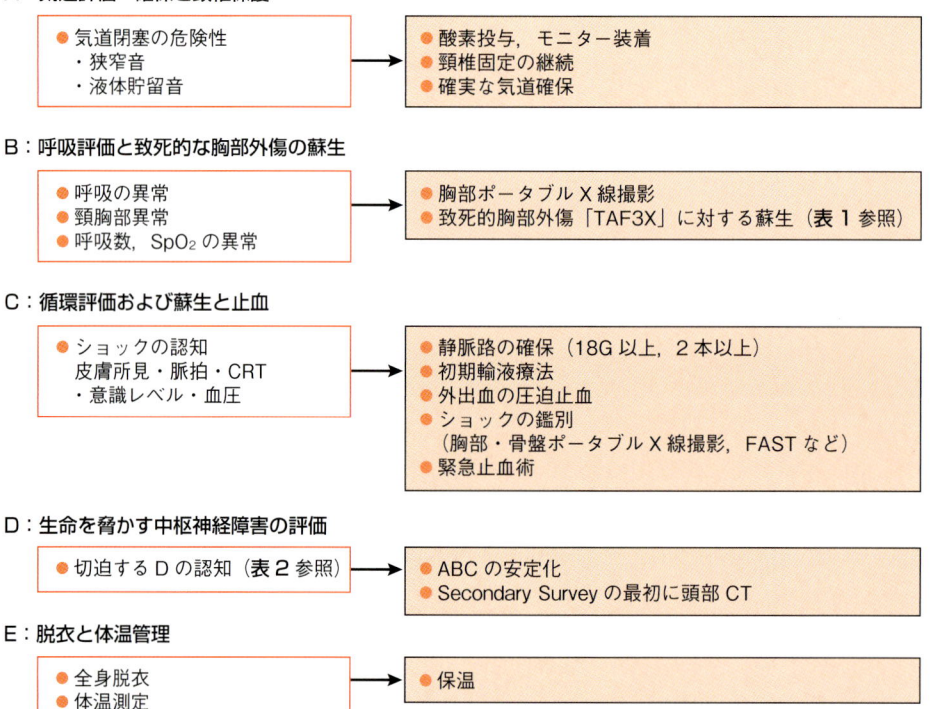

E：脱衣と体温管理
- 全身脱衣
- 体温測定
→
- 保温

図3　Primary Surveyのポイント
（文献2を参考に作製）

4）B：呼吸評価と致死的な胸部外傷の蘇生

- 呼吸の評価（呼吸様式，胸部異常の有無）
- 頸部観察（頸静脈怒張，気管偏位）
- 呼吸数，SpO₂の確認
- 胸部ポータブルX線撮影
  ［読影のポイント：①大量血胸，②Bの異常をきたす肺挫傷，③フレイルチェスト（動揺胸郭）をきたしうる多発肋骨骨折，④陽圧換気を要する場合の気胸の有無，⑤挿入されたカテーテル類］
- 致死的胸部外傷「TAF 3X」に対する蘇生（表1）

表1　TAF3Xと蘇生処置

cardiac Tamponade（心タンポナーデ）	心嚢穿刺・心嚢開窓術・止血
Airway obstruction（気道閉塞）	確実な気道確保
Flail chest（フレイルチェスト）	確実な気道確保・陽圧補助換気
tension pneumothoraX（緊張性気胸）	胸腔穿刺・胸腔ドレナージ
open pneumothoraX（開放性気胸）	創閉鎖・胸腔ドレナージ
massive hemothoraX（大量血胸）	胸腔ドレナージ・止血

（文献2を参考に作製）

表2　切迫するD

- GCS合計点8以下の意識レベル
- 急激な意識レベル低下（GCS合計点2以上低下）
- 瞳孔左右差
- 片麻痺
- Cushing現象（血圧上昇，徐脈）

（文献2を参考に作製）

5）C：循環評価および蘇生と止血

- ショックの認知〔皮膚所見，脈拍，毛細血管再充満時間（capillary refill time：CRT），意識レベル，血圧など〕
- 静脈路の確保と初期輸液療法開始（18G以上の留置針で2本以上確保し，加温した細胞外液補充液を1～2L，小児は20mL/kg×3回まで急速輸液）
- 外出血の圧迫止血
- ショックの鑑別（出血性・非出血性）
  （胸部・）骨盤ポータブルX線撮影〔読影のポイント：大量出血の危険性のある骨盤骨折の有無〕
  Focused Assessment with Sonography for Trauma（FAST）
- 初期輸液療法に反応しない出血性ショックに対する緊急止血術〔緊急開腹術・緊急経カテーテル動脈塞栓術（Transcatheter Arterial Embolization：TAE）・創外固定〕

> （参考）三大内出血部位：MAP
> Massive hemothorax　　大量血胸
> Abdominal hemorrhage　腹腔内出血
> Pelvic fracture　　　　（後腹膜出血の可能性を示唆する）骨盤骨折

- 閉塞性ショック（心タンポナーデ，緊張性気胸）の蘇生（剣状突起下心膜開窓術，胸腔穿刺・胸腔ドレナージ）

ここで重要なのは出血性ショックの場合，循環血液量の30％を超えるまで収縮期血圧は低下せず，血圧低下のみを指標としてショックの判断をしてはならないということである．

6）D：生命を脅かす中枢神経障害の評価

- 緊急手術を要する頭蓋内占拠性病変の可能性「切迫するD」（表2）の推測
- 意識レベル（Glasgow coma scale：GCS），瞳孔所見，片麻痺の有無の評価

「切迫するD」と判断した場合はABCの安定化，脳神経外科医のコールとSSの最初での頭部CTを撮影．

7）E：脱衣と体温管理

- 全身の脱衣（活動性出血の有無などの確認）
- 体温の測定と保温

8) PSのまとめ

前述のような致死的な損傷が明らかになった場合は先に進まず，その時点で蘇生を行う．
バイタルサインの安定化が得られず緊急手術などの専門科による処置が必要な場合は，蘇生を継続しつつ応援を要請する．さらに自施設での対応能力を超えると判断した場合は，同様に蘇生を継続しつつ転院を図る必要がある．

5. Secondary Survey（SS）

「頭のてっぺんからつま先まで」，「前面から背面」をくまなく系統的に検索し，さらに画像検査や血液検査などを組み合わせたABCDEの再評価をする．常にバイタルサインに変化がないことを確認しながら検索を進め，異常があればPSに戻り，ABCの確認をする．

1) 病歴聴取：AMPLE

多くの場合はPSと蘇生で患者のバイタルサインが安定した段階で患者本人や家族，救急隊員などから聴取することになる．

> Allergy：アレルギー歴
> Medication：服用中の治療薬
> Past history & Pregnancy：既往歴および妊娠の有無
> Last meal：最終の食事
> Event & Environment：受傷機転および現場の状況

2) 頭部・顔面

問診：頭痛，視力低下，複視，聴力障害，咬合異常
視診：創傷，打撲痕，頭蓋底骨折サイン（black eye，Battle's sign，ダブリング試験※），耳鏡を用いた鼓膜所見
触診：頭皮に隠れた創傷，陥没骨折，顔面骨骨折，開口障害
　　　頭蓋底骨折を疑う場合，**胃管は口から挿入**する

※ダブリング試験：外耳孔や鼻孔からの血液がサラサラしており，ガーゼや濾紙に滴下して二重の輪になった場合，髄液漏と疑う．

3) 頸部・頸椎

問診：疼痛，咽頭違和感，咳・血痰，四肢の痺れ・麻痺，呼吸困難感
視診：創傷，打撲痕，ベルト痕，腫脹，頸静脈怒張
聴診：嗄声，頸動脈雑音
触診：気管偏位，圧痛，握雪感（皮下気腫），頸動脈振戦，棘突起部の圧痛
頭部外傷で正確な所見がとれない場合は頸椎CTを撮影する．
CT検査ができない場合は頸椎X線3方向（不可能であれば2方向）を撮影する．

4) 胸部

問診：呼吸困難，胸背部痛，血痰
視診：創傷，打撲痕，ベルト痕，呼吸様式，胸郭変形および頸静脈の状態などの再評価
聴診：両側2箇所以上で聴取し左右を比較
打診：鼓音・濁音，左右差
触診：握雪感（皮下気腫），肋骨・胸骨の圧痛や変形
詳細な胸部X線の読影，12誘導心電図にてPATBED2Xを念頭において検索する．

> **P**ulmonary contusion：肺挫傷
> **A**ortic injury：大動脈損傷
> **T**racheobronchial tree injury：気管・気管支損傷
> **B**lunt cardiac injury：鈍的心損傷
> **E**sophageal injury：食道損傷
> **D**iaphragmatic injury：横隔膜損傷
> pneumothora**X**：気胸
> hemothora**X**：血胸

これらの損傷が疑われれば胸部造影CT検査を検討する．

5）腹部
問診：疼痛
視診：創傷，打撲痕，ベルト痕，膨隆
聴診：腸雑音
打診：腸内ガスの確認，大量腹腔内出血の推定
触診：圧痛，反跳痛，筋性防御

循環不安定や腹部所見に異常があるとき，近接する部位の外傷があるときはくり返しFASTを行う．またFAST陽性や所見があいまいなとき，腹膜刺激症状などの異常があるときは腹部造影CT検査の適応となる

6）骨盤・生殖器・会陰・肛門
骨盤骨折の診断にあたっては原則としてX線による評価を優先する．
問診：疼痛
視診：創傷，打撲痕，肢位異常，下肢長差，（患者の承諾のもと）会陰の異常，陰嚢付近の皮下血腫，外尿道出血
触診：圧痛・叩打痛，他動的股関節内外旋させた際の疼痛，（患者の承諾のもと）必要に応じた直腸診

尿道留置カテーテルは前立腺高位などの尿道損傷を疑わせる所見がある場合は**尿道造影**を行ってから挿入する．

7）四肢
問診：疼痛
視診：創傷，打撲痕，変形，腫脹，皮膚の色調変化
聴診：轢音（れきおん）
触診：圧痛，関節内血腫，知覚異常，末梢動脈の拍動

自動運動を指示し疼痛や可動域制限があればX線検査を行う．血管損傷が疑われる場合には血管外科に相談するとともに血管造影を行う．

8）背面
背面の観察は，患者の状態，損傷部位および人員に応じて，脊柱軸にひねりを加えず丸太を転がすように行うログロール法および，仰臥位のまま全身を持ち上げるフラットリフト法で行う．なお，背面観察の前後でバイタルサインの確認を行う．

問診：疼痛
視診：創傷，打撲痕，出血，変形
触診：圧痛，叩打痛

9）神経系

意識・瞳孔・四肢の神経学的所見に変化がないか再度詳細に確認する．
脊髄損傷の場合は損傷レベルを明らかにする．

10）感染予防（創処置，破傷風予防，抗菌薬の予防的投与）

感染予防のために創部の洗浄・デブリードマンを行い，予防接種歴と創傷の程度から破傷風トキソイドおよび破傷風免疫グロブリン投与の適応を決定する．また，開放骨折，広範囲軟部組織損傷や管腔臓器損傷，ドレナージを行った胸部外傷などでは抗菌薬の予防的投与を行う．

11）見落としチェック：FIXES

以下の事項を確認する．

> Finger or tube into every orifice：
> 「すべての孔に指か管を」（耳鏡，直腸診，胃管，尿道留置カテーテル）
> Iv, Im：輸液，抗菌薬，破傷風トキソイド
> X ray：X線写真の再読影，X線やCTの追加
> ECG：12誘導心電図
> Splint：骨折に対する副子固定

12）SSのまとめ

明らかになった損傷に対し，根本治療の必要性を判断し，自己の診療能力に応じて適切な診療科への引継ぎを行う．

Column

◆ 全身CT撮影（trauma pan-scan）

近年，CT検査は画像診断の中心的な役割を果たしており，外傷において全身を一括して撮影する全身CT撮影（trauma pan-scan）は予期せぬ損傷の発見や時間短縮につながるとされJATEC™でも言及されるに至った．しかしながら，あくまでもPrimary Surveyによって全身状態が安定し，急変時に対応できる設備やスタッフがそろった環境で行う必要がある．

---

6. 根本治療

初期診療によって明らかになった損傷に対して根本的な治療を行う．損傷が複数の箇所に及ぶ場合は治療の優先順位を決定する必要がある．そして，この間もくり返し患者の全身状態を監視しABCの安定化に常に気を配る必要がある．

7. Tertiary Survey

初期診療終了後，主な損傷の根本治療終了時や入院後経過観察中に，くり返し再診察を行い，隠れた損傷の見落としを避ける努力をする．

文　献

1) 「外傷初期診療ガイドライン　改訂第4版」（日本外傷学会・日本救急医学会／監修），へるす出版，2012
2) 「KAMEDA-ERマニュアル　改訂第2版」（葛西 猛／監修），診断と治療社，2011

〈行木太郎，小川武希〉

概論 2．骨折の分類

骨折は ①原因，②部位，③程度，④外力の作用方向，⑤骨折線の走行，⑥骨折部と外界の交通などによりそれぞれ分類される．

1．原因による分類（図1）

● 外傷性骨折（Traumatic fracture）
強い外力で発生する骨折（図2）．

● 疲労骨折（Fatigue fracture）
健常な骨に反復性の負荷がかかることで発生する骨折．アスリートや特殊な職業で発生することが多い．図3では長距離ランナーに発生した右脛骨の疲労骨折（→）を示す．MRI（STIR法）で脛骨の骨髄信号と骨表面の信号が上昇している．早期の疲労骨折は単純X線像で捉えられないことが多い．

● 脆弱性骨折（Insufficiency fracture）
骨粗鬆症，放射線骨炎など骨の脆弱性が背景に存在し，日常的な負荷や軽度の外力で起きる骨折．閉経後女性に発生した多発性脆弱性圧迫骨折を認める（図4）．また，疲労骨折と脆弱性骨折を合わせてストレス骨折と呼ぶことがある．

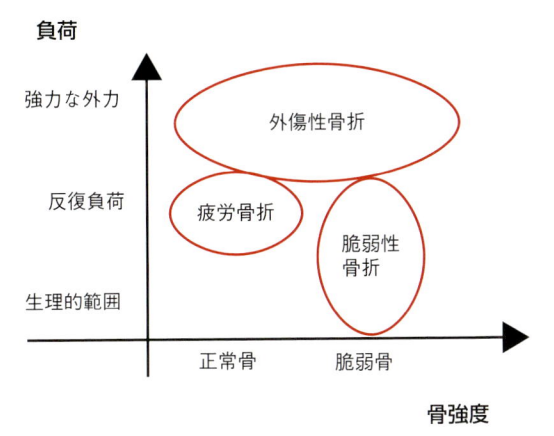

図1 骨強度と負荷との関係

● 病的骨折（Pathologic fracture）
骨腫瘍が背景に存在し，日常的な負荷や軽度の外力で起きる骨折．図5では左上腕近位骨幹端・骨幹に骨肉腫による辺縁不鮮明な地図状骨破壊があり，病的骨折を合併している（→）．

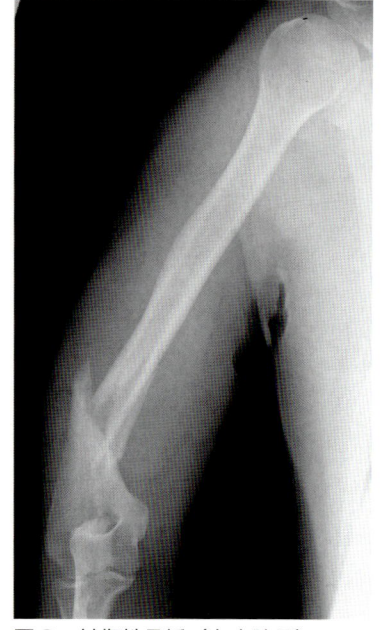

図2 外傷性骨折（右上腕骨）

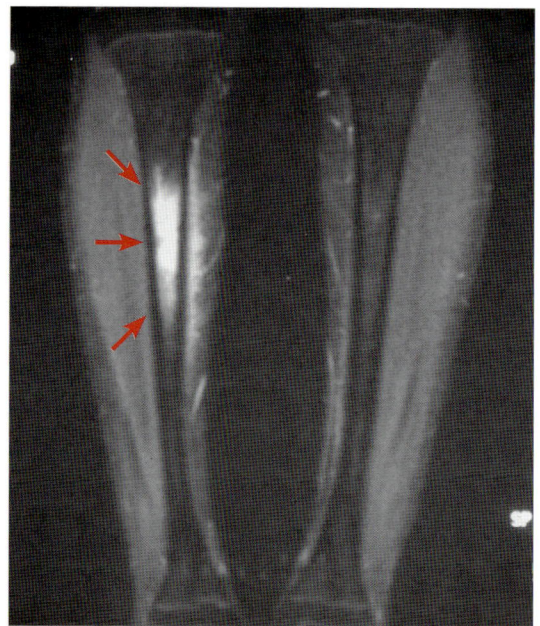

図3 疲労骨折（右脛骨）

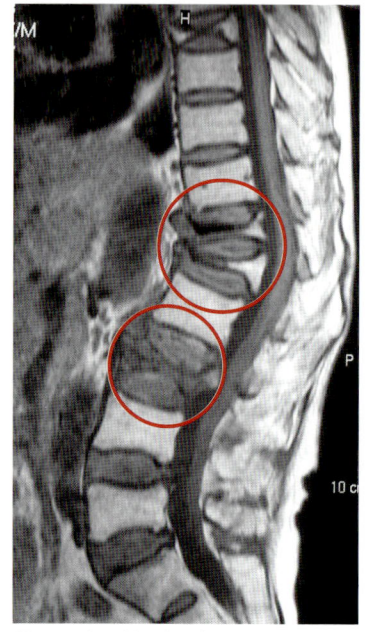

図4 脆弱性骨折（胸椎・腰椎）

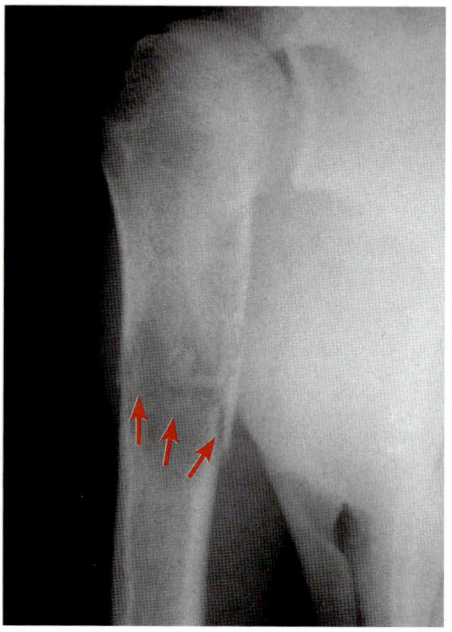

図5 病的骨折（右上腕骨）

2. 部位による分類

- 骨幹部骨折（Diaphyseal fracture）
- 骨幹端部骨折（Metaphyseal fracture）
- 骨端部骨折（Epiphyseal fracture）
- 脱臼骨折（Fracture dislocation）
  骨端部骨折に脱臼を合併したもの．
- 骨軟骨骨折（Osteochondral fracture）
  関節軟骨と軟骨下骨の骨折．
- 関節内骨折（Intra-articular fracture）
  骨折が関節面に及ぶもの．部分関節内骨折と完全関節内骨折がある．
  ・部分関節内骨折：骨折が関節面に達するが，一部は骨幹と連続を保つもの（図6）．
  ・完全関節内骨折：関節面に至る骨折により，骨幹との連続が絶たれたもの（図7）．

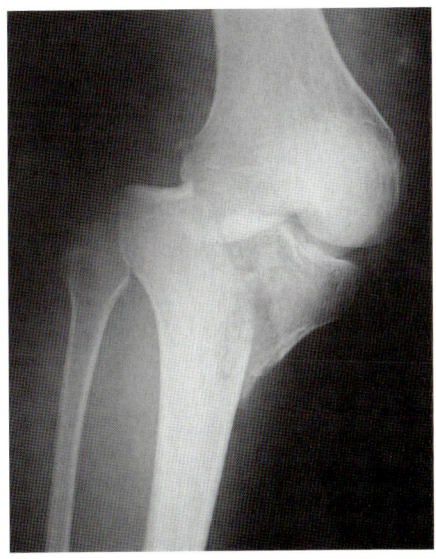

図6 部分関節内骨折（右脛骨）　　図7 完全関節内骨折（右脛骨）

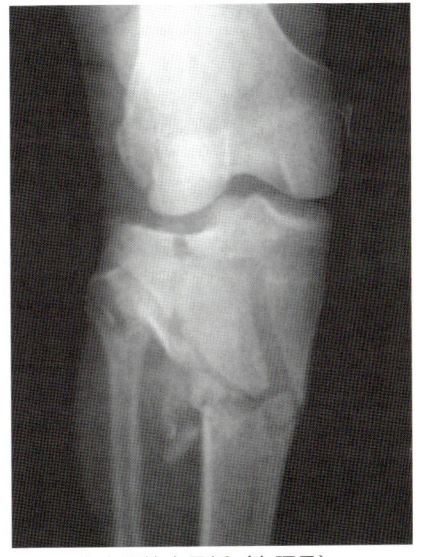

3. 程度による分類

- 完全骨折（Complete fracture）
- 不完全骨折（Incomplete fracture）
    - 亀裂骨折（Fissure fracture）（図8a）
    - 若木骨折（Greenstick fracture）（図8b）
    - 膨隆骨折（Torus fracture）（図8c）
    - 急性塑性変形（Acute plastic bowing）（図8d：→）

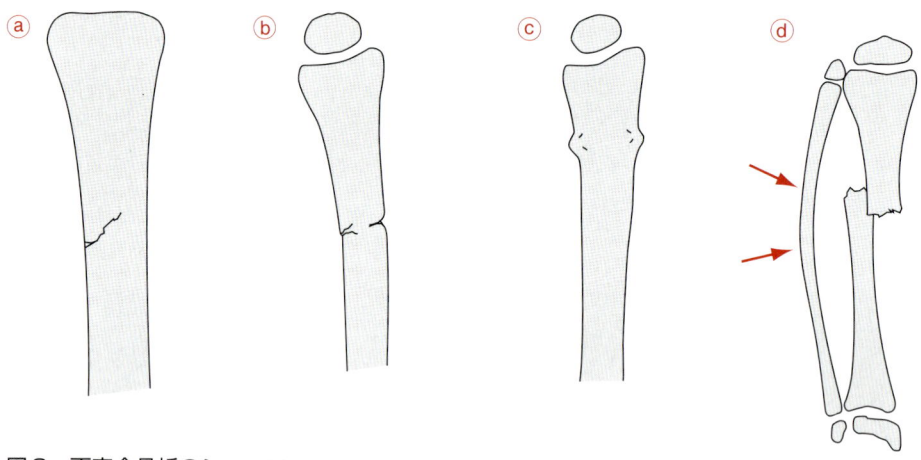

図8 不完全骨折のシェーマ
a：亀裂骨折，b：若木骨折，c：膨隆骨折，d：急性塑性変性

- 骨挫傷（Bone bruise）（図9）

　X線像で捉えられない骨梁骨折．MRIで限局性骨髄信号異常として描出される．図9aでは膝捻転で大腿骨外側顆中央と脛骨外側顆後縁が衝突し，骨挫傷がみられる（○）．図9bは前十字靱帯断裂（→）の間接所見である．

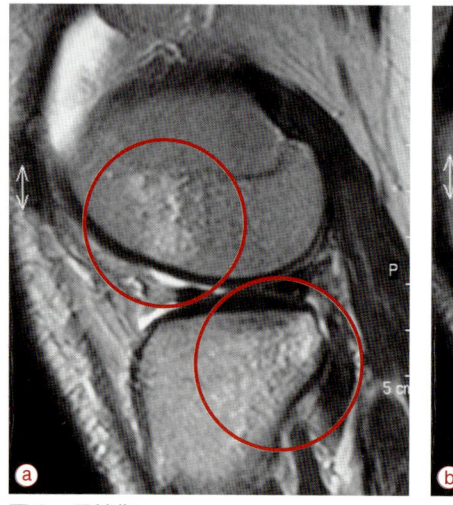

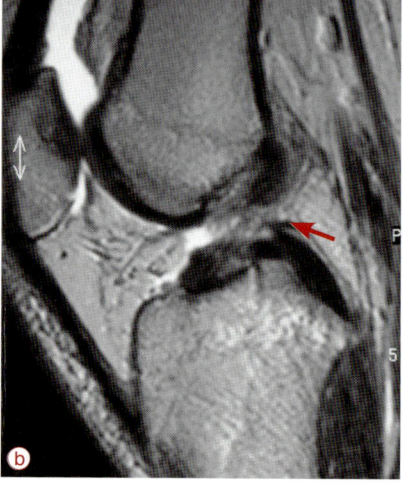

図9 骨挫傷

4. 外力の作用方向による分類

- **屈曲骨折**
  直達あるいは介達的に屈曲力が加わって生じる骨折.

- **嵌入骨折（Impacted fracture）**
  一方の骨が他方の骨に嵌入する骨折．軸方向の圧迫力で生じる．骨幹端，骨端でみられる（図10：➡）．

- **圧迫骨折（Compression fracture）**
  椎体の嵌入骨折は圧迫骨折とよばれることが多い（図11：〇）.

- **剪断骨折（Shearing fracture）**
  剪断力が加わって生じる骨折.

- **捻転骨折**
  捻転力が加わって生じる骨折.

- **裂離骨折（Avulsion fracture）**
  腱や靱帯の付着部骨が牽引力で剥がされる骨折（図12）.

- **陥没骨折（Deppressed fracture）**
  関節表面が固い骨と衝突して陥没する骨折．肩関節前下方脱臼では，上腕骨外側後縁が前下方関節窩と衝突してHill-Sachs病変を形成する（図13）.

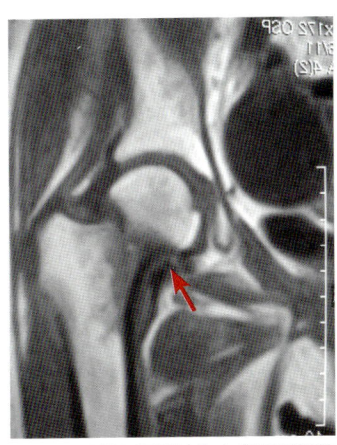

図10　嵌入骨折（右大腿骨頸部）　図11　圧迫骨折（胸椎）

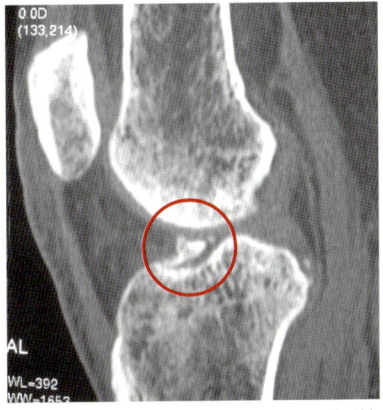

図12　裂離骨折（膝前十字靱帯付着部位）　図13　陥没骨折（上腕骨外側後縁）

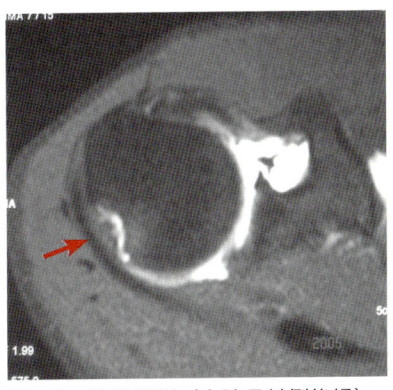

5. 骨折線の走行による分類

- **螺旋骨折（Spiral fracture）**
  螺旋状の骨折（図14）.

- **斜骨折（Oblique fracture）**
  骨折線の傾斜が30°以上のもの（図15）.

- **横骨折（Transverse fracture）**
  骨折線の傾斜が30°以下のもの（図16）.

- **多骨片骨折（Multifragmentary fracture）**
  中間骨片をもつ骨折.
  - 楔状骨折（Wedge fracture）
    1つ以上の中間骨片をもち，整復後に主骨片間で部分的接触が得られるもの（図17：➡）.
  - 粉砕骨折（Comminuted fracture）
    1つ以上の中間骨片をもち，整復後に主骨片間で接触が得られないもの（図18）.

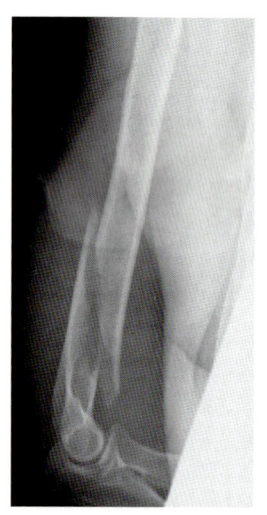

図14 螺旋骨折（上腕骨）　図15 斜骨折（上腕骨）　図16 横骨折（上腕骨）

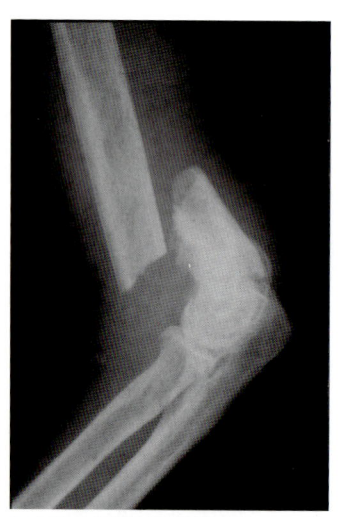

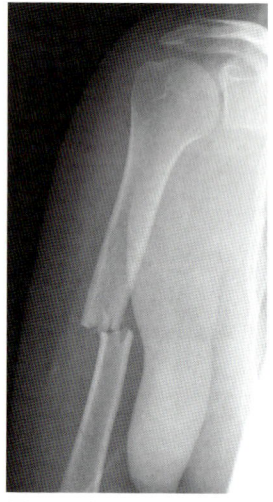

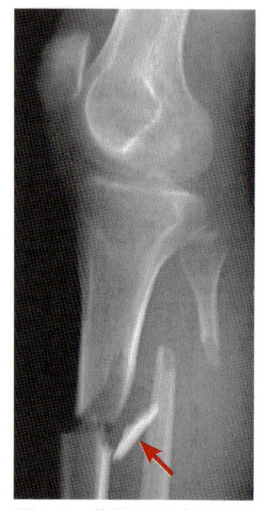

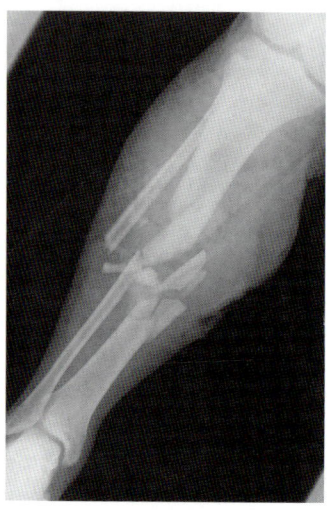

図17 楔状骨折（脛腓骨）　図18 粉砕骨折（脛腓骨）

6. 骨折部と外界の交通による分類

- **皮下（閉鎖）骨折**

    外界と交通のない骨折．

- **開放骨折**

    外界と交通のある骨折（図19）．

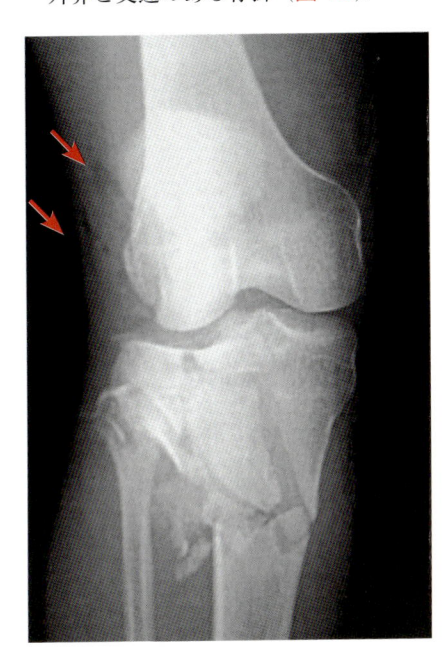

図19 開放骨折（脛骨近位端）
軟部組織にガス像を認める（→）

7. AO分類[1]

1）AO分類の原則

AO分類では，診断をコード化して表記し，分類する（図20）．この分類は系統的であり，すべての骨折を同一形式で評価することが可能である．重症度の判定にも有用であるため，日常診療で活用されることが多い．

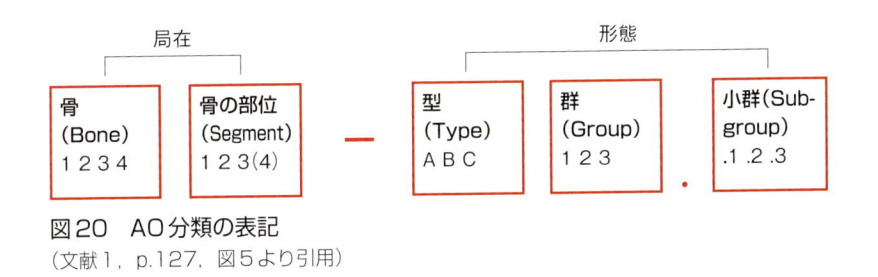

図20 AO分類の表記
（文献1, p.127, 図5より引用）

解剖学的部位は2つの数字で表す．最初の数字は骨名（図21），2番目は骨の部位（図22）である．骨折形態はまず型（type）A，B，Cに分類（図23）し，それぞれを群（group）1，2，3（計9群），さらに小群（subgroup）.1，.2，.3（計27小群）へ細分類（図24）していく．群と小群は，骨折の部位により定義が異なる．骨折を特定するステップを表1，2に示す．

2）骨折の局在（骨の部位）の記録

局在を表す2つの数字のうち，1つ目は上腕骨は1，前腕骨は2，大腿骨は3，などのように骨名を数字で表す（図21，赤字の数字）．

2つ目は近位部は1，骨幹部は2，遠位部は3といったように部位を数字で表す（図22）．

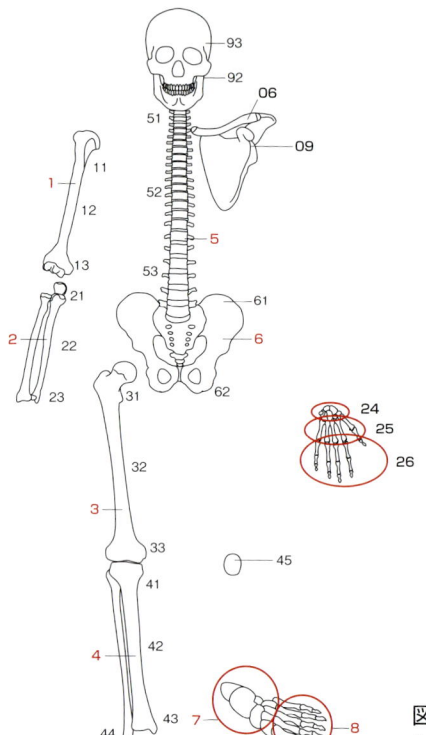

図21　骨名を数字で表示
（文献2，p.51，図1.5-1を参考に作製）

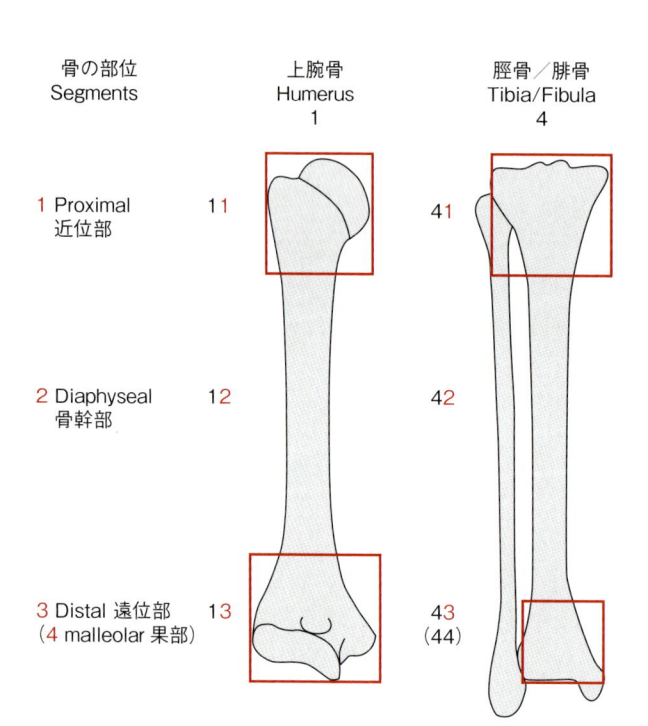

図22　骨の局在を数字で表示
骨折の局在は2つの数字で表される．
1つは骨，他の1つは部位（橈骨と尺骨，脛骨と腓骨は1つの骨とみなす）で表す．果部（44）は例外である．
（文献2，p.53，図1.5-3を参考に作製）

3) 骨折の形態の記録

形態は1つのアルファベットと2つの数字で表される．

アルファベットは部位（骨幹部か近位／遠位部か）によってそれぞれA～Cの型に分類される（図23）．さらに重症度に応じて群1～3，小群1～3に分類される（図24）．

骨幹部
- A：単純
  1つの骨折線，整復後，骨片間の90％以上の接触あり
- B：楔状
  3つ以上の骨片，整復後，主骨片同士は接触する
- C：複雑
  3つ以上の骨片，整復後，主骨片同士の接触はない

近位／遠位部
- A：関節外
  転位のある骨片が関節面に達していない
- B：部分関節内
  骨折が関節面に達するが他の部分は骨幹／骨幹端と連続している
- C：完全関節内
  関節面に達する骨幹端の骨折で関節部と骨幹部が完全に分離している

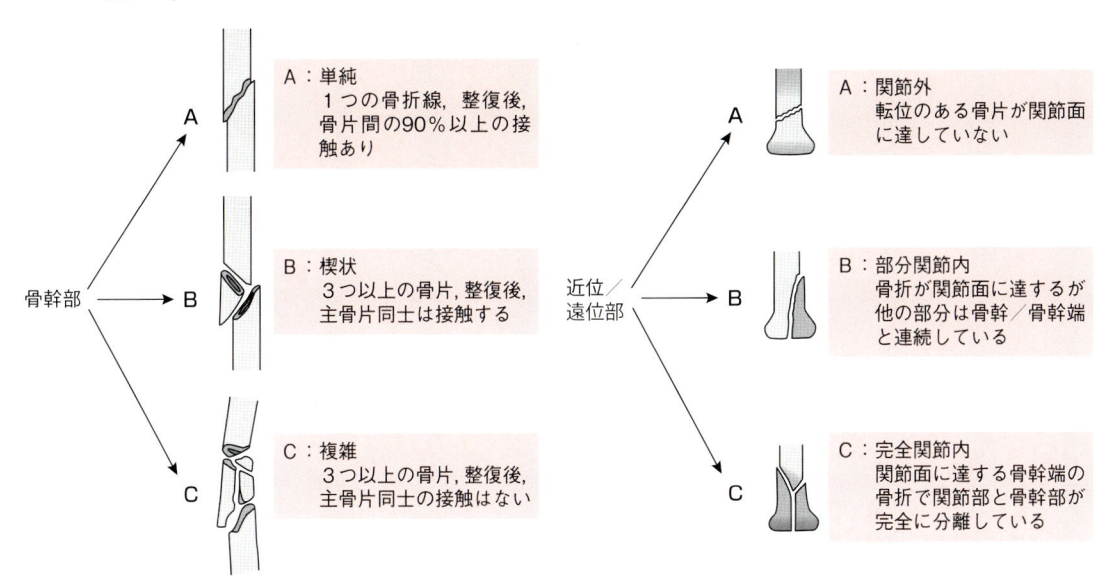

図23 骨折形態をアルファベットで表示
(文献2，p.54，図1.5-2を参考に作製)

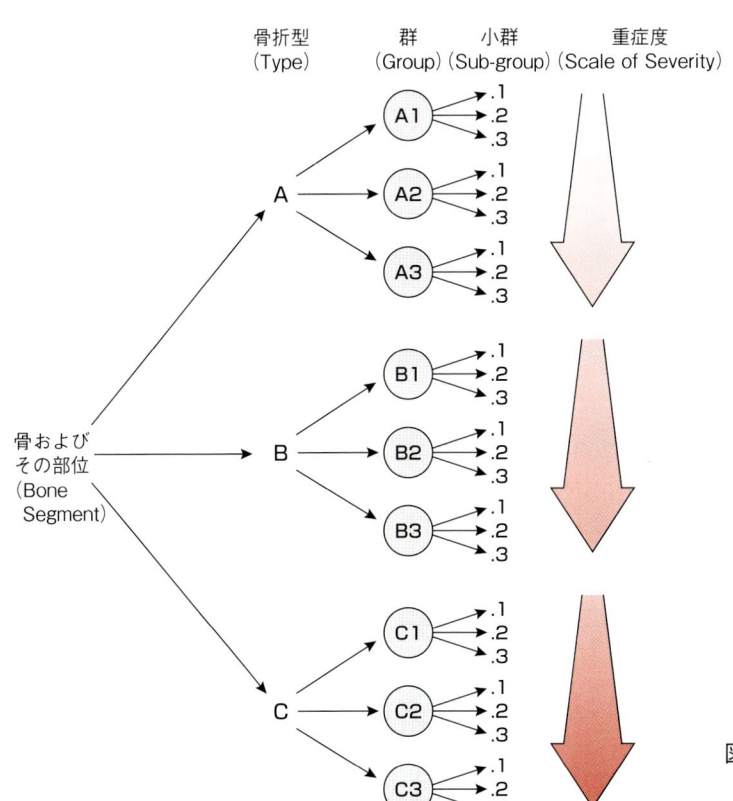

骨折型 (Type) → 群 (Group) → 小群 (Sub-group) → 重症度 (Scale of Severity)

骨およびその部位 (Bone Segment)
- A → A1, A2, A3 → .1, .2, .3
- B → B1, B2, B3 → .1, .2, .3
- C → C1, C2, C3 → .1, .2, .3

図24 骨折形態の群・小群を数字で表示
(文献1，p.123，図1より引用)

4）骨折の診断のステップ

●骨幹部骨折

骨幹部骨折の場合，表1に示したステップに従って診断する．例えば，図25に挙げた脛骨骨折では，単純X線像より，脛骨骨幹部の骨折であり，骨片は楔状である．また，螺旋骨折ではなく，屈曲して骨折している．脛骨（4），骨幹部（2），楔状骨折（B），屈曲骨折（2）であることから，AO分類：42-B2と分類される．

表1　骨幹部骨折を特定するステップ

ステップ	質問	答え
1	どの骨か	特定の骨（X）
2	骨折は骨端部あるいは中央部のどの部位にあるか	中央部（骨幹部，X2）
3	型（Type）：骨折は単純か多骨片か（3つ以上の骨片）	単純（X2-A）
		多骨片であれば3aに進む
3a	主骨片同士の接触はあるか	接触があれば，楔状（X2-B）
		接触がなければ，複雑（X2-C）
4	群：骨折のパターンは捻り（螺旋）か屈曲力か	螺旋または捻り力は単純螺旋（X2-A1），螺旋楔状（X2-B1），または螺旋複雑骨折（X2-C1）となる
		屈曲力は単純斜（X2-A2），単純横（X2-A3），屈曲楔状（X2-B2），多骨片楔状（X2-B3），または複雑骨折（X2-C3）を生じる
		C2骨折は定義により分節骨折である
5	次の質問は予後と治療法に関連する．たとえば脛骨での質問は腓骨骨折の局在レベルに注目する	

（文献2，p.57，表1.5-6より引用）

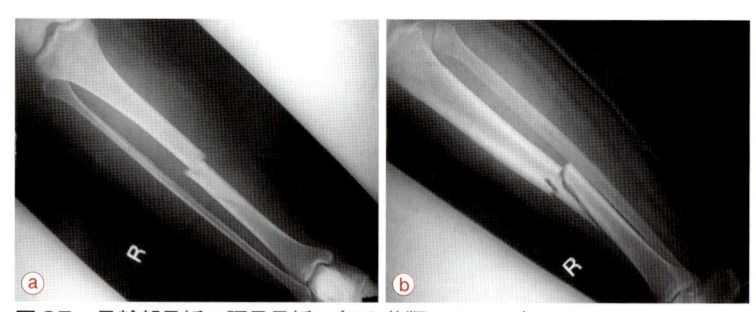

図25　骨幹部骨折：脛骨骨折（AO分類：42-B2）
a：単純X線正面像，b：単純X線側面像

● 関節内骨折

関節内骨折の場合，表2に示したステップに従って診断する．例えば，図26に挙げた脛骨高原骨折では，単純X線写真とCTにより，脛骨近位端の両顆骨折であり，骨端はシンプルな3つの骨に分かれている．脛骨（4），近位端（1），両顆（完全関節内）骨折（C），関節面に達する骨折線が1つの単純骨折の骨（1）であることから，AO分類：41-C1と分類される．

表2 骨端部骨折を特定するステップ

ステップ	質問	答え
1	どの骨か	特定の骨（X）
2	骨折は骨端部あるいは中央部のどの部位にあるか	骨端部の部位
3	骨折は遠位の部位か近位の部位か	近位（X1）
		遠位（X3）
4a	型（Type）：骨折は関節面に及んでいるか	関節面に及んでいなければ関節外（XX-A），ステップ6へ
		関節面に及んでいれば，ステップ4bへ
4b	型（Type）：部分関節内か完全関節内か	関節の一部が骨幹／骨幹端部と連絡があれば部分関節内（XX-B）
		関節が完全に骨幹／骨幹端部から分離していれば完全関節内（XX-C）
5	群：関節面に達する骨折線の数は	1つであれば単純
		2つ以上であれば多骨片
6	群：骨幹端部の骨折は	単純：関節外（XX-A1）または単純関節内（XX-C1）
		楔状：関節外（XX-A2）
		複雑：関節外（XX-A3），単純関節内（XX-C2），複雑関節内（XX-C3）
7	この質問は小群を決定するもので骨折特異的である	

（文献2，p.58，図1.5-7より引用）

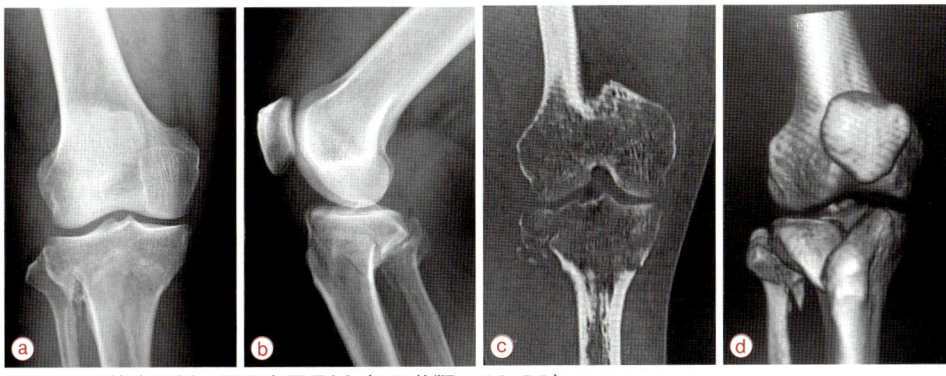

図26 関節内骨折：脛骨高原骨折（AO分類：41-C1）
a：単純X線正面像，b：単純X線側面像，c：CT冠状断像，d：3D-CT像

文 献

1）「骨折手術治療法マニュアル AO法の実際 改訂第3版」(Müller, M.E.ほか 著 山内裕雄, 遠藤昭彦 共訳), p.122-154, シュプリンガー・フェアラーク東京, 1994
2）「AO法 骨折治療 第2版」(Thomas P Rüediほか 編, 糸満盛憲 日本語版総編集), pp.50-61, 医学書院, 2010

＜林 大輝，福田国彦，丸毛啓史＞

概論 3. 骨折の診断に必要な用語

骨片の位置を表現する用語

1. 転位（displacement）

骨折により遠位骨片にずれを生じること．

1) **側方転位**：横断方向への転位

遠位骨片が内側にずれていれば内方転位である．定量的には12 mmの内方転位，定性的には骨幹幅の50％の接合が得られているなどと表現する（図1）．

これらの表現は身体の部位により異なった表現が用いられる．例えば，橈骨遠位端骨折（第5章-2を参照）では，末梢骨片の転位方向により，掌側または背側，橈側または尺側と表現される．

2) **長軸転位**：長軸方向への転位

遠位骨片が離れ延長していれば離開（distraction），近位側に転位していれば短縮（shortening）である（図2）．

3) **回旋転位**：長軸周囲の回旋

長軸周囲を内旋していれば内旋変形，外旋していれば外旋変形である（図3）．

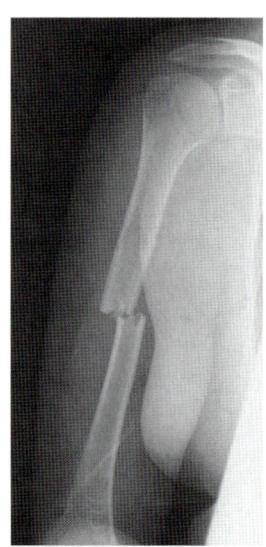

図1　側方転位（内方転位 50％の接合）

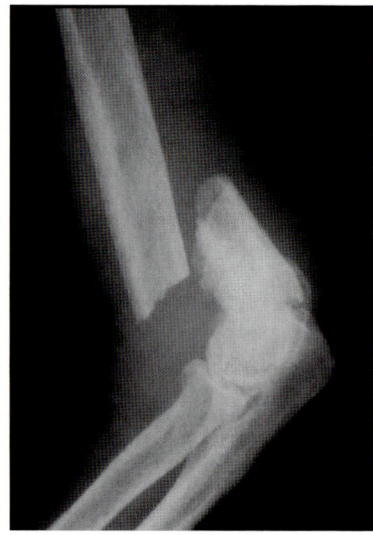

図2　長軸転位（短縮を伴う後方転位）

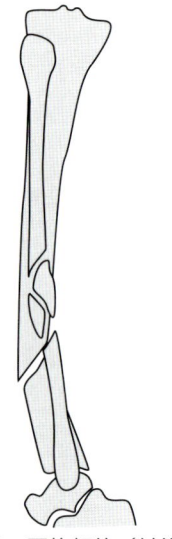

図3　回旋転位（外旋変形）

2. 角形成：屈曲変形 (angular deformity)

　骨折により遠位骨片が解剖学的位置から逸脱して角度を形成すること．

1) 内反屈曲
　遠位骨片が解剖学的位置の中心線から内に向かって角度を形成する（図4）．

2) 外反屈曲
　遠位骨片が解剖学的位置の中心線から外に向かって角度を形成する（図5）．

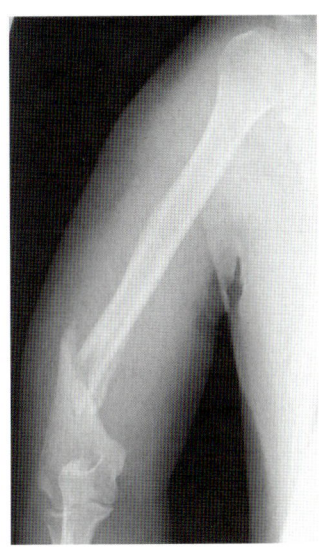

図4　内反屈曲　　図5　外反屈曲

関節の運動用語

1) **屈　曲（flexion）**
　骨同士の角度を少なくする運動．

2) **伸　展（extension）**
　骨同士の角度を大きくする運動．足関節（足首）などでは屈曲を背屈，伸展を底屈という．

3) **外　転（abduction）**
　四肢を体躯から遠ざける運動．

4) **内　転（adduction）**
　外転と反対方向への運動．

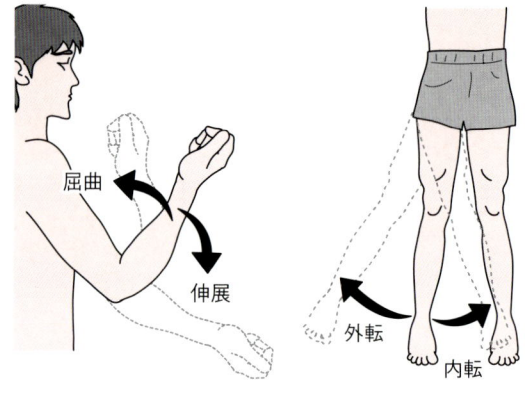

5) **外　旋（external rotation）**
　四肢で骨長軸を回転軸として内側面を前面に回す運動．

6) **内　旋（internal rotation）**
　四肢で骨長軸を回転軸として外側面を前面に回す運動．

7) **回　外（supination）**
　前腕に使う言葉．肘を曲げて母指を上に向け，母指が外側へ廻るようにする運動．

8) **回　内（pronation）**
　前腕に使う言葉．肘を曲げて母指を上に向け，母指が内側へ廻るようにする運動．

9) **外　反（valgus）**
　体肢が外側へ反り返ること．

10) **内　反（varus）**
　体肢が内側へ反り返ること．

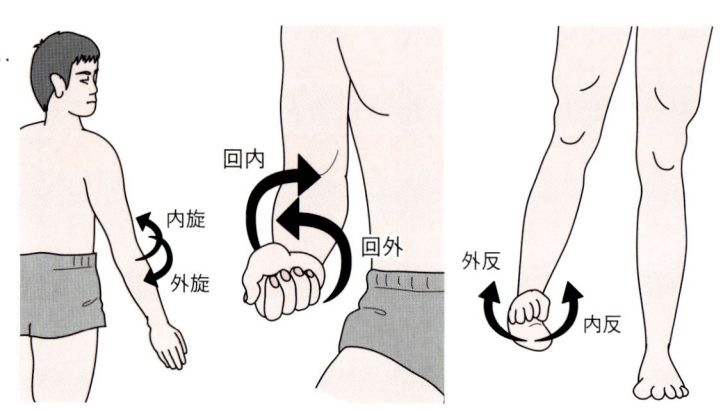

※本ページは「ビジュアル基本手技2　カラー写真でみる骨折・脱臼・捻挫」（内田淳正，加藤公 編），羊土社，2005より一部改変して転載

＜福田国彦，丸毛啓史，林　大輝＞

概論 4. 骨折の治療で使用される固定材

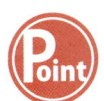

> **Point**
> - 骨接合材料は，素材に軽さと強度を合わせもつ人体への適合性に富むチタン合金が用いられる．
> - 骨接合材料には，①スクリュー，②プレート，③髄内釘，④軟鋼線，⑤鋼線（Kirschner wire），⑥創外固定などがある．

1. スクリュー（screw）

プレートもしくはプレート類似の器具の骨への固定，また骨片間の固定に圧迫スクリューとして用いられる．現在はチタン製が主流である．海綿骨ねじ，皮質骨ねじなどがあり（図1，2），使用する部位により使い分ける．

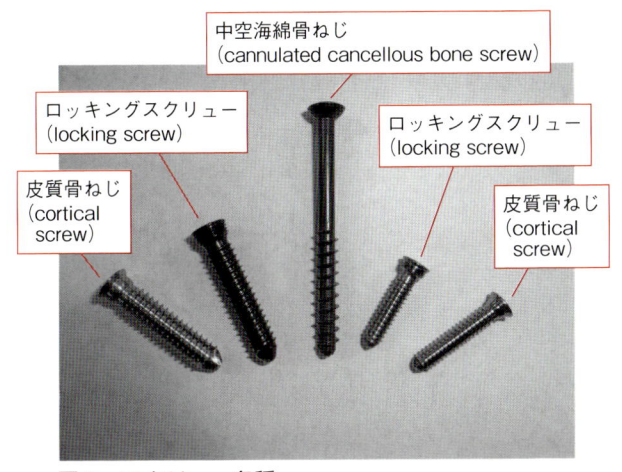

図1　スクリュー各種

● 各症例での参照写真

頁			頁		
107	症例	GH	227	症例1	D
112	症例	DE	228	症例2	D
115	症例1	DE	229	症例3	D
116	症例2	CD	237	症例1	D
146	症例1	EF	239	症例4	B
162	症例	E	252	症例	G
183	症例	D	255	症例1	G
186	症例	E	257	症例3	CD
192	症例	B	263	症例	EF
194	症例	E	268	症例1	CD
200	症例1	C	271	症例1	D
219	症例3	B	279	症例2	C
220	症例4	CD			

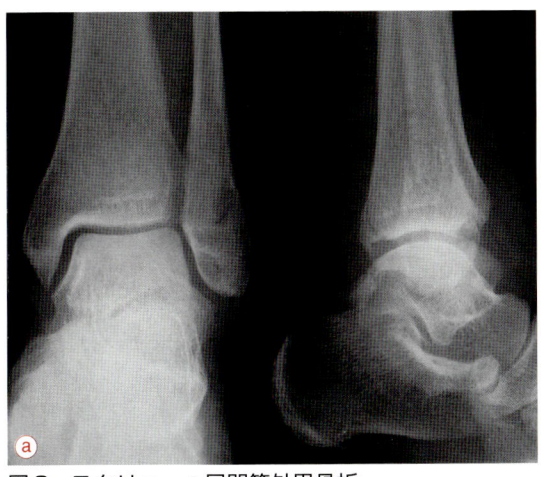

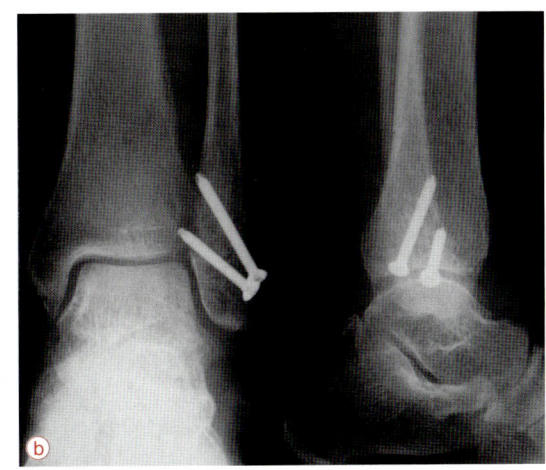

図2　スクリュー：足関節外果骨折
a：術前．外果間接面に及ばない斜骨折を認める．AO分類44-A1．
b：術後．皮質骨ねじ2本で固定が行われている

2. プレート (plate)

固定性を得ることを目的として骨に装着される内固定材の1つである．チタン製が多く，骨折部に複数の穴の空いたプレートをあて，それぞれの穴に同一金属のスクリューを挿入して固定する（図3，4）．骨の大きさや形状，使用目的に合わせた機能に合わせてさまざまなバリエーションがある．

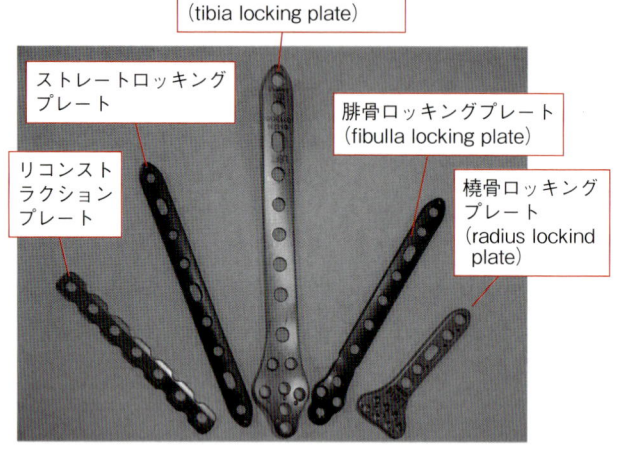

図3 プレート

脛骨ロッキングプレート（tibia locking plate）
ストレートロッキングプレート
腓骨ロッキングプレート（fibulla locking plate）
リコンストラクションプレート
橈骨ロッキングプレート（radius lockind plate）

● 各症例での参照写真

頁			頁		
59	症例 3		192	症例	B
104	症例	EF	218	症例 1	B
110	症例 2	EF	220	症例 4	CD
116	症例 2	CD	228	症例 2	D
117	症例	CD	229	症例 3	D
119	症例 1	CD	242	症例 2	CD
134	症例 4	DE	252	症例	G
139	症例 10	EF	255	症例 1	G
166	症例	D	257	症例 3	CD
186	症例	E	268	症例 1	CD

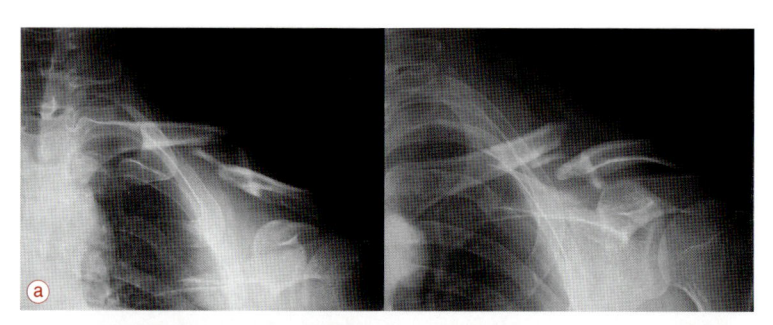

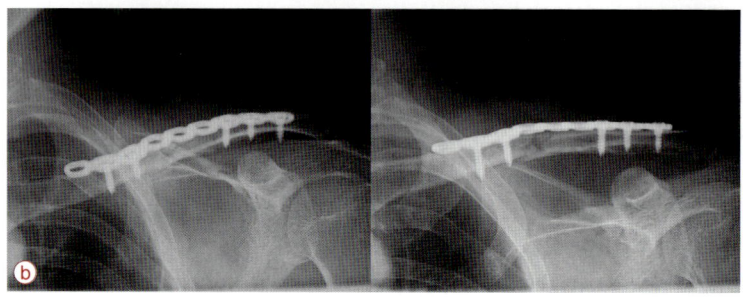

図4 プレート：鎖骨骨幹部骨折
a：術前．鎖骨骨幹部中央に第3骨片を伴う骨折を認める．整復後，主骨片どうしは接触する．AO分類62-B3．
b：術後．リコンストラクションプレートと皮質骨ねじによる固定が行われている

3. 髄内釘 (intramedullary rod)

　大腿骨や上腕骨などの長管骨が骨折した際に，髄腔に挿入して骨を固定する材料である．髄内釘には上下端に数カ所横止め用の穴が設けてあり，釘を髄腔に挿入した後，骨の近位端と遠位端にそれぞれスクリューを挿入することで骨の回旋や短縮を防ぎ強固な固定をすることが可能である（図5，6）．髄内釘手術は通常，釘の挿入部とスクリューの挿入部の比較的小さな傷のみで行うことができ，また骨折部を展開しないため骨の治癒にも有利な方法として長管骨の骨幹部骨折の治療法として広く普及している．

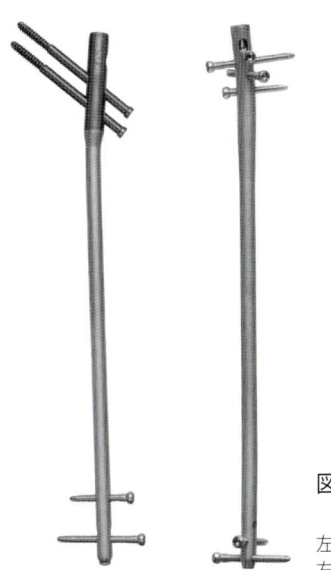

● 各症例での参照写真

頁		
207	症例	BC
209	症例	CD
242	症例1	CD

図5　髄内釘 (intramedullary rod)
左：大腿骨用髄内釘
右：脛骨用髄内釘

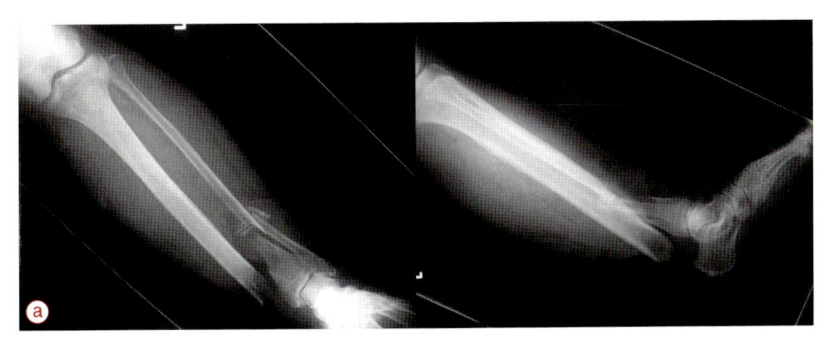

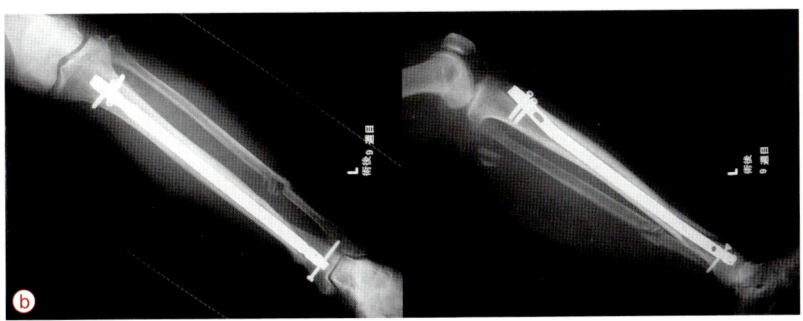

図6　髄内釘：下腿骨開放骨折
a：術前．下腿骨整復1/3の骨折を認める．脛骨は単純骨折．腓骨は3つ以上の骨片で整復後，接触はない．AO分類43-A3.
b：術後．脛骨に髄内釘が挿入され，固定が行われている．

4. 軟鋼線

ステンレス製で抗張力を有するため，鋼線とともに引き寄せ締結法（tension band wiring）で使用する．運動の際に筋肉の牽引が骨片を離解させるような部位の骨折，例えば膝蓋骨や肘頭では，tension bandを加えることでこのような力を中和し，さらに関節を屈曲する際に圧迫力に変換する（図7，8）．

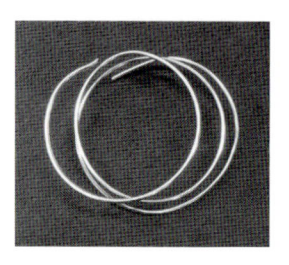

図7 軟鋼線

● 各症例での参照写真

頁		
101	症例	CD
109	症例1	CD
134	症例4	DE
231	症例1	CD
232	症例2	D
238	症例3	B

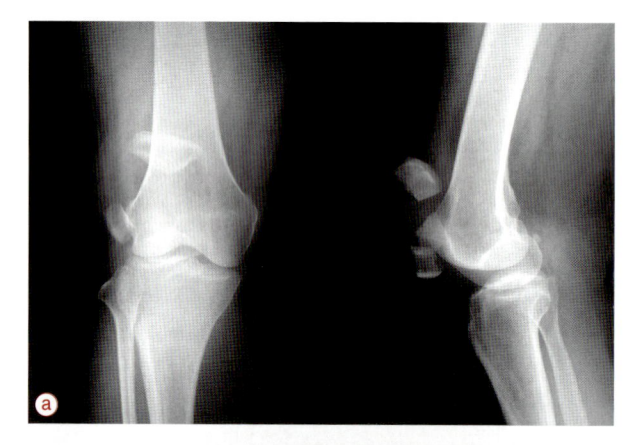

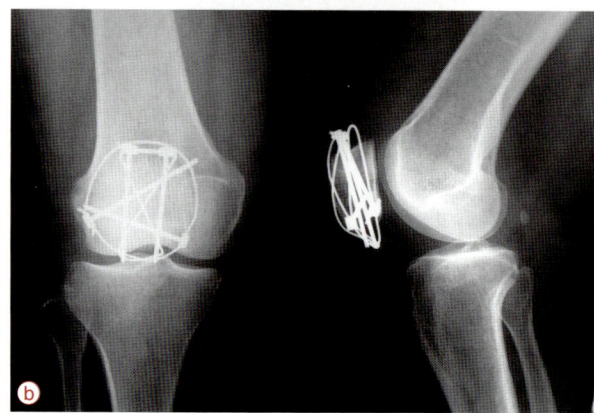

図8 軟鋼線：膝蓋骨骨折
a：術前．膝蓋骨に3つの骨片に分かれる骨折を認める．AO分類45-C2.
b：術後．軟鋼線を用いて鋼線とともに引き寄せ締結法と周辺締結法にて固定が行われている．

5. Kirschner鋼線（Kirschner wire，Kワイヤ）

ステンレス製の鋼線で，骨片や関節の仮固定，整復，内固定などに使用する．弾力性と反張力を有し，取扱いやすい特徴があるため，非常に使用頻度の高い固定材料である（図9，10）．

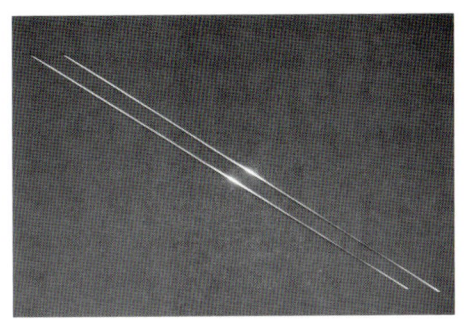

図9　Kirschner wire（鋼線）

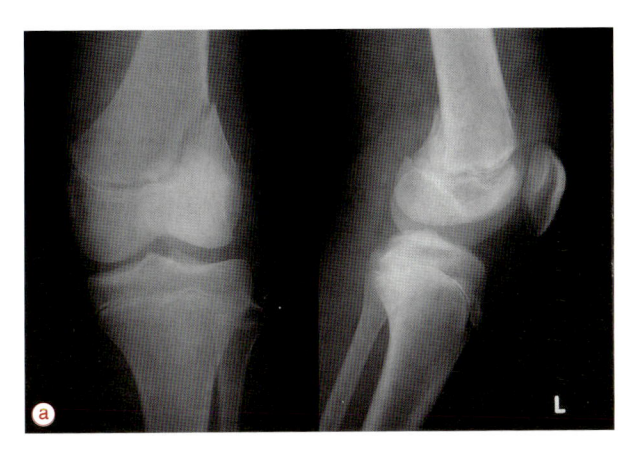

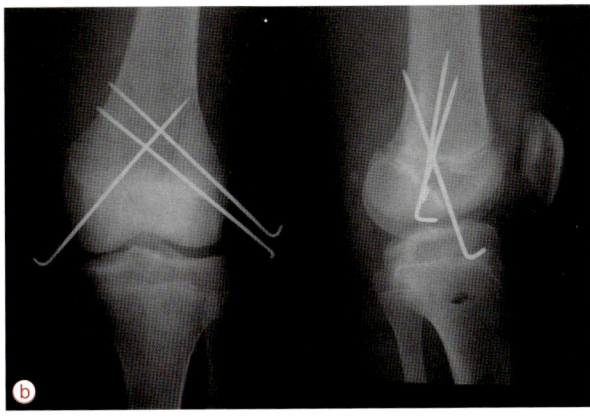

● 各症例での参照写真

頁		
94	症例1	CD
97	症例2	JK
99	症例	E～H
101	症例	CD
107	症例	GH
109	症例1	CD
134	症例4	DE
151	症例	D
238	症例3	B
242	症例2	CD

図10　鋼線：大腿骨遠位骨端線損傷
a：術前．大腿骨遠位骨端線損傷．Salter-Harris分類Ⅱ型．
b：術後．麻酔下に徒手整復を行い，Kirschner wireで経皮的に固定を行った．

6. 創外固定

　皮膚外に位置する器具であり，1本あるいはそれ以上の縦のバー（チューブ）に連結されたワイヤあるいはピンにより，骨折部を安定化させるものである（図11, 12）．軟部組織の外に設置できるため，開放骨折などのすべての骨折に安全に固定できるものである．

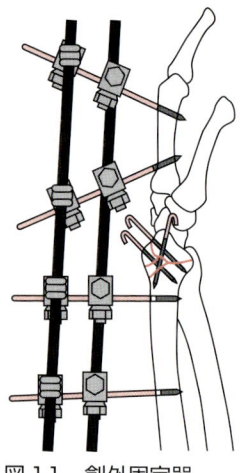

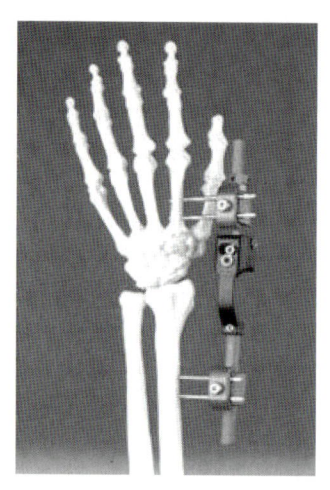

図11　創外固定器

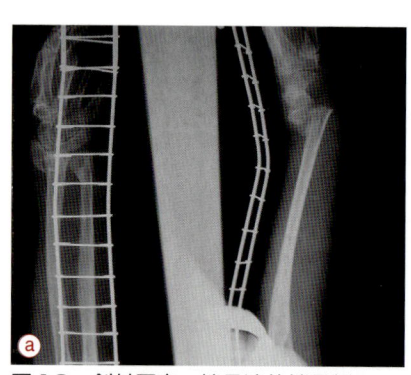

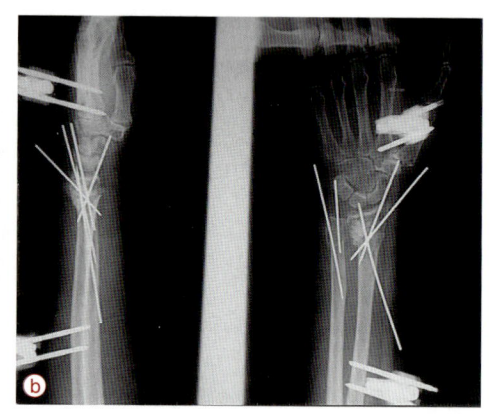

図12　創外固定：橈骨遠位端骨折
a：術前．関節内骨折を伴う橈尺骨遠位端骨折を認める．AO分類23-C1．
b：術後．創外固定とKirchner鋼線による固定が行われている．

ここが診断のポイント！

- 骨折の部位，骨片の数，転位の程度，皮下骨折か開放骨折かによって，使用する内固定材を使い分けることが重要である．

文献
1）「研修医のための整形外科診療　これだけは！」（高橋正明　編），医学書院，2009
2）「AO法　骨折治療　第2版」（Thomas p. Rüedi　ほか　編，糸満盛憲　日本語版総編集），医学書院，2010

＜林　大輝＞

基本的な撮影方法と代表的な骨折

第1章	頭蓋骨	42
第2章	顔面骨	49
第3章	肩関節・上腕	70
第4章	肘関節・前腕	89
第5章	手関節・手	122
第6章	頸椎	152
第7章	胸腰椎	167
第8章	骨盤・股関節・大腿	175
第9章	膝関節・下腿	210
第10章	足関節・足部	244
第11章	小児の骨折	277
第12章	疲労骨折	284

第1章 頭蓋骨

1. 基本撮影と正常解剖

単純X線写真

単純X線写真の基本撮影と正常解剖

- **頭部単純X線正面像（図1）**

  外傷時は背臥位または坐位で前後方向撮影．OM（orbit metal）ラインをカセッテに垂直にし，眉間にX線を入射する．

- **頭部単純X線側面像（図2）**

  外傷時は背臥位または坐位で側方向撮影．正中面とカセッテを平行にする．検側が明確な場合は，その側をカセッテに密着．

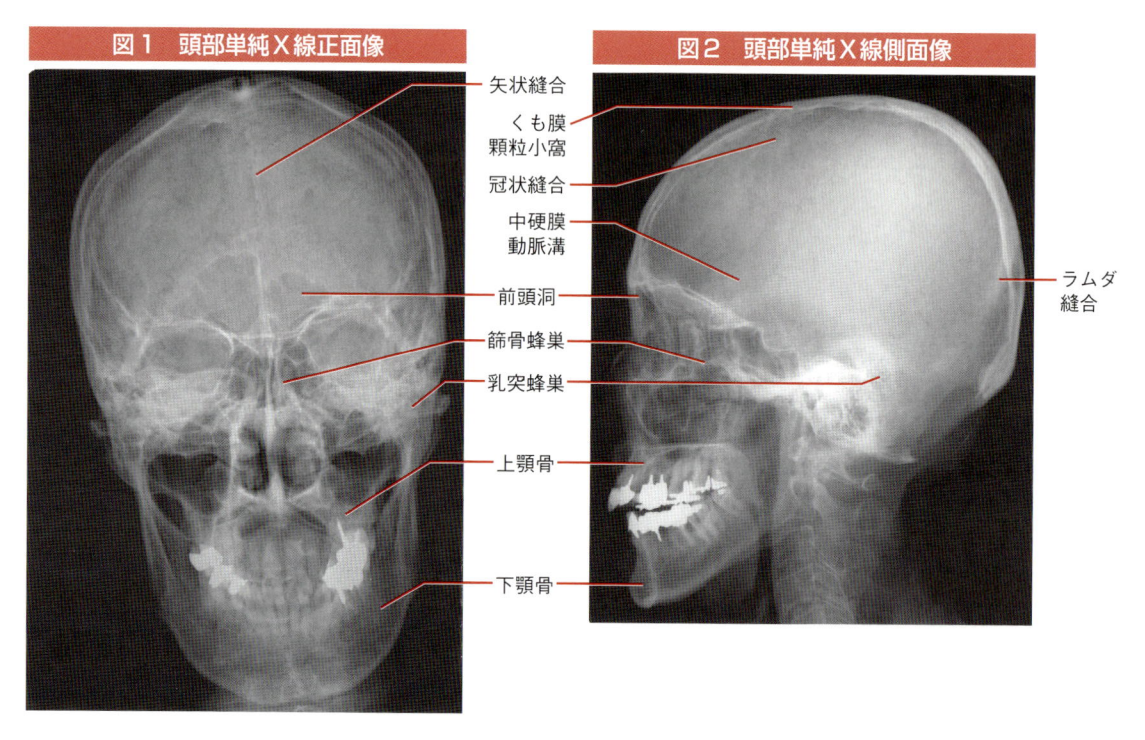

図1　頭部単純X線正面像

矢状縫合／くも膜顆粒小窩／冠状縫合／中硬膜動脈溝／前頭洞／篩骨蜂巣／乳突蜂巣／上顎骨／下顎骨

図2　頭部単純X線側面像

ラムダ縫合

頭部単純X線の有用性

頭部外傷における単純X線の意義には否定的な見解が有力であり，軽度の頭部外傷において有用性はほとんどないとの報告がなされている[1]．治療の適応となる出血性病変の診断において単純撮影はほとんど無力であり，骨折についてもCTでほとんど十分な情報が得られるからである．

CT

CTの基本撮像と正常解剖

　OMラインもしくはRB (Reids base) ラインを基準線とし，左右対称になるように撮影する．天幕上を10 mmスライス程度で撮影し，骨由来のアーティファクトを受けやすい天幕下は5 mm程度のスライス厚でスキャンするのが望ましい．

　外傷時は脳実質の表示条件のみでなく骨条件での表示も必要である．

　出血の有無の確認のため単純CTを撮影すべきである．

図3　水平断CT 骨条件表示

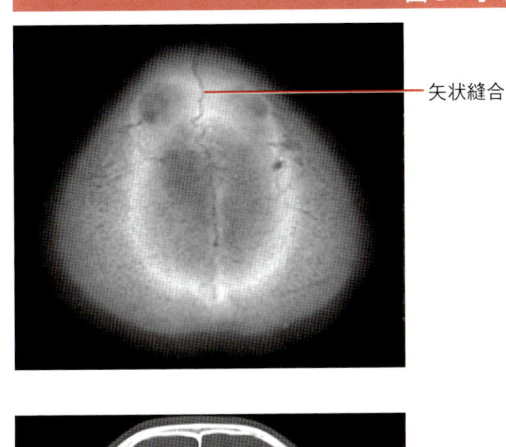

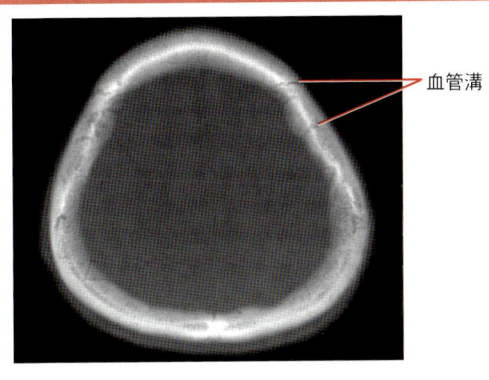

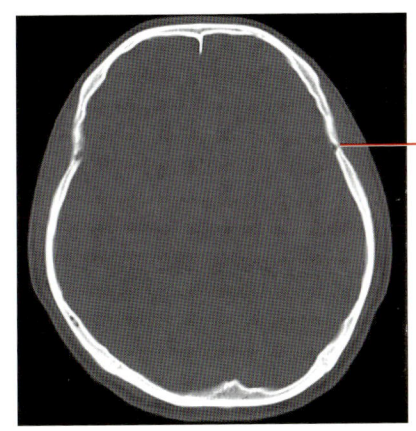

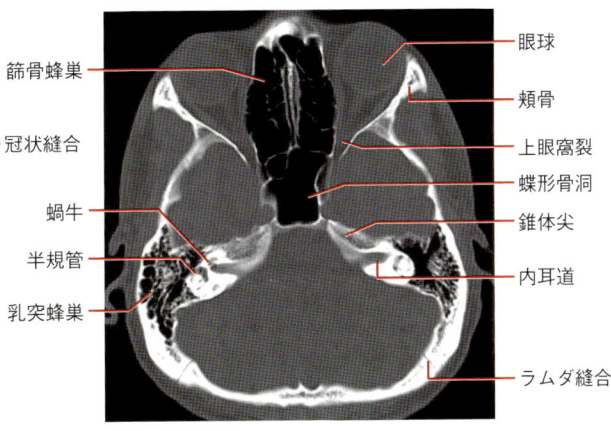

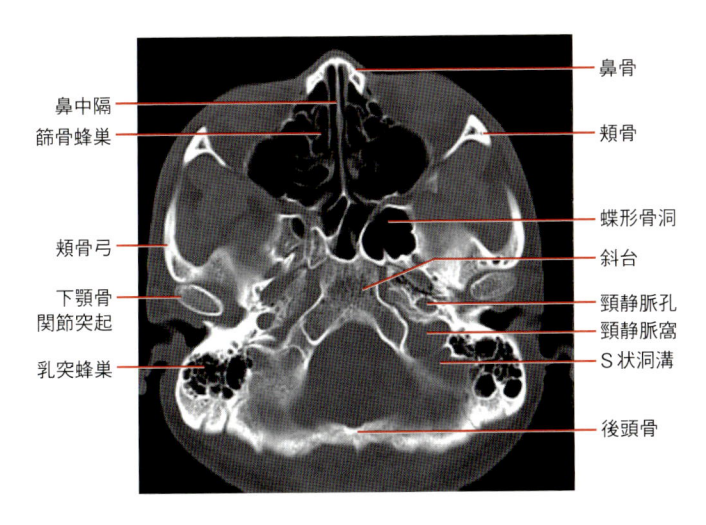

CTの有用性

　頭蓋底の評価，出血や血腫の評価に対し，最も優れている．しかし，頭蓋骨の骨折は，陥没骨折を除き，骨折自体の治療が必要となることは少ない（保存的治療が多い）．また，陥没骨折といってもすべてが外科的治療を要するわけでもない．CT撮影の適応は意識障害や神経症状から判断されるべきである．CTは治療の適応となる病変の診断を下すだけでなく，合併する病態など予後にかかわる所見を得るために重要な手段である．

MRI

MRIの基本撮像と正常解剖

　骨の評価は困難であるため，骨折の評価には用いられない．
　骨折の原因となる外傷時の急性期にMRIによって付加される情報は非常に限られており，実際的にも一般状態の不良な時期にMRIを施行することには問題が多い．

文　献
1) Helms CA : Unnecessary examinations. Fundamentals of skeletal radiology, p.1-8, WB Saunders Company, philadelphia, 1989

＜荻野展広，松島理士＞

2. 線状骨折・陥没骨折・頭蓋底骨折

代表的な分類 ◆ 線状骨折・陥没骨折・頭蓋底骨折

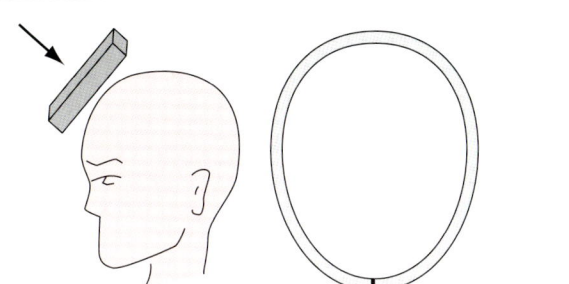

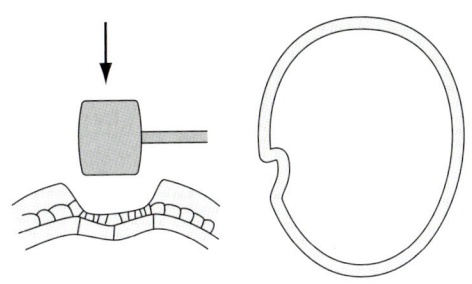

線状骨折　　　　　　　　　　　　　　　陥没骨折

線状骨折

　線状に骨折した状態を示す．
　円蓋部に発生することが多く，一般的には特に治療の必要はないが，中硬膜動脈の血管溝を横切っていたり，上矢状洞，横静脈洞に直交するように骨折した場合には硬膜外血腫をきたしやすく，緊急手術が必要となる場合がある．
　成人では骨折が硬膜外血腫の約90％に認められ，骨折は一側の線状骨折が最も多い[1]．

陥没骨折

　陥没骨折は骨折片が陥没した状態で，触診，頭部単純X線像，CTの骨条件表示によって診断する．陥没骨折は小物体の打撃や突出する物体への衝突によることが多く，しばしば開放性である．閉鎖性の場合，頭蓋の厚さを超える陥没であれば整復術の適応となる．単純X線像では放射状の骨折線としてみられる場合と，骨片が重なって濃い陰影となる場合がある．CTの骨条件表示で骨片の陥凹の状況は明瞭となり，同時にそのほかの病変の有無も診断できる．

頭蓋底骨折

・前頭蓋窩，中頭蓋窩，後頭蓋窩の境界
　前中の境界は後頭骨低部下面中央から翼状突起基部外側を経て大翼後縁に至る線，中後の境界は大孔前縁から横に引く仮想の線となっており，あまり鮮明なものではない．

・前頭蓋窩骨折
　前頭蓋底は前頭骨の1/10程度の力で骨折するとされており，頭部の外傷では臨床上よくみられ，頻繁に遭遇する．前頭蓋底骨折は副鼻腔に連続することが多く，その結果，髄液鼻漏が生じる．また傷害が内頸動脈管に及ぶと外傷性頭蓋内動脈瘤などの血管損傷が発生する．好発する症状は皮下出血，鼻出血，眼球突出，結膜充血，髄液鼻漏，嗅覚障害，視力障害などがある．

・中頭蓋窩骨折
　中頭蓋窩骨折は前頭蓋窩骨折と異なり頭蓋内損傷を伴うことが多く，錐体骨に影響を与えることが多い．好発する症状としては耳介後部，乳様突起部の溢血斑（Battle's sign），鼓室内溢血，顔面神経麻痺，めまい，耳鳴りがある．
　錐体骨骨折には錐体骨長軸に対して水平に骨折線が入る縦骨折と錐体骨長軸に対して垂直に骨

折線が及ぶ横骨折がある．縦骨折は横骨折と比較し，髄液鼻漏を認めることが多く，横骨折は顔面神経麻痺を伴うことが多く約50％に認められる[1]．

・後頭蓋窩骨折

錐体骨横骨折は後頭骨に骨折が及ぶことがあり，後頭蓋窩に影響を及ぼすことがある．また後頭蓋窩骨折はS状静脈洞に影響を及ぼすことがある．S状静脈洞などの損傷により，後頭蓋窩に静脈性硬膜外血腫を生じることがある．

文 献

1) 宮城知也 ほか：頭蓋外傷．Clin. Neurosci., 23：539-555, 2005
2) 「頭部外傷－急性期メカニズムと診断」（中村紀夫 著），pp.31-48, 文光堂，1986

症例1　線状骨折

● 50歳代，男性．バイクにて転倒．

A：頭部CT水平断像（骨条件）　　　B：頭部CT水平断像（軟部条件）

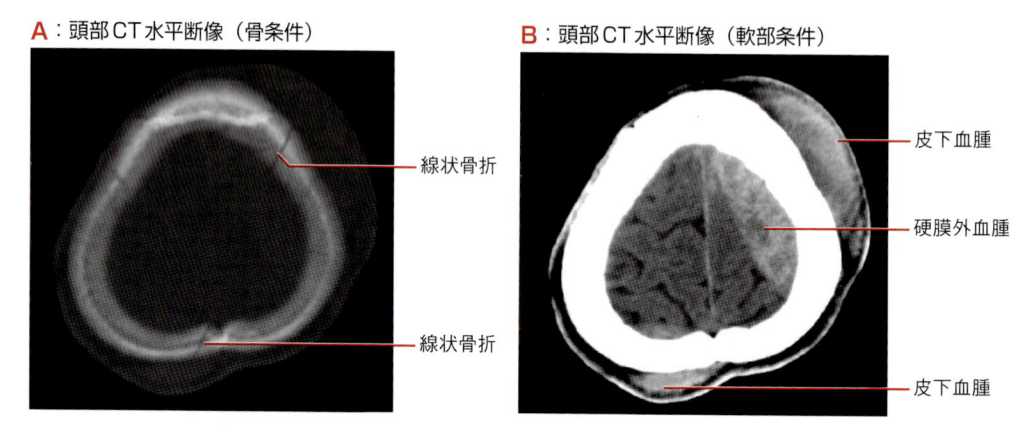

写真A，B：右前頭部，左後頭部頭蓋骨に線状の骨折線を認め，頭蓋骨線状骨折に一致する．両者共に皮下血腫を伴い，左前頭部のものは硬膜外血腫を伴う．

症例2　陥没骨折

● 40歳代，女性．ゴルフボールが直撃．

■ 頭部CT水平断像（骨条件）

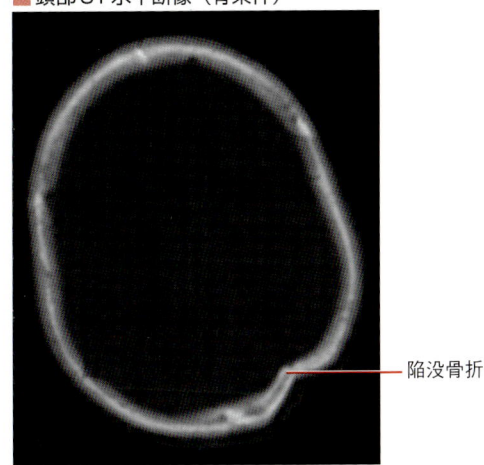

陥没骨折

左後頭部頭蓋骨に骨折片が陥没した骨折を認め，頭蓋骨陥没骨折に一致する．

症例3　頭血腫（線状骨折，陥没骨折合併）

● 0歳，男児．帝王切開にて出産，低体重児．

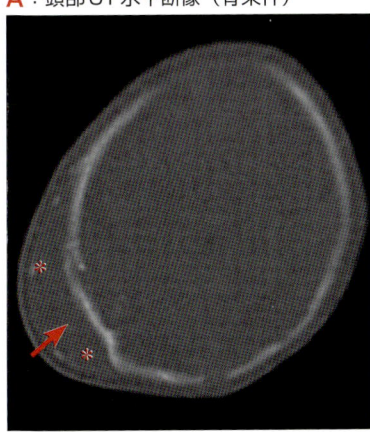

A：頭部CT水平断像（骨条件）　　B：頭部CT冠状断像（軟部条件）

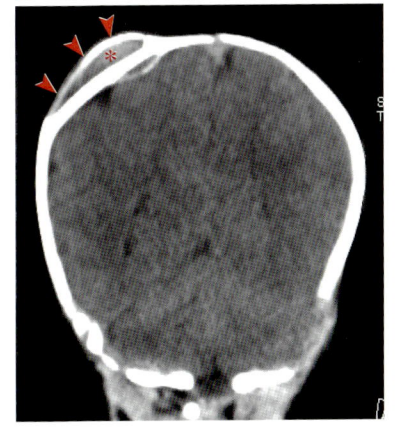

写真A，B：右後頭部頭蓋骨に，陥没骨折あり（→）．皮下血腫（＊）とその表面に石灰化を伴い頭血腫※に一致する．硬膜外血腫を合併している．

※頭血腫：胎児の頭蓋骨に外力が加わり，骨膜が一部剥離して生じる骨膜下血腫である（▶）．鉗子や吸引分娩によって骨膜下血管に破綻をきたして血腫を形成することがあるが，自然分娩で生じることもある．

2．線状骨折・陥没骨折・頭蓋底骨折 ● 47

ここが診断のポイント！

- 致死的頭部外傷でも25％程度しか頭蓋骨骨折を伴わない．
- 線状骨折は臨床的意義はほとんどないが，中硬膜動脈や静脈洞，副鼻腔，乳突洞を横切るときのみ問題となる．
- 陥没骨折：陥没した骨片による脳の損傷が問題となる．
- 血管溝　：中硬膜動脈の後枝が間違われやすい．血管溝は屈曲蛇行し左右対称性枝分かれがあり，徐々に細くなる．辺縁に硬化性変化がある．骨折は直線的で片側性，枝分かれがなく，細くならない．辺縁に硬化性変化がない．
- 縫合線　：前頭縫合や後頭縫合など遺残的な縫合が線状骨折と間違われやすい．
　　　　　 一般に縫合線は鋸歯状で辺縁に硬化性変化を伴う．一方で骨折は直線的で辺縁に硬化性変化を伴わない．

文　献

1）「アトラス頭蓋骨学」（河本圭司　編），pp.116-134，メディカ出版，2005
2）寺田一志：頭蓋骨骨折．臨床画像，19：84-85, 2003
3）土屋一洋：頭部外傷の画像診断．臨床画像，18：1038-1041, 2002
4）Gean, A. D.："imaging of head trauma." Raven Press, 1994
5）Zee, C. H., et al.：Imaging of sequelae of head trauma. Neuroimaging Clin. N. Am., 12：325-338, 2002
6）Dacey, R. G. Jr., et al.：Neurosurgical complications after apparently minor head injury. assessment of risk in a series of 610 patients. J. Neurosurg., 65：203-210, 1986
7）「図説　単純Ｘ線撮影法」（鎌田政雄 原案，小川敬壽 編），金原出版，1999

＜荻野展広，松島理士＞

第2章　顔面骨

1．基本撮影と正常解剖

CT

CTの基本撮影

- 冠状断像：骨条件および軟部濃度表示
- 横断像：骨条件および軟部濃度表示
    - 基本的に造影剤は不要．
    - 再構成スライス厚・間隔は3mm以下とする．
    - 頭蓋内損傷の合併が疑われる場合，頭部も撮像範囲に含める．
- 患側側頭骨の横断像・冠状断像（状況により矢状断像）：骨条件表示
- 頭蓋底レベル横断像：骨条件表示
    - 基本的に造影剤は不要．
    - 頭蓋内損傷の合併が疑われる場合，頭部も撮像範囲に含める．

正常解剖

- 顔面領域CT冠状断像：骨条件および軟部濃度表示
    骨条件表示（図1a），軟部濃度表示（図1b）．
- 顔面領域CT横断像：骨条件および軟部濃度表示
    骨条件表示の眼窩レベル（図2a），上顎洞レベル（図2b），眼窩レベルの軟部濃度表示（図2c）．
- 側頭骨CT横断像：骨条件表示
    頭側から尾側に向かって（図3a～c）．
- 側頭骨CT冠状断像：骨条件表示
    前方から後方に向かって（図4a，b）．

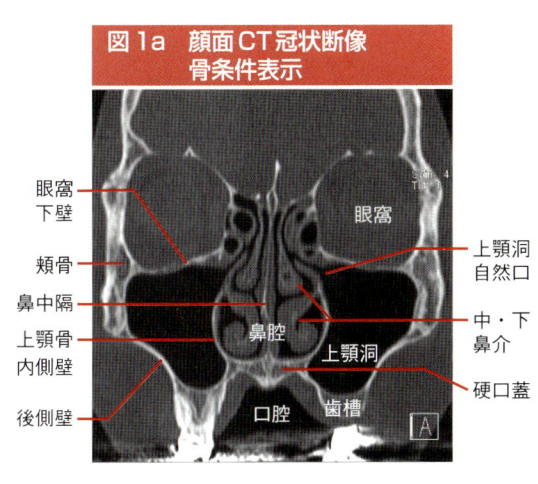

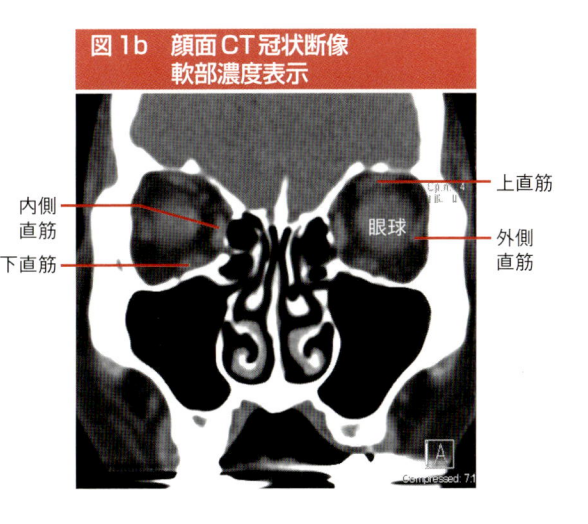

図1a　顔面CT冠状断像　骨条件表示
（眼窩下壁，頬骨，鼻中隔，上顎骨内側壁，後側壁，眼窩，上顎洞自然口，鼻腔，上顎洞，口腔，歯槽，中・下鼻介，硬口蓋）

図1b　顔面CT冠状断像　軟部濃度表示
（内側直筋，下直筋，上直筋，眼球，外側直筋）

図2a　顔面CT横断像　骨条件表示の眼窩レベル

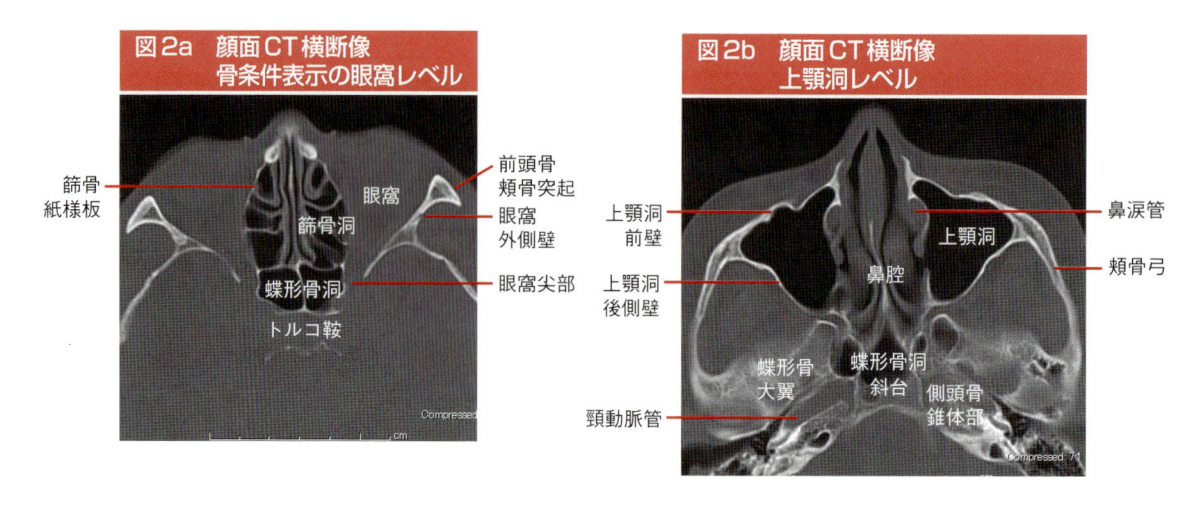

- 篩骨紙様板
- 眼窩
- 篩骨洞
- 蝶形骨洞
- トルコ鞍
- 前頭骨頬骨突起
- 眼窩外側壁
- 眼窩尖部

図2b　顔面CT横断像　上顎洞レベル

- 上顎洞前壁
- 上顎洞後側壁
- 頚動脈管
- 鼻腔
- 上顎洞
- 蝶形骨大翼
- 蝶形骨斜台
- 鼻涙管
- 頬骨弓
- 側頭骨錐体部

図2c　顔面CT横断像　眼窩レベルの軟部濃度表示

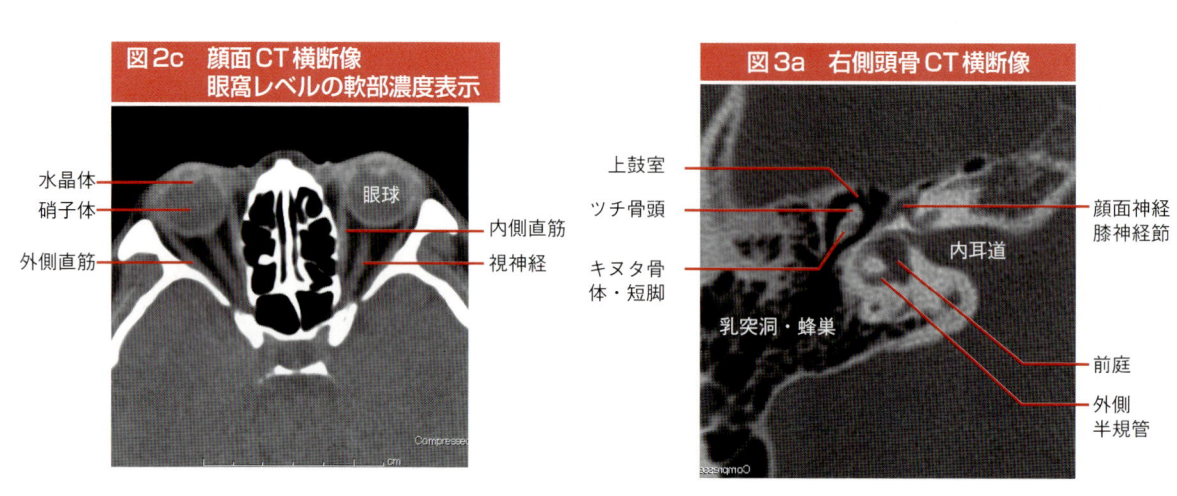

- 水晶体
- 硝子体
- 外側直筋
- 眼球
- 内側直筋
- 視神経

図3a　右側頭骨CT横断像

- 上鼓室
- ツチ骨頭
- キヌタ骨体・短脚
- 乳突洞・蜂巣
- 内耳道
- 顔面神経膝神経節
- 前庭
- 外側半規管

図3b　右側頭骨CT横断像

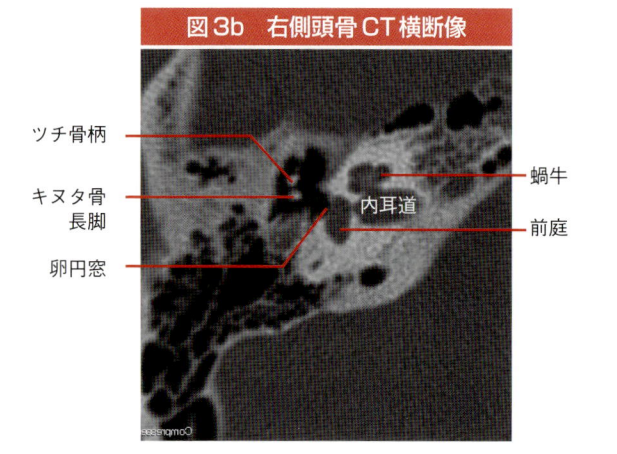

- ツチ骨柄
- キヌタ骨長脚
- 卵円窓
- 内耳道
- 蝸牛
- 前庭

図3c　右側頭骨CT横断像

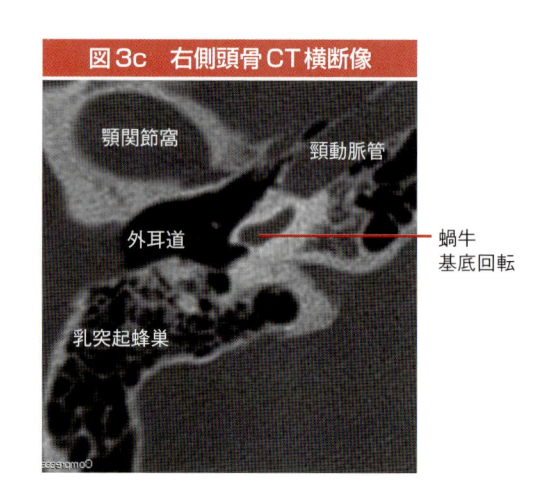

- 顎関節窩
- 外耳道
- 乳突起蜂巣
- 頚動脈管
- 蝸牛基底回転

図4a　右側頭骨CT冠状断像

ツチ骨頭・頸
鼓膜
外耳道
顔面神経管迷路部（右）鼓室部（左）
蝸牛

図4b　右側頭骨CT冠状断像

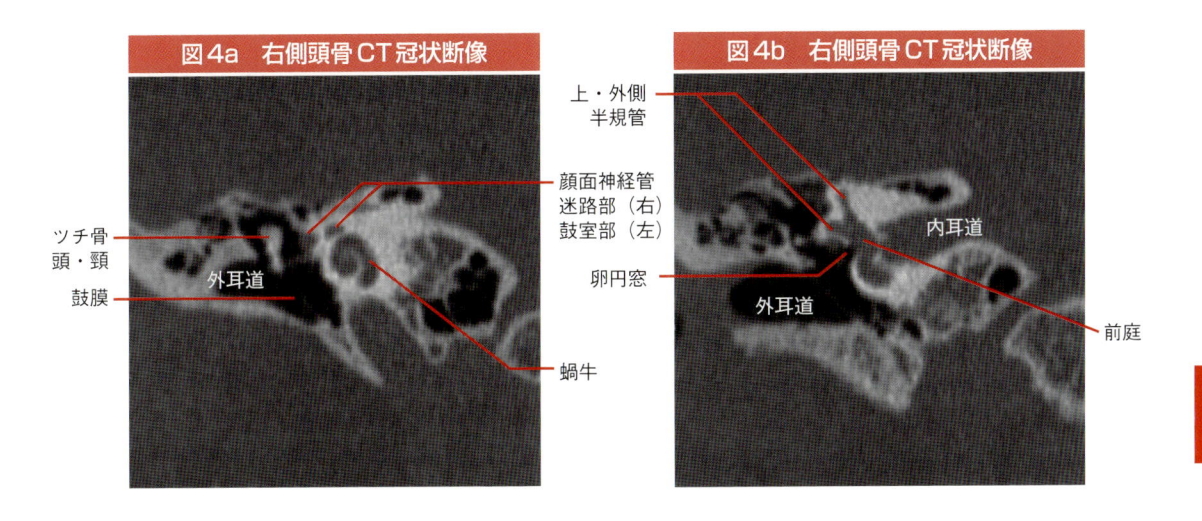

上・外側半規管
内耳道
卵円窓
外耳道
前庭

　顔面中央部は上方を前頭上顎縫合，前頭鼻骨縫合を通り両側頬骨前頭縫合を結ぶ線，下方を上顎切歯，咬合面，後方を蝶形篩骨結合で囲まれる部分であるが，さらに中心部と外側部に区分される（図5）．

　中心部は薄い骨壁とこれを補強する硬口蓋，歯槽弓，犬歯窩から眼窩内側縁さらに眉間にいたる梨状口外側縁，頬骨弓と眼窩下から外側縁に連続する頬骨突起，眼窩縁，翼状突起などの骨構造からなる．おのおのが交差した構造をとることで，全体として強固な骨格を形成している．顔面中央部中心部の両側性骨折は，治療の観点よりLe Fort線に基づく骨折線の高さによる3型の分類が有効である（第2章-2を参照）．

　外側部は頬骨を中心とする領域で上顎骨頬骨突起を含む．頬骨前頭突起が眼窩外側縁下部，頬骨側頭突起は頬骨弓前部を形成する．顔面中央部外側部骨折では三脚骨折を代表とする頬骨筋上顎骨複合（Zygomaticomaxillary complex：ZMC）骨折（第2章-3を参照）が重要である．

頬骨前頭縫合
顔面中央部外側部
前頭上顎縫合
前頭鼻骨縫合
上顎切歯
顔面中央部中心部

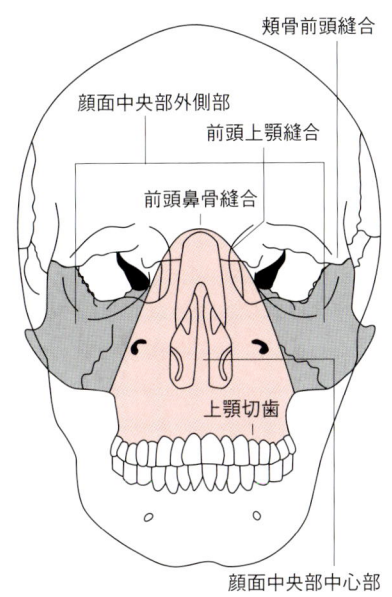

図5　顔面中央部（中心部および外側部）解剖シェーマ

＜尾尻博也＞

第2章 顔面骨

2．顔面中央部中心部骨折（Le Fort骨折）

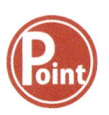

Point
- 交通外傷による場合が多い．
- 左右非対称（別々のLe Fort骨折）あるいは混合型（例：Le Fort Ⅰ＋Ⅱ型）などの場合も多い．
- 頭蓋骨内損傷や頸椎損傷の合併も多く，評価が必要である．
- 治療では咬合不全の改善も重要である．

代表的な分類 ◆**Le Fort骨折分類**[1)2)]

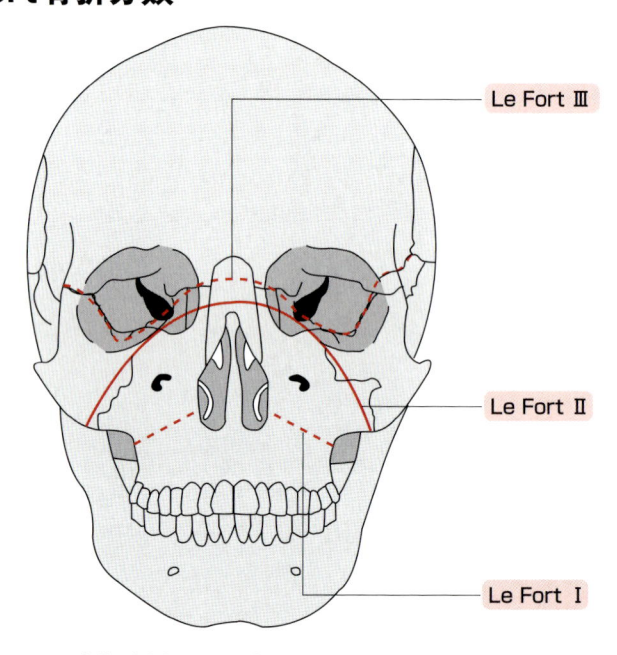

Le Fort Ⅲ
Le Fort Ⅱ
Le Fort Ⅰ

Le Fort Ⅰ型骨折（Guerin骨折）（症例1〜3）

　鼻腔底より上方レベルでの水平骨折で，3型のなかでは最も頻度は少ない．鼻中隔の下1/3および口蓋骨，上顎骨歯槽突起，翼状突起下1/3よりなる可動性をもつ骨片を侵す．頬骨筋上顎骨複合（zygomaticomaxillary complex：ZMC）骨折の合併をみる場合もある．外科的治療の目的は咬合の回復にある．両側上顎側の歯肉頬粘膜溝切開によるアプローチにより上顎前面から側面を露出，顎間固定により咬合を回復，ミニプレート，ミニスクリューにより骨折部固定が施行される．上顎骨は血行豊富であり，骨髄炎などの合併症はまれとされる．

Le Fort Ⅱ型骨折（症例2，3）

　上顎骨の大部分と鼻骨よりなる錐体形の骨偏位をきたす．骨折線は逆V字を成し，鼻骨梁より眼窩内側壁から眼窩下縁内側1/3を通過，眼窩下孔の上あるいは内側を通る．さらにZMC下部から横走して上顎洞外側壁から翼状突起に至る．すなわち，眼窩縁は下内側部のみ侵される．頬骨と頭蓋底との接合は保たれる．術前評価としての高分解能CTは必須である．外科的には顎間固定によりclass Ⅰ occlusionの獲得，両側性歯肉頬粘膜溝切開あるいはmidface degloving incisionによるアプローチをとり，ミニプレート，ミニスクリューにより骨折部の整復固定がなされる．

Le Fort Ⅲ型骨折（症例2〜4）

頭蓋底と平行した骨折線をもち，顔面中央部の骨格と頭蓋底との分離をきたす．骨折線は鼻基部から後方の篩骨，蝶形骨小翼を侵し，内下方に向かい視神経管下方を通過した後，翼状上顎裂，蝶口蓋窩に至る．また，下眼窩裂から外側上方に向かう骨折線は蝶形骨大翼と頬骨を分離して前頭頬骨縫合を通過，下後方に向かい蝶口蓋窩から翼状突起基部を侵す．頬骨弓は通常，最も弱い頬骨側頭縫合で骨折する．画像診断上，最も大きな臨床的意義をもつのは，高頻度に認められる咽頭後血腫で，上咽頭での気道閉塞をきたしうる．外科的整復では顎間固定の後，冠状切開により前頭頬骨縫合部（眼窩外側縁）骨折の修復，midface degloving incisionにより上顎下部に到達，ミニプレート，ミニスクリューによる骨折部の整復固定がなされる．

文　献

1) Tessier, P.: The classic reprint. Experimental study of fractures of the upper jaw. I and Ⅱ. Rene Le Fort, M. D. Plast. reconstr. Surg., 50：497-506, 1972
2) Patterson, R.: The Le Fort fractures：Rene Le Fort and his work in anatomical pathology. Can. J. Surg., 34：183-184, 1991

症例1　Le Fort Ⅰ骨折

●42歳，女性．交通外傷．

■顔面頭蓋CT冠状断像

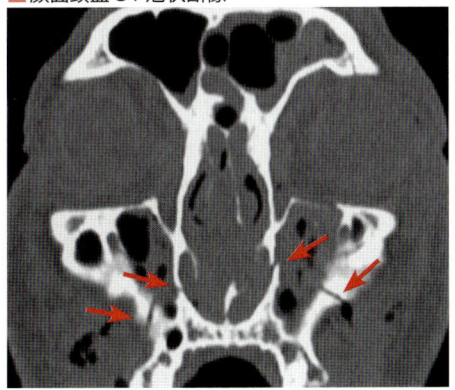

顔面頭蓋CT冠状断像においてLe Fort Ⅰ骨折（→）を認める．左前頭骨骨折を伴う．

症例2　Le Fort Ⅰ/Ⅱ/Ⅲ混合型骨折

● 38歳，男性．交通外傷．

A：顔面頭蓋3D-CT

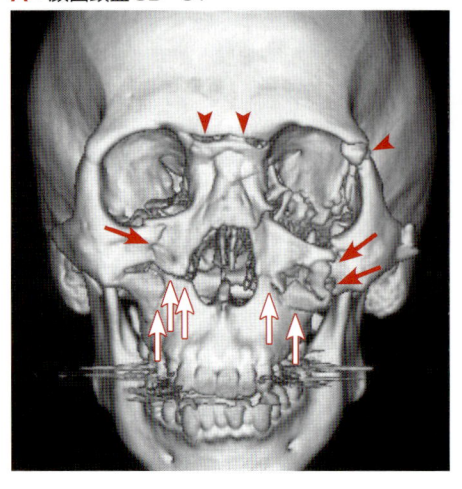

B：CT冠状断像．

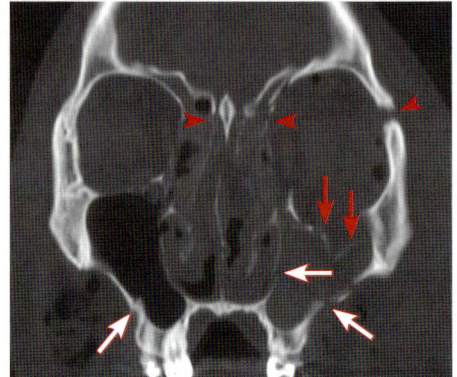

写真A：顔面頭蓋3D-CTにおいて顔面正中から左側にかけてLe Fort Ⅲ骨折（▶），両側性にLe Fort Ⅱ骨折（→），Le Fort Ⅰ骨折（⇨）を認める．

写真B：冠状断像においてLe Fort Ⅲ骨折（▶），Le Fort Ⅱ骨折（→），Le Fort Ⅰ骨折（⇨）を示す．

症例3　Le Fort Ⅰ/Ⅱ/Ⅲ混合型骨折

● 26歳，男性．交通外傷．

A：顔面頭蓋3D-CT

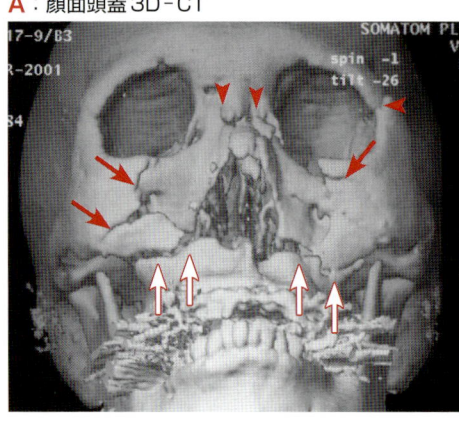

B：CT冠状断像．

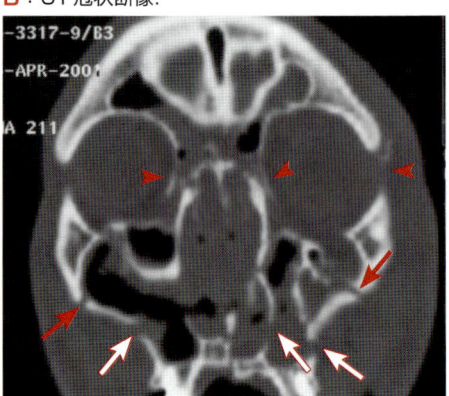

写真A，B：顔面頭蓋3D-CT（A），冠状断像（B）においてLe Fort Ⅲ骨折（▶），Le Fort Ⅱ骨折（→），Le Fort Ⅰ骨折（⇨）を認める．

症例4　Le Fort Ⅲ骨折

● 36歳，男性．交通外傷．

A：CT冠状断像　　B：CT冠状断像

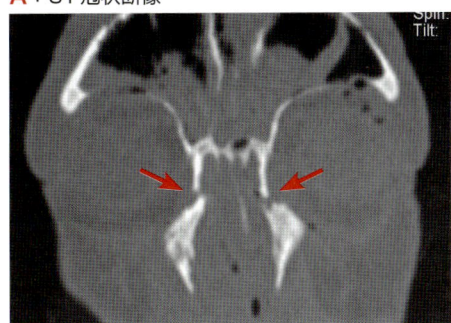

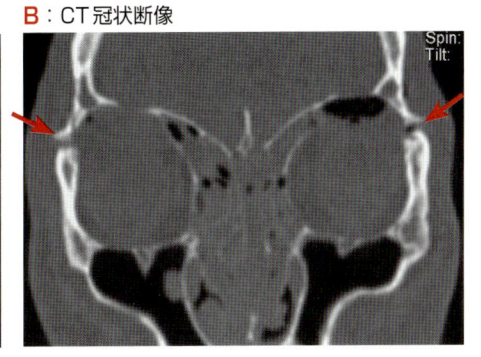

写真A，B：顔面頭蓋眼窩縁レベルCT冠状断像（A）および，やや後方レベル（B）においてLe Fort Ⅲ骨折（→）を認める．

ここが診断のポイント！

- Le Fort骨折の型分類には3D-CTが有用であるが，詳細な骨折部位の特定に関しては，冠状断・横断像が基本となる．
- Le Fort骨折は左右異なる骨折型を示す場合も多い．
- Le Fort骨折は片側で複数の骨折型を合併する場合がある．

＜尾尻博也＞

第2章 顔面骨

3．頬骨上顎骨折（三脚骨折）

Point
- 交通外傷による場合が多い．
- ほかの顔面骨骨折（例：Le Fort 骨折）の合併も多く，評価が必要である．

代表的な分類

◆ **頬骨骨折分類**[1]

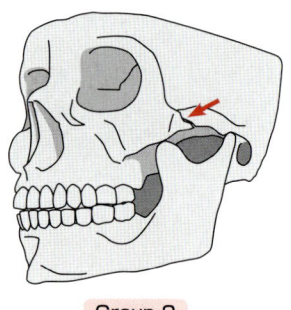

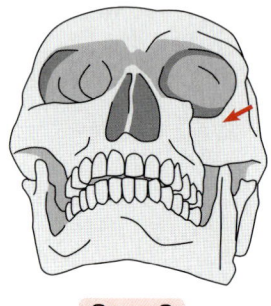

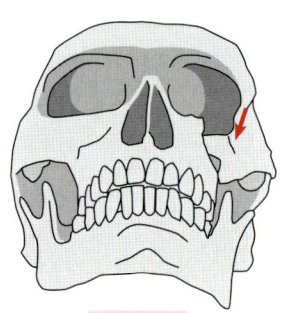

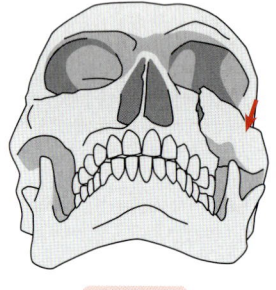

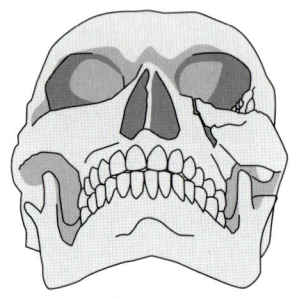

Group 2　Group 3　Group 4

Group 5　Group 6

- Group 1：臨床的，画像上も偏位のない頬骨に限局した骨折．
- Group 2：直達力による頬骨弓に限局した骨折で，頬骨隆起陥没を示す．
- Group 3：回旋のない頬骨体部骨折．
- Group 4：内側回旋を示す頬骨体部骨折．
- Group 5：外側回旋を示す頬骨体部骨折．
- Group 6：複合骨折（主な骨片に，さらに骨折線を認める場合）．

　片側性顔面骨折は眼窩，頬骨，上顎骨領域のおのおの単独あるいは複合骨折として生じる．上記の頬骨骨折の分類は必ずしも広く用いられているものではないが，治療（外科的修復）の難度や要否に影響のある骨折片の回旋偏位の有無，美容的に重要な頬骨隆起の陥没や複合骨折などの有無をもとにしたものであり，比較的受け入れやすいものである[1]．
　上顎骨外側壁を中心として頬骨前頭縫合と頬骨側頭縫合の離開を伴う頬骨筋上顎骨複合（zygomaticomaxillary complex：ZMC）の陥没骨折では，蝶形骨大翼との完全離解を生じ，頬骨の上顎骨外側壁への陥入により眼窩下神経損傷をきたしうる．ZMC骨折は同領域の合併損傷を示すが，

眼窩下縁，眼窩外側壁，頬骨弓を侵す三脚骨折（tripod/trimalar fracture）はここに含まれる（症例1，2）．ただし，同用語は臨床的に重要な上顎部の骨折を表現していないため，不適当とも考えられる．

　ZMC骨折は，上顎骨頬骨隆起への直接の鈍的外傷による．結果，頬骨隆起の陥没骨折による平坦化が生じ，眼窩外側壁，上顎洞前・後側壁および頬骨弓骨折を伴う．頬骨隆起の陥没は，骨折直後では軟部腫脹のため臨床上明らかでない例も多いが，美容的な面からは重要な手術適応となる．また，合併症，症状としては眼窩下神経損傷，咬合不全，顎関節の可動域制限，片側性鼻出血，複視，嚥下障害などが認められる．骨折片偏位の評価にCTによる三次元表示が有用な例もある．ときに合併する片側性蝶形骨大翼骨折では，頭蓋単純X線正面撮影では無名線の断裂として認められるが，中硬膜動脈損傷による硬膜外血腫に注意を要する．ZMC骨折はさまざまな程度でLe Fort Ⅱ型骨折との関連をもつ．頬骨弓の孤立性の骨折では古典的なGillies鉗子により陥没した頬骨弓の整復がなされる．ZMC骨折の外科的修復では歯肉頬粘膜溝切開のアプローチがとられるが，同アプローチでは眼窩下縁まで到達可能である．ミニプレート，ミニスクリューにより固定される（症例3，4）．重篤例や両側性骨折では両側性あるいは片側性冠状切開アプローチがとられる場合がある．

文　献

1) Knight, J. S. & North, J. F. : The classification of malar fractures : an analysis of displacement as a guide to treatment. Br. J. Plast. Surg., 13 : 325, 1961

症例1　Group 5　三脚骨折（tripod fracture）

● 30歳，女性．自転車で転倒して受傷．

A：眼窩レベルCT横断像

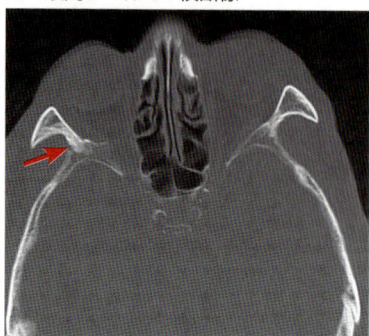

B：上顎洞レベルCT横断像

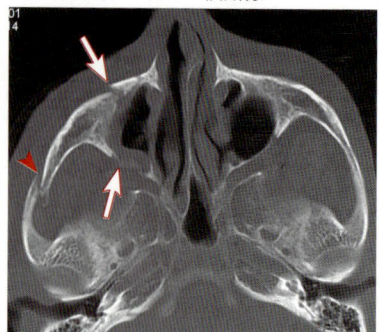

C：3D-CT

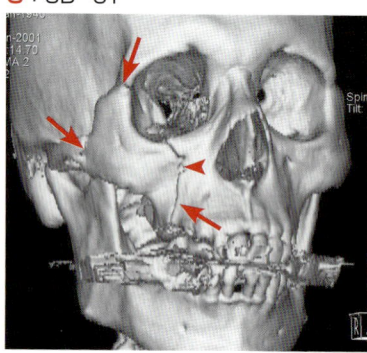

写真A，B：眼窩レベルCT横断像（A）で右眼窩外側壁の骨折（→），上顎洞レベル（B）で上顎洞前壁・後側壁の骨折（⇨），頬骨弓骨折（▶）を認め，三脚骨折に一致する．

写真C：3D-CTでも上記部位の骨折（→）を認める．眼窩下縁から伸びる骨折線は眼窩下孔（▶）を通過している．

症例2　Group 4　Le Fort Ⅰ/Ⅱとの複合型として認められた三脚骨折

● 22歳，男性．バットが顔面にあたり受傷．

■ 顔面頭蓋3D-CT

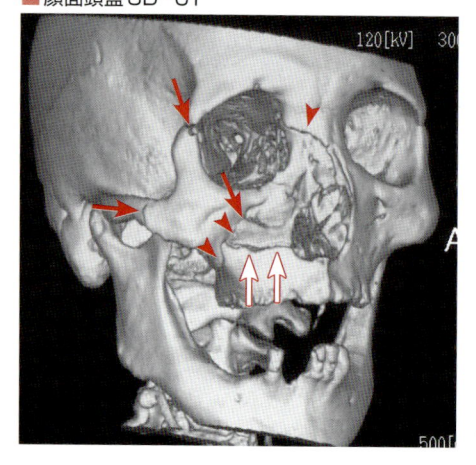

顔面頭蓋3D-CTにおいて右側の三脚骨折（→）とともに片側性のLe Fort Ⅰ骨折（⇨），Le Fort Ⅱ骨折（▶）の合併が認められる．

症例3　三脚骨折術後

● 30歳，女性．転倒により受傷．

■ 顔面頭蓋3D-CT 術後

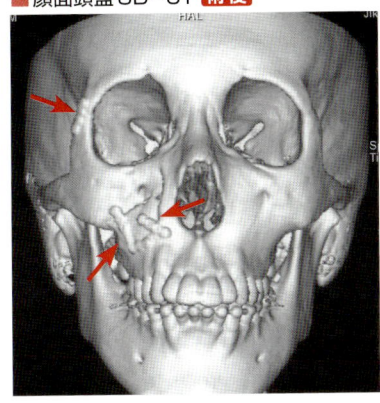

顔面頭蓋3D-CTで右側の三脚骨折および骨折部におかれた金属性ミニプレートが認められる（→）．

症例4　三脚骨折術後

● 33歳，男性．転倒により受傷．

■ 顔面頭蓋CT冠状断像 術後

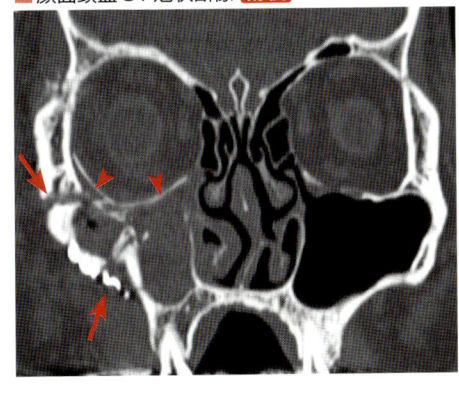

顔面頭蓋CT冠状断像において三脚骨折（→）を認め，広範な損傷をきたした眼窩下壁は腸骨からの骨グラフト（▶）により再建されている．

ここが診断のポイント！

- 三脚骨折の診断では，具体的な骨折部位の特定，頬骨の回旋偏位の有無・方向が重要となる．
- Le Fort骨折との関連を評価する必要がある．
- 頬骨隆起の陥没は美容的観点において重要である．

＜尾尻博也＞

第2章　顔面骨

3．頬骨上顎骨折（三脚骨折）

第2章 顔面骨
4．眼窩底骨折（吹き抜け骨折）

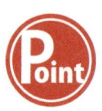

Point
- 眼窩前方からの鈍的外力による．典型的病歴としては眼窩前方よりボールが当たった，あるいは拳で殴られた．
- 眼球陥凹と複視が外科的治療適応として重要である．

代表的な分類

一般に広く用いられている眼窩吹き抜け骨折の分類はない．ただし，便宜的に以下の分類が可能と思われる．

骨折部位による分類
・眼窩下壁に限局した骨折（狭義の吹き抜け骨折）．
・眼窩下壁および内側壁の骨折（眼窩下壁の吹き抜け骨折例の約1/3で内側壁骨折を合併する）．
・眼窩内側壁に限局した骨折．

骨折の程度による分類
・骨折線のみ，あるいは小さな離開のみ．
・骨折片の上顎洞への偏位に伴う，低容量の眼窩内脂肪の洞内への脱出：外眼筋の脱出＋／－．
・骨折片の上顎洞への偏位に伴う，高容量の眼窩内脂肪の洞内への脱出（眼球陥凹あり）：外眼筋の脱出＋／－．

　眼窩吹き抜け骨折は眼窩前方からの鈍的外力が，眼窩内容に伝播，眼窩内圧が上昇する結果，眼窩底骨折をきたすもので，孤立性骨折としてみられる場合が多い．眼窩縁は保たれる．眼窩底でも眼窩下神経管・溝領域が最も脆弱であり，典型的には同部で断裂した骨片が内側では眼窩内側壁下端に付着し，ここを中心として下方への回旋・偏位をきたす（症例1）．CT所見としては，眼窩底の骨折，眼窩内容および・あるいは骨片の上顎洞への脱出（症例2），上顎洞の出血性液体貯留などが認められる．下直筋が上顎洞への完全脱出により眼窩内より消失する場合（missing muscle syndrome）がある（症例3）．眼窩底骨折の約50％で同側眼窩内側壁骨折を伴うが，この場合は眼窩気腫の原因となりうる．また，広義には内側壁のみの骨折を内側壁型の吹き抜け骨折と称する場合もある（症例4）．外眼筋脱出による複視の出現頻度は約60％とされる[1]．

　外科的治療の対象となるのは，外眼筋entrapmentによる複視，眼球陥凹，CT所見において（健側との比較で5〜10％を超える）眼窩容積の増大があげられる．眼窩容積増大に関しては晩発性の眼球陥凹の危険性が高く，外科的修復の時期として線維化によって困難となる以前で，修復のより容易な受傷後数週での治療が望ましいという考えに基づく．

文献
1) Harris, G. J., et al.：Orbital blow-out fractures：correlation of preoperative computed tomography and postoperative ocular motility. Trans Am. Ophthalmol. Soc., 96：329-353, 1998

症例1　open door type 吹き抜け骨折

● 52歳，女性．殴打され受傷．

■ 眼窩レベルCT冠状断像

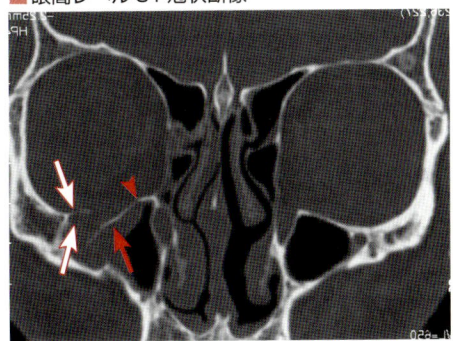

　眼窩レベルCT冠状断像において右眼窩下壁の骨折を認める．外側の骨折線は眼窩下管（→）内側縁レベルにあり，骨折片（⇒）は内側の付着部（▶）を中心として開いたはねあげ戸（open door）様の転位を示している．

症例2　下眼筋 entrapment を伴う吹き抜け骨折

● 30歳，男性．ボールが当たり受傷．

■ 眼窩レベルCT冠状断像

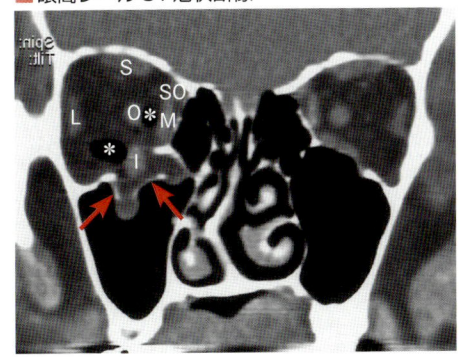

L：外側直筋，M：内側直筋，O：視神経眼窩部，S：上直筋，SO：上斜筋，I：下直筋，＊：眼窩気腫．

　眼窩レベルCT冠状断像において右眼窩下壁の骨折を認める．骨折片とともに眼窩内脂肪，下直筋（I）の一部は上顎洞側に脱出を示す（→）．眼窩気腫（＊）を伴う．

症例3　missing muscle syndrome

● 18歳，男性．殴打され受傷．

■ 眼窩レベルCT冠状断像

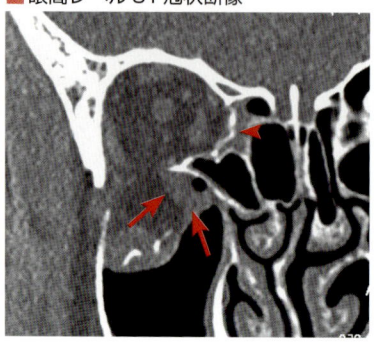

眼窩レベルCT冠状断像で右眼窩下壁の高容積吹き抜け骨折を認める．眼窩内に下直筋は同定されない．上顎洞に脱出した眼窩内容内に下直筋（→）は完全に含まれている．眼窩内側壁骨折も伴う（▶）．

症例4　内側壁型吹き抜け骨折

● 41歳，男性．殴打され受傷．

■ 眼窩レベルCT冠状断像

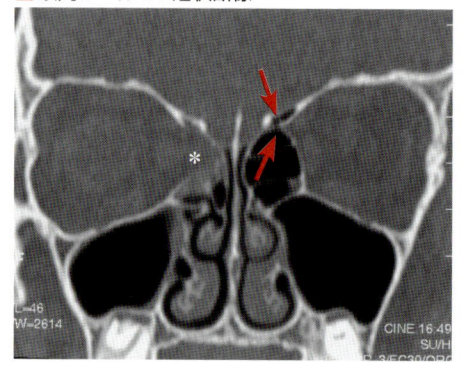

眼窩レベルCT冠状断で右眼窩内側壁の骨折と眼窩内容の内側（篩骨洞）側への脱出（＊）を認める．骨折は前篩骨孔（健側で→で示す）領域を含む．

ここが診断のポイント！

- CT冠状断像での評価が重要．
- 外眼筋脱出の有無を評価する．
- 眼窩下神経管・溝領域の評価．
- 急性期では，上顎洞内の出血性液体貯留が間接的に骨折を示唆する場合が多い．
- 外科的修復の適応として，複視，眼球陥凹が重要．

＜尾尻博也＞

第2章 顔面骨

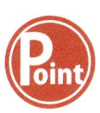

5. 下顎骨骨折

> **Point**
> - 殴打，交通外傷などによる．
> - 複数箇所の骨折を示す場合が多い．1箇所の下顎骨骨折を認めた場合は，その他の部位の下顎骨骨折の有無を慎重に評価する必要がある．

代表的な分類

◆ **Dingman と Natvig らによる分類**[1]

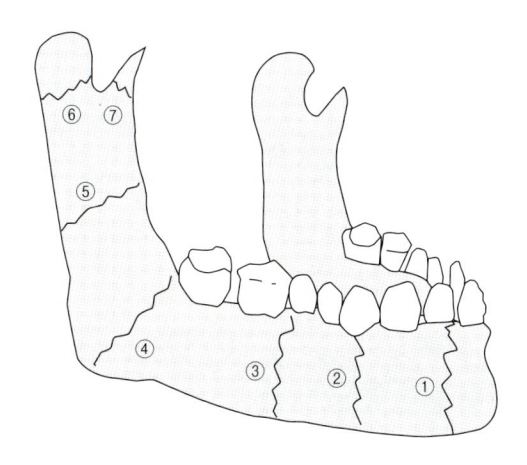

下顎骨骨折に関しては，数多くの分類がなされてきたが，比較的広く用いられているものとして Dingman と Natvig らによる分類があげられる[1]．

カテゴリー A（Category A）
　骨折方向（水平，垂直）および治療の難易．

カテゴリー B（Category B）
　骨折の重症度：単純骨折，閉鎖骨折，口腔・皮膚との連続のある複雑骨折．

カテゴリー C（Category C）
　骨折型：若木骨折，複雑骨折，粉砕骨折，嵌入骨折，陥没骨折．

カテゴリー D（Category D）
　歯の有無：あり，部分的になし，なし．

カテゴリー E（Category E）
　部位：①オトガイ結合部，②犬歯部，③体部，④角，⑤上行枝，⑥関節突起，⑦筋突起．

下顎骨骨折は顔面骨骨折において頻度の高いものの1つである．Dingman と Natvig らによる分類では，骨折部はオトガイ結合部（症例1），犬歯部，体部，角，上行枝（症例2），関節突起（症例3），筋突起に区分される．下顎骨は圧迫に対しては抵抗力をもつが，張力に対しては抵抗力が弱く張力の加わった部位では骨折を生じる．オトガイ結合，オトガイ孔あるいは下顎骨体部への前方からの外力により対側関節突起に張力が生じ，関節突起は関節窩から後下方へ外耳道前壁に向けて外力が伝導する．構造的に脆弱な下顎孔近位の下顎骨体部，埋没歯近位の下顎角が骨折の

好発部位となる[1]．多発骨折や顎関節脱臼も高頻度に認められる．また，咀嚼筋の付着は骨折後の骨片偏位に影響があり，偏位のある場合には"unfavorable fracture"，咀嚼筋により偏位が抑制されている場合には"favorable fracture"とよばれる．両側の傍オトガイ結合部骨折ではオトガイ結合部が自由片となり，これに付着するオトガイ舌筋，オトガイ舌骨筋，顎二腹筋前腹が作用を失い，舌の後方偏位による気道狭窄の危険性がある．

下顎骨骨折の評価には顎関節も含めた下顎骨全体の撮影を要する．関節突起や下顎頸骨折はパノラマ撮影により明瞭に描出されるが，近位骨片の側方向への偏位や回転の評価にはCTが有用である．

咬合不全の回復が骨折修復の目的となる．外科的侵襲性の低いclosed splintingはarch barと顎間固定によるが，4～6週間は流動食のみとなり，経過中の誤飲や長期顎間固定後の顎関節機能障害などにも注意を要する．一方，より侵襲性の高い開放固定（open rigid fixation）ではチタンプレートによる固定が施行されるが，術直後より咀嚼が可能になるという利点がある．

文献
1) "Surgery of facial fractures"（Digman, R. & Natvig, P.），pp.142-144, W. Saunders company, 1969

症例1　下顎骨骨折（オトガイ結合部）

● 20歳，男性．転倒により受傷．

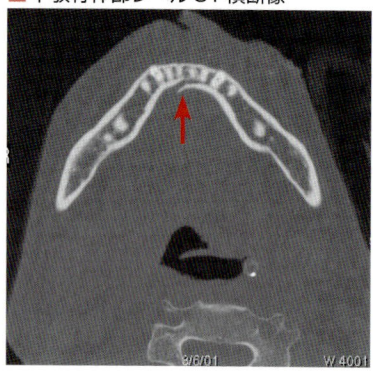

■ 下顎骨体部レベルCT横断像

下顎骨オトガイ結合部での骨折例のCT横断像．舌側皮質の非連続性（→）を認める．

症例2　下顎骨骨折（上行枝）

● 54歳，男性．転倒により受傷．

■ 下顎枝レベルCT横断像

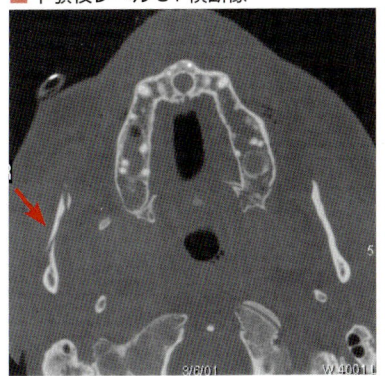

下顎骨右上行枝での骨折（→）例のCT横断像．

症例3　下顎骨骨折（関節突起）

● 36歳，女性．転倒により受傷．

■ 顎関節レベルCT冠状断像

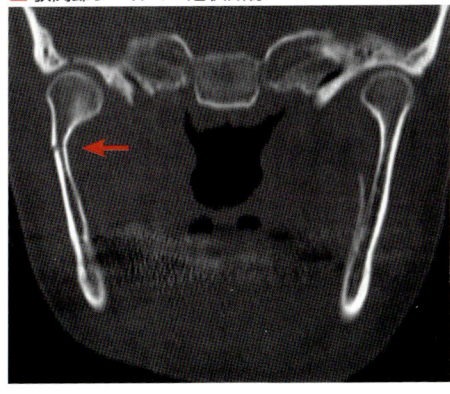

下顎骨右関節突起骨折例のCT冠状断像．右関節突起基部での骨折（→）を認める．

ここが診断のポイント！

- 下顎骨骨折は複数箇所の骨折の頻度が高く，下顎骨全体を慎重に評価する．
- 両側関節突起の骨折は（対称性に描出されることから）見落としやすく注意を要する．

＜尾尻博也＞

第2章 顔面骨
6．側頭骨骨折

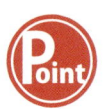

Point
- 側頭骨骨折では，錐体骨の長軸に平行な骨折線を示す"縦骨折"と，錐体骨の長軸と直交する骨折線を示す"横骨折"に分けられるが，実際は両者の混合型が多い．さらに耳小骨連鎖の離断も伝音難聴をきたし，重要である．
- 側頭骨骨折は頭蓋骨折全体の約20％を占める．交通事故，落下，転倒などによる頭部鈍的外傷により生じる．男性，21歳以下は危険因子となる．
- 頭蓋内外傷合併の頻度が高く，評価が必要である．
- 臨床症状としては難聴，嘔気・嘔吐，めまい，理学的所見としてはBattle's sign（後耳介動脈損傷による耳介後部の内出血）がある．顔面神経障害の有無が非常に重要である．鼓膜所見での鼓室内出血はほぼ必発で，髄液漏もときにみられる．

代表的な分類

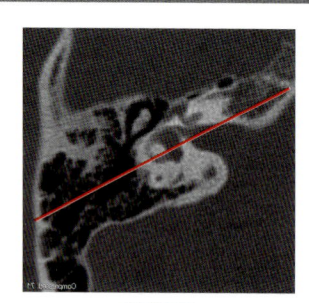

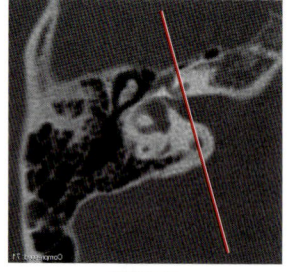

縦骨折　　　　　横骨折

縦骨折（Longitudinal fracture, 症例1, 2）
　頭部側面への鈍的外傷により生じる．骨折線は側頭骨鱗状部，乳突部，外耳道から内側の錐体部に向かい，上鼓室を通過．その後，迷路内・外をたどるが，迷路の外力抵抗性から迷路前方（迷路外）の通過が多い．半数以上で伝音難聴（耳小骨離断は15〜20％程度）がある．25％で顔面神経麻痺を伴うが，通常は神経浮腫が原因の一過性である．

横骨折（Transverse fracture, 症例3, 4）
　後頭部への鈍的外力により（大後頭孔を含んで）生じる場合が多いとされるが，純粋な横骨折はまれで20％程度とされる．通常，骨折線は頸静脈孔から迷路部を通過，錐体骨上縁に至るが，鼓室内側を通過，内耳構造（前庭，半規管）・内耳道を含み，錐体尖部を侵す．50％で顔面神経切断による永続的顔面神経麻痺を生じる[1]．

耳小骨離断（Disruption of the ossicular chain, 症例1, 5）
　側頭骨骨折に伴う伝音難聴では鼓室内液体貯溜と耳小骨離断が考慮されるが，前者は3〜4週程度で吸収されるのに対して，後者は持続性難聴の原因として重要である．通常は縦骨折に伴う．キヌタ骨の偏位によるキヌタ・アブミ関節の解離が最も多い．

　伝音難聴では，30dBを超える難聴が6カ月以上持続する場合に外科的治療（耳小骨再設置，ハイドロキシアパタイト製の人工耳小骨設置，軟骨自家移植など）が考慮される．
　骨折発症直後からの顔面神経麻痺は可及的速やかな顔面神経管開放・除圧術の適応となる．遅発性麻痺の多く（94〜100％）は保存的治療で完全な機能回復が望まれ，開放・除圧術の適応に関しては議論がある．髄液漏に関しては初期には頭部挙上，薬剤治療〔脳髄骨液（cerebrospinal

fluid：CSF）産生減少〕，腰部ドレナージなどの保存的治療がとられるが，7～10日以上持続する場合は髄膜炎の危険性が高まり（20％以上），外科的治療の適応となる．

文　献
1) Raffferty, M. A., et al. : A comparison of temporal bone fracture classification systems. Clin. Otolaryngol., 31：287-291, 2006.

症例1　側頭骨縦骨折

● 32歳，男性．オートバイで転倒により受傷．

■右側頭骨CT横断像

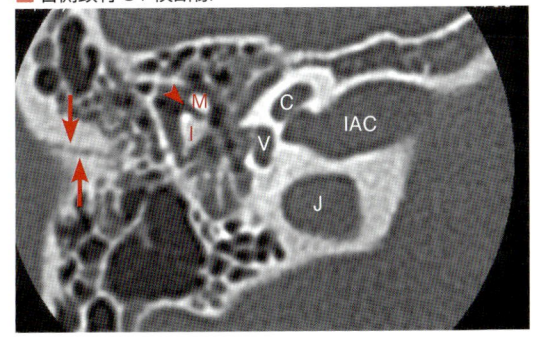

C：蝸牛（基底回転），J：頸静脈球，IAC：内耳道，V：前庭．

　右側頭骨CT横断像において，錐体骨長軸方向に沿った骨折線（→）を認める．ツチ骨頭部（M）とキヌタ骨体部（I）との間に離断（▶）を認め，ツチ・キヌタ関節の外傷性耳小骨離断に一致する．

症例2　側頭骨縦骨折

● 29歳，女性．転倒により受傷．

■右側頭骨CT横断像

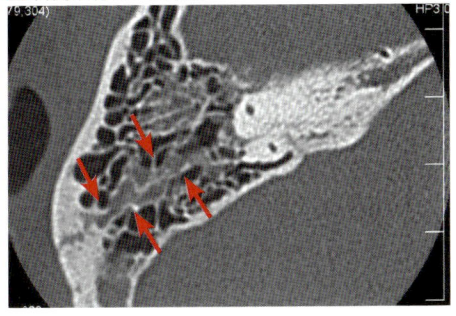

　右側頭骨CT横断像において縦骨折を認め，骨折線に沿った軟部濃度の分布（→）がみられる．

症例3　側頭骨横骨折

● 33歳，男性．転倒により受傷．

■右側頭骨CT横断像

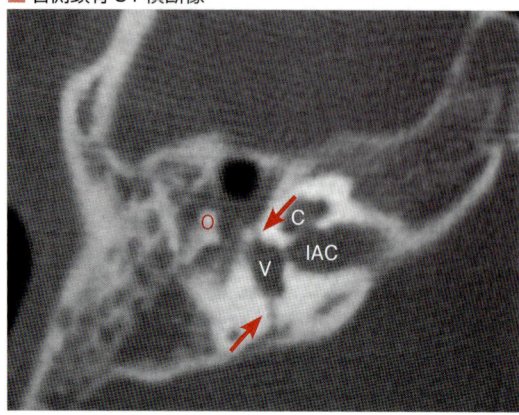

C：蝸牛，IAC：内耳道，O：耳小骨．

　右側頭骨CT横断像において錐体骨長軸に直交する骨折線（→）を認め，骨折線は前庭（V）を横断している．

症例4　側頭骨横骨折

● 72歳，男性．交通外傷．

■右側頭骨CT横断像

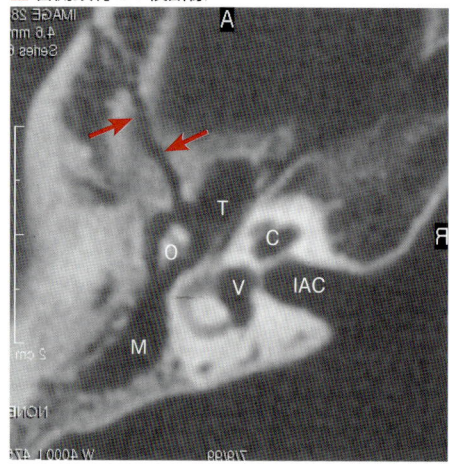

C：蝸牛，IAC：内耳道，O：耳小骨，V：前庭．

　右側頭骨CT横断像において，錐体骨長軸に直交する骨折線（→）を認める．鼓室（T），乳突洞（M）は液体貯溜，粘膜肥厚を示す軟部濃度で占拠される．

症例5　外傷性耳小骨離断

● 47歳，女性．転倒により受傷．

■右側頭骨CT横断像

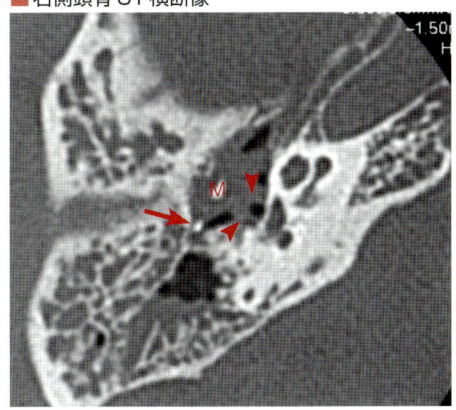

M：ツチ骨柄．

　右側頭骨CT横断像において鼓室内には軟部濃度を認め，液体貯留を示唆する．キヌタ骨長脚（→）は通常よりも後方に偏位，アブミ骨上部構造（▶）との開離を認め，キヌタ・アブミ関節の離断を示す．

ここが診断のポイント！

- 画像評価としては高分解能CT横断・冠状断像が有用．
- 頭蓋内外傷，他臓器損傷などの合併も多く，診断が遅れる場合も少なくない．
- 顔面神経管，耳小骨連鎖，内耳，円蓋（中頭蓋底）などの，個々の項目につき，評価する必要がある．

＜尾尻博也＞

第3章　肩関節・上腕

1．基本撮影と正常解剖

単純X線写真

単純X線写真の基本撮影と正常解剖

- **肩関節正面像（図1）**

  可能な限り前腕を外旋位とする．これにより大結節が骨頭外側に突出して描出される．この撮影では上腕骨頭内側が関節窩に重なる．

- **肩甲上腕関節正面像（図2）**

  対側を25°前方にした斜位撮影．肩甲上腕関節裂隙が接線方向に描出される．

- **肩関節軸位像（図3）**

  上肢外転位で尾側から肩関節に向けて撮影する．関節窩と上腕骨頭との位置関係の評価に有用．しかし，外傷時には疼痛を伴うため，その場合には肩甲骨側面撮影で代用する．烏口突起が前方，肩鎖関節が上腕骨頭に投影する．関節窩と上腕骨頭の位置関係，関節窩の裂離骨折（Bankart骨折：第3章-2を参照），Hill–Sachs病変などの診断に有用な撮影法である．

- **肩甲骨側面像（スカプラY）（図4）**

  肩甲骨はほぼ30°前方に傾斜している．60°患側を前方にした斜位前後方向，あるいは内旋内転位で30～40°患側を前方にした斜位後前方向（図4b）撮影で肩甲骨と直交する側面写真が得られる．肩甲骨がY字に写るので"スカプラY"と呼ばれる．

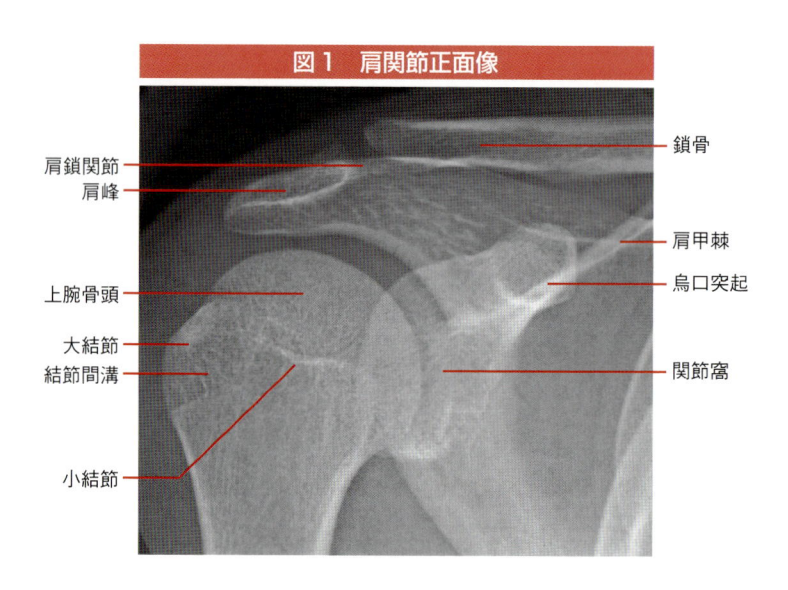

図1　肩関節正面像

（ラベル：肩鎖関節，肩峰，上腕骨頭，大結節，結節間溝，小結節，鎖骨，肩甲棘，烏口突起，関節窩）

図2　肩甲上腕関節正面像

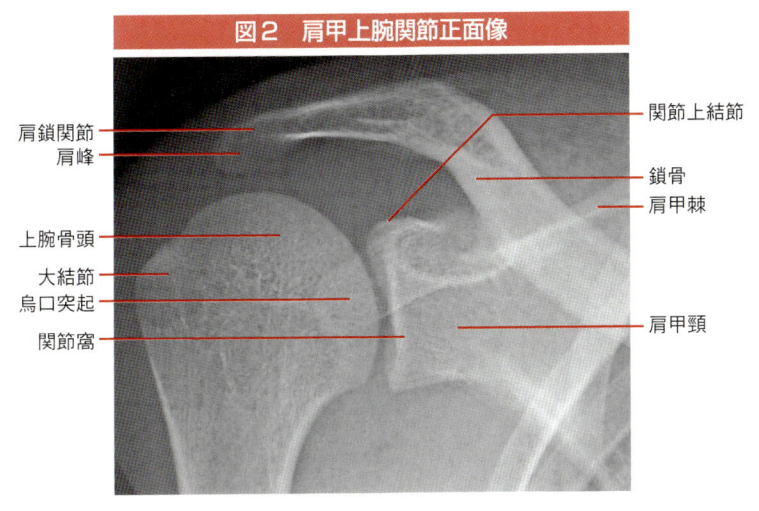

- 肩鎖関節
- 肩峰
- 上腕骨頭
- 大結節
- 烏口突起
- 関節窩
- 関節上結節
- 鎖骨
- 肩甲棘
- 肩甲頸

図3　肩関節軸位像

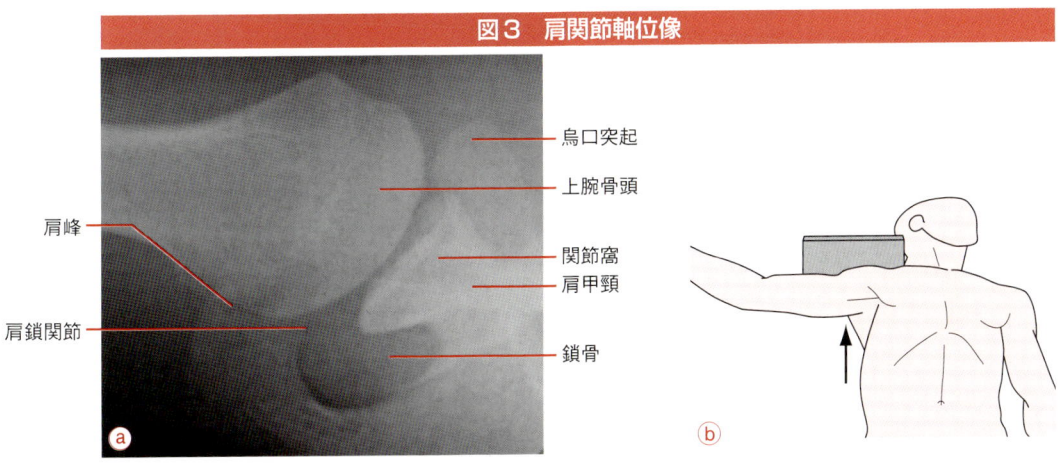

- 肩峰
- 肩鎖関節
- 烏口突起
- 上腕骨頭
- 関節窩
- 肩甲頸
- 鎖骨

ⓐ　ⓑ

図4　肩甲骨側面像（スカプラY）

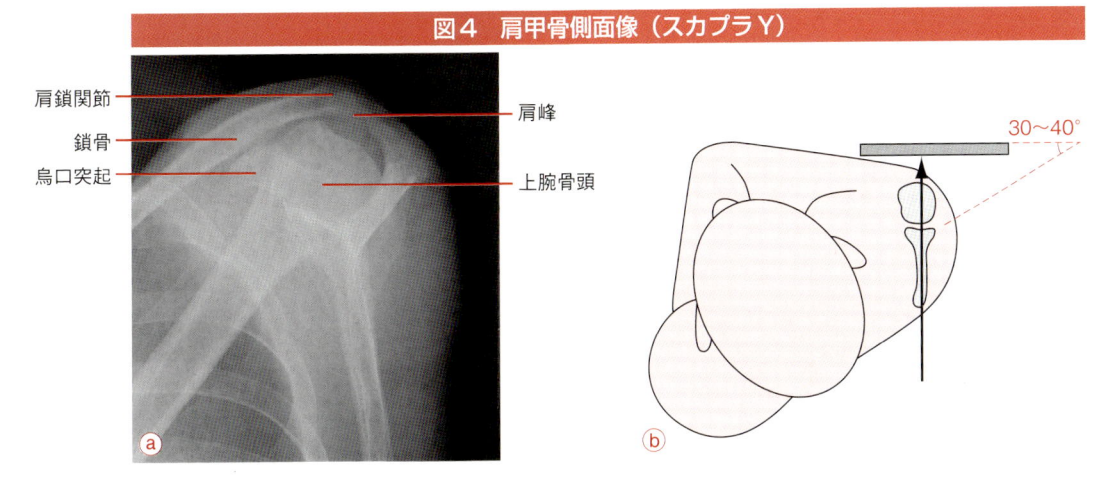

- 肩鎖関節
- 鎖骨
- 烏口突起
- 肩峰
- 上腕骨頭

30〜40°

ⓐ　ⓑ

第3章　肩関節・上腕

1．基本撮影と正常解剖

読影のABCs

Alignment 配列
- ☐ 肩甲骨関節窩と上腕骨頭の関節面は平行
- ☐ 肩鎖関節の下縁が段差のない連続性（図6）
- ☐ 肩峰と骨頭との距離

Bone 骨
- ☐ 骨頭の形態：外旋位で大結節が外側に突出，内旋位で前方を向き骨頭は電球様の形態（これは股関節の大腿骨と逆のパターン），Hill-Sachs病変，大結節の裂離骨折，骨頭・頸部の嵌入骨折
- ☐ 関節窩の形態：裂離骨折（Bankart骨折）

Cartilage 軟骨
- ☐ 肩鎖関節，肩甲上腕関節の変形性関節症による増殖性変化，炎症性滑膜炎や沈着症による骨侵食

Soft tissue 軟部組織
- ☐ 腱板の石灰化
- ☐ 肩関節周囲，胸壁のガス像

読影のポイント

●後方脱臼（図5，第3章-6を参照）

肩関節正面像で上腕骨頭の関節面は関節窩に重なり，外側に大結節が突出する（図5a）．上腕骨の後方脱臼でも上腕骨頭は関節窩に重なるが，上腕骨が内旋位を強制され骨頭が電球のように丸く描出される（図5b）．

●肩鎖関節脱臼（図6）

正常では肩峰下縁と鎖骨下縁の配列が連続性をもつ（図6a）．脱臼では連続性が絶たれる（図6b）．

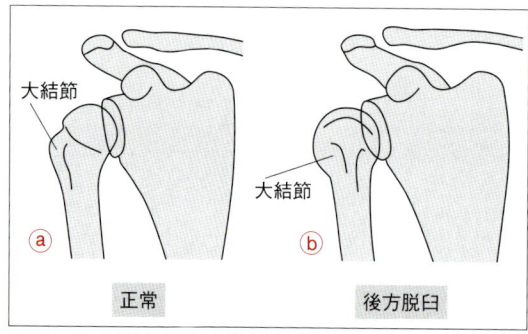

図5　後方脱臼時の上腕骨頭

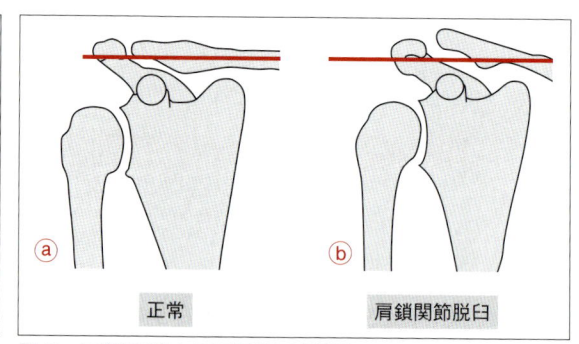

図6　肩鎖下縁と肩骨下縁の配列

MRI

MRIの基本撮像と正常解剖

- ●肩関節斜冠状断像：T1強調像（図7）／プロトン密度強調像，T2強調像
- ●肩関節横断像　　：T2*強調像（図8）
- ●肩関節斜矢状断像：T2強調像（図9）

任意断面での脂肪抑制像を加える．脂肪抑制像を追加することで，骨挫傷，筋腱損傷の描出能が向上する．

図7　肩関節斜冠状断T1強調像

- 肩鎖関節
- 肩峰
- 三角筋
- 僧帽筋
- 鎖骨
- 棘上筋
- 関節窩
- 肩甲下筋腱
- 小円筋
- 大円筋

図8　肩関節横断T2*強調像

- 二頭筋長頭腱
- 三角筋
- 棘下筋腱
- 後方関節唇
- 肩甲下筋腱
- 烏口突起
- 前方関節唇
- 関節窩

図9　肩関節斜矢状断T2強調像

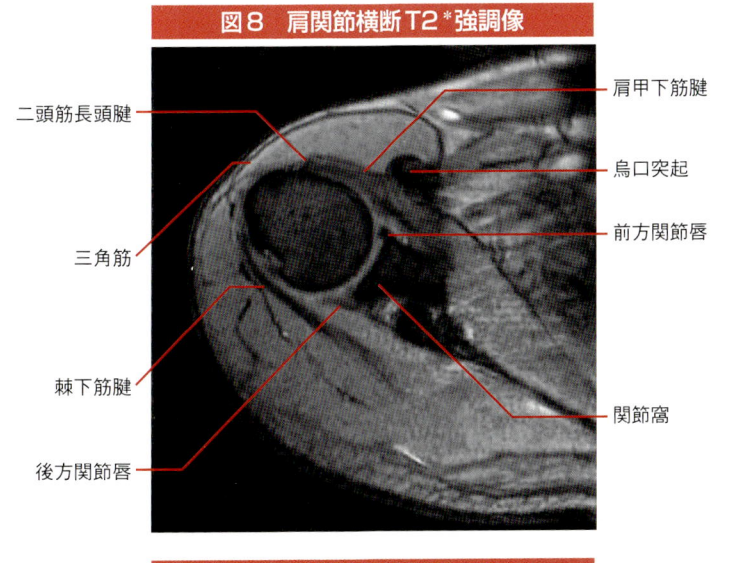

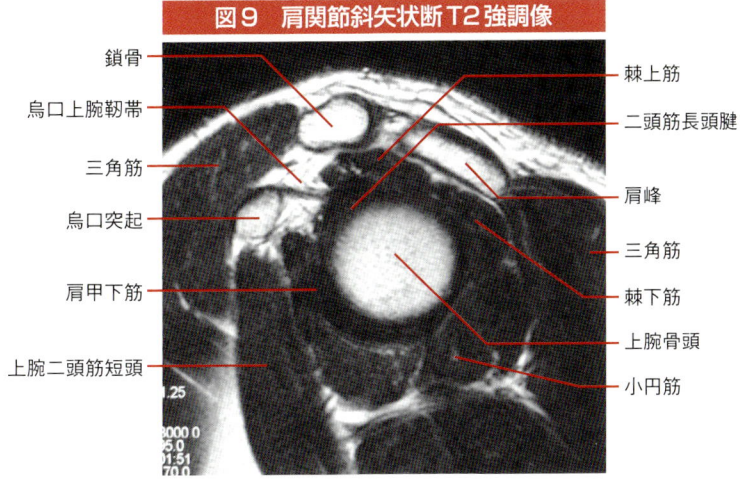

- 鎖骨
- 烏口上腕靱帯
- 三角筋
- 烏口突起
- 肩甲下筋
- 上腕二頭筋短頭
- 棘上筋
- 二頭筋長頭腱
- 肩峰
- 三角筋
- 棘下筋
- 上腕骨頭
- 小円筋

＜福田国彦＞

2. 肩甲骨関節窩骨折

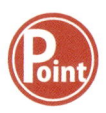

> **Point**
> ● 受傷機転：肩側方からの直達外力，あるいは上腕骨の頭側長軸方向への介達外力．Ideberg 分類 Type I では肩関節の前方脱臼に伴うことが多い．

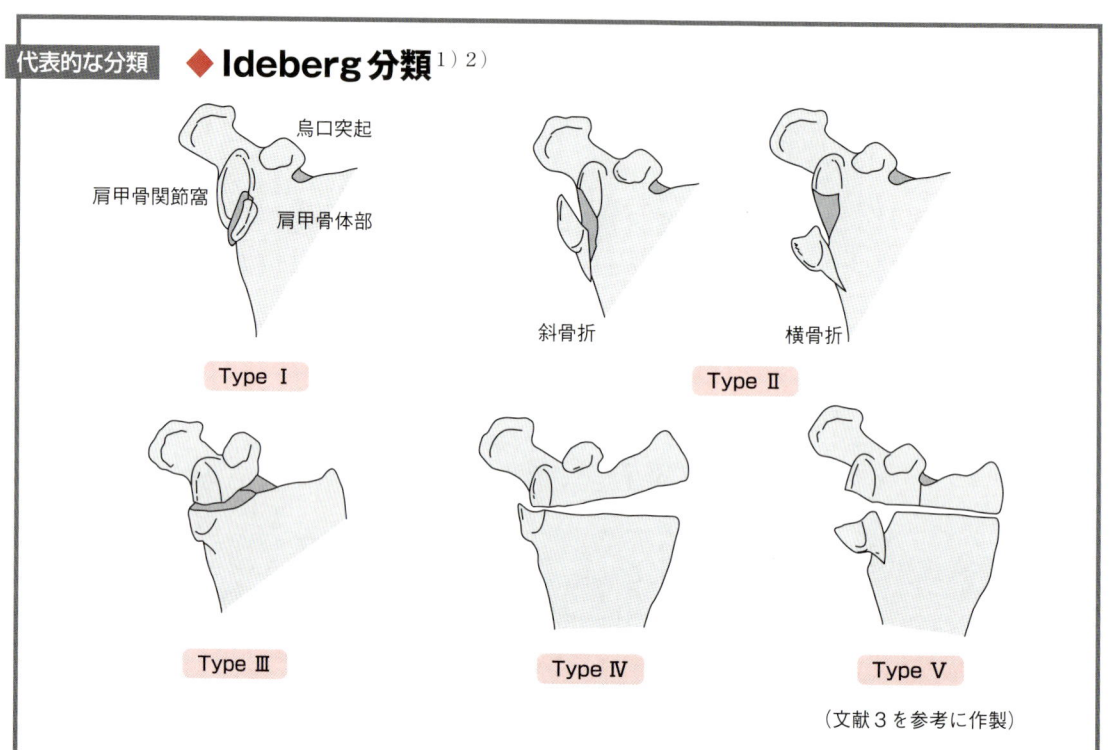

代表的な分類 ◆ **Ideberg 分類**[1)2)]

Type I（肩甲骨関節窩，烏口突起，肩甲骨体部）
Type II（斜骨折，横骨折）
Type III
Type IV
Type V

（文献3を参考に作製）

Type I：前下方関節窩の裂離骨折．
Type II：下方半分が自由骨片となった横断骨折．
Type III：烏口突起を含む上方1/3部での骨折．
Type IV：関節窩〜肩甲骨体部の貫通骨折．
Type V：Type II と IV の混合型骨折．

文献

1) Ideberg, R.：Unusual glenoid fractures；a report on 92 cases. Acta. Orthop. Scand., 58：191-192, 1987
2) Ideberg, R.：Fractures of the scapula involving the glenoid fossa. "Surgery of the shoulder"（Bateman, J. E. & Welsh, R. P.），BC Decker, pp.63-66, 1984
3) "The Shoulder. 2nd ed"（Rockwood, C. A. & Matsen, F. A.）W.B. Saunders, 1998

| 症例 | **Ideberg 分類 Type I** |

● 44歳，男性．自転車走行中，転倒して受傷した．

A：肩甲骨単純X線正面像

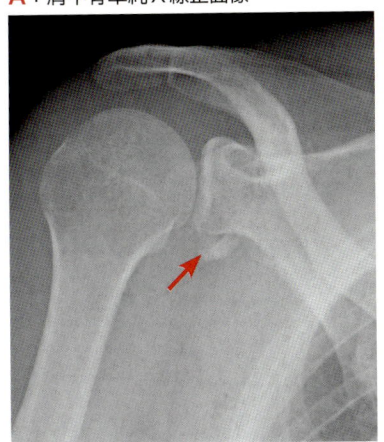

B：肩甲骨単純X線側面像

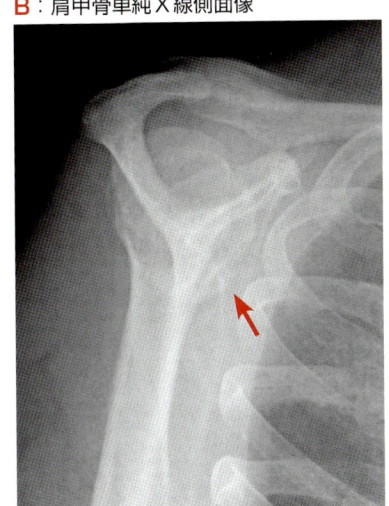

C：肩甲骨3D-CT

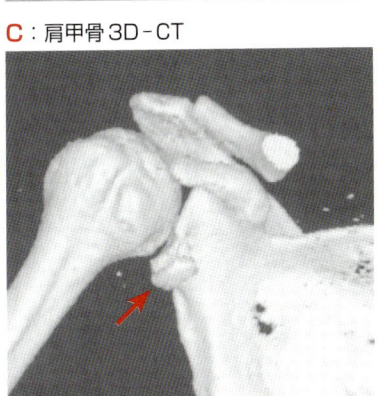

写真A，B：肩甲骨関節窩前下方に骨折を認める（→）．
写真C：骨片の大きさや転位の程度は3D-CTで明瞭となる．Trauma Series（図2参照）にて撮影．

ここが診断のポイント！

- 肩甲上腕関節の安定性が治療上，問題となる．Type I，II，Vでは，骨折形態から骨頭の不安定が生じる可能性がある．転位の大きいものでは手術療法を考慮する必要があるが，Type I では，10 mm 以上の転位，あるいは関節窩の 1/4 以上を占める場合にその適応があるとされている．ただし，反復性肩関節脱臼においては，前下方の関節唇，前下関節上腕靭帯損傷（いわゆる Bankart lesion）に加え関節窩縁の骨折もしばしばみられるが，Type I とは病態が異なり，必ずしも急性期の観血的整復固定術の適応とはならない．関節窩骨折の診断には，通常の肩甲骨2方向のみ（図2参照）では，骨折の部位や大きさを三次元的に把握するには不十分なことが多く，肩甲骨前下方を描出するWest Point view（図3参照）の追加と，さらに正確な評価には3Dを含めたCT検査が不可欠である．

〈鑑別診断，見逃しやすい合併損傷〉
- 肩甲骨頸部骨折：肩甲骨周囲に強い直達外力が加わると，鎖骨骨折，肋骨骨折，肩甲骨体部や頸部骨折などが合併することがある．肩甲骨頸部骨折と鎖骨骨折が合併する場合には，上肢帯の不安定性（floating shoulder）に注意する必要がある（図1）．

〈X線撮影方法〉
- Trauma Series：肩甲骨正面像（図2a）＋軸射像（図2b）または肩甲骨側面（スカプラY）像（図2c）．
- West Point view（図3）．

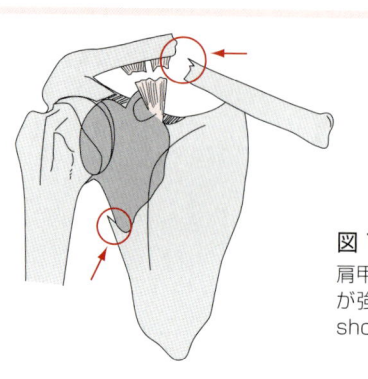

図1 肩甲骨頸部骨折と鎖骨骨折の合併シェーマ
肩甲骨頸部骨折と烏口鎖骨靱帯より中枢部での鎖骨骨折が合併し転位が強い場合には，上肢帯の不安定性を生じ，いわゆるfloating shoulderとなる（文献1を参考に作製）．

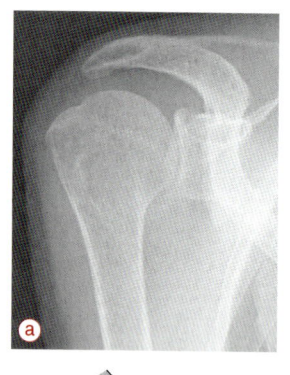

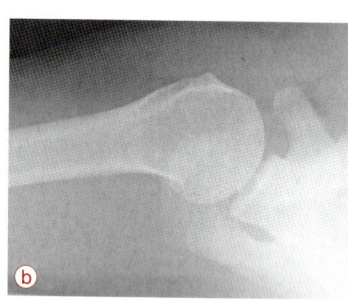

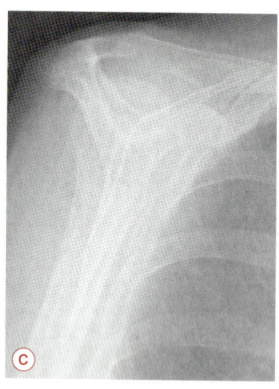

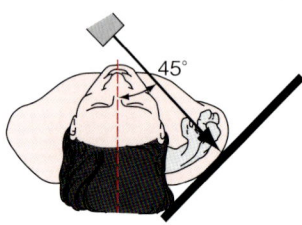

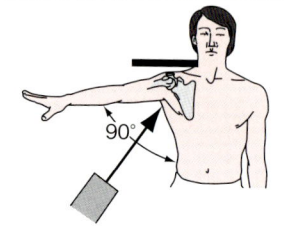

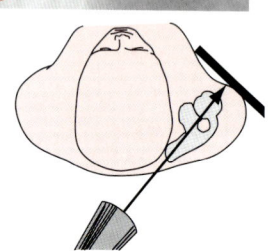

図2 Trauma Series
a）肩甲骨正面像，b）軸射像，c）肩甲骨側面像（スカプラY）
肩甲骨に対する2方向撮影を行う．正面像では関節裂隙が平行に描出され，側面像では関節窩と骨頭が重なる．痛みのために軸射像が撮影できないときには側面像を撮影する（文献1を参考に作製）．

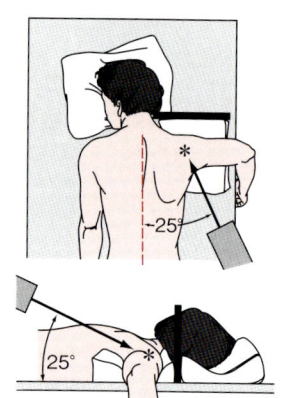

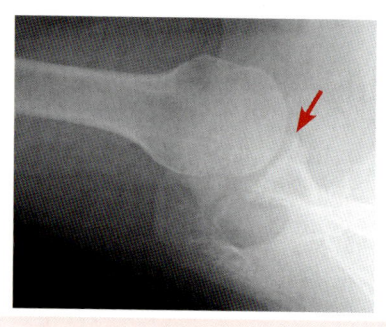

図3 West Point view
肩甲骨関節窩の前下方部が描出されるため，TypeⅠや反復性肩関節脱臼における骨欠損の診断に有用である（文献1を参考に作製）．

文 献
1）"The Shoulder. 2nd. ed"（Rockwood, C. A. & Matsen, F. A.）W. B. Saunders, 1998

〈舟﨑裕記〉

3．肩鎖関節脱臼

> **Point**
> - 受傷機転：肩への直達外力（転倒）が多い．
> - 臨床所見：鎖骨の遠位が上方に突出するように見えるが，実際は鎖骨の位置は変化せずに肩甲帯が下がる．

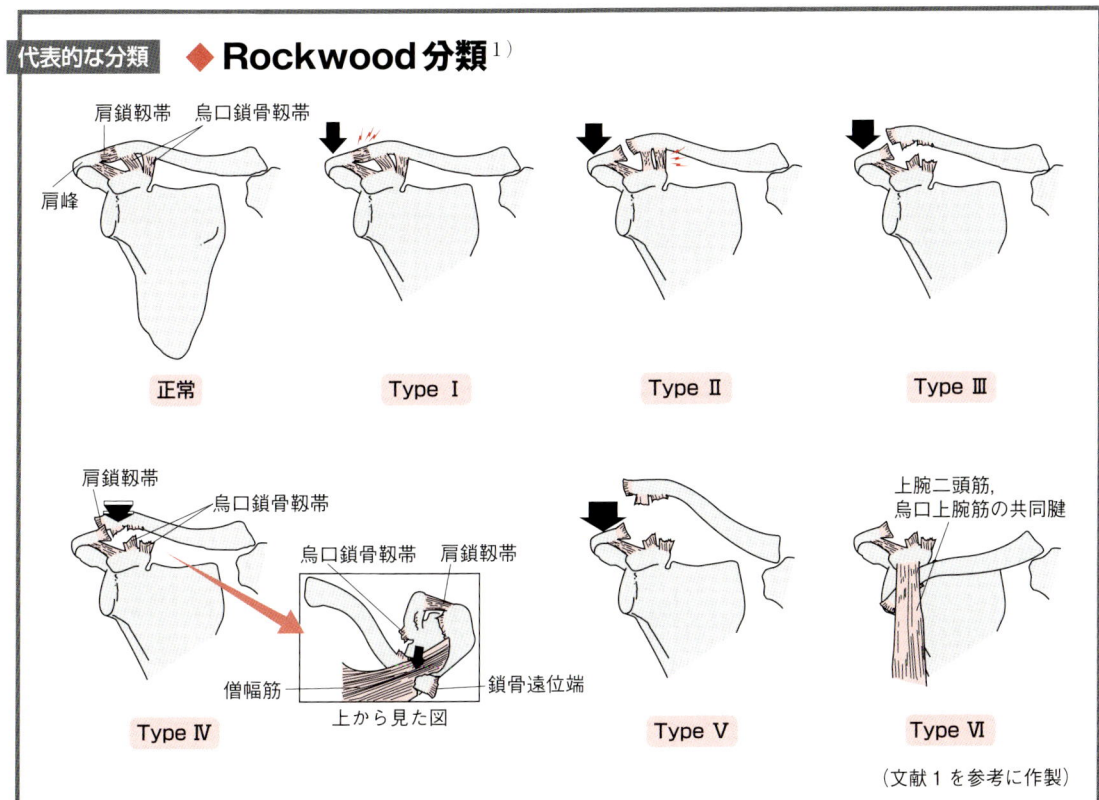

代表的な分類 ◆ **Rockwood 分類**[1]

（文献1を参考に作製）

Type Ⅰ：肩鎖関節の捻挫．
Type Ⅱ：亜脱臼．肩鎖靱帯断裂，烏口鎖骨靱帯の不全断裂．
Type Ⅲ：完全脱臼．肩鎖靱帯，烏口鎖骨靱帯ともに断裂．（烏口突起−鎖骨間距離が健側より25〜100％開大している）
Type Ⅳ：肩鎖靱帯，烏口鎖骨靱帯ともに断裂する完全脱臼で，鎖骨遠位端が後方の僧帽筋内に転位するもの．
Type Ⅴ：TypeⅢより大きな外力が加わり，三角筋や僧帽筋の付着部まで剥離し，転位が大きくなったもの（烏口突起−鎖骨間距離が健側より100〜300％開大している）．
Type Ⅵ：肩鎖靱帯，烏口鎖骨靱帯がともに断裂する完全脱臼で，鎖骨遠位端が下方の烏口突起下に転位するもの．

文献
1）Rockwood, C. A. & Matsen, F. A.："The Shoulder. 2nd ed." WB. Saunders, 1998

症例1　Rockwood分類 Type Ⅱ

● 31歳，男性．転倒し受傷した．

■ 鎖骨単純X線正面像

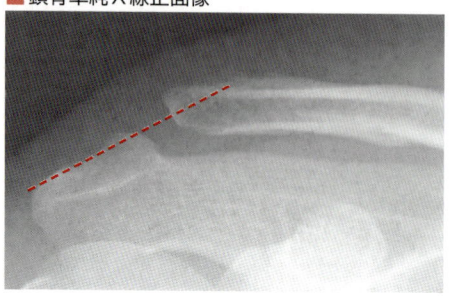

立位正面像で，肩鎖関節の亜脱臼を認める．鎖骨下縁は肩甲骨肩峰上縁を越えておらず，烏口鎖骨靱帯が完全には断裂していないと考えられる．

症例2　Rockwood分類 Type Ⅲ

● 41歳，男性．転倒し受傷した．

■ 鎖骨単純X線正面像

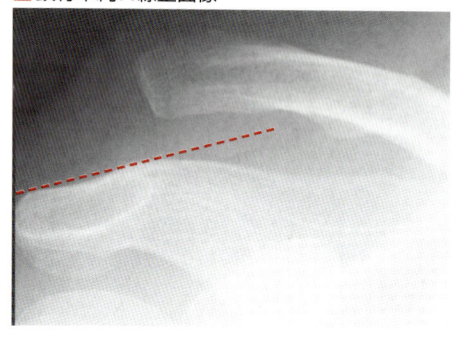

鎖骨下縁が肩甲骨肩峰上縁を越えた転位を認める．烏口鎖骨靱帯は完全に断裂していると考えられる．

ここが診断のポイント！

- 肩鎖関節の形状や関節面の傾きにはバリエーションがみられるため，Type ⅡかⅢかの診断に迷う場合には両側のX線撮影を行い，左右を比較するとともに，両側の手に重錘を持たせたストレス撮影を行うとType Ⅲでは脱臼が明瞭となるため診断が容易となる．臨床所見上，肩への直達外力によって生じ，鎖骨遠位が皮膚を突き上げる鎖骨遠位端骨折（第3章-4を参照）との鑑別を要する．

〈見逃しやすい合併損傷〉
- 肩鎖関節脱臼（Type Ⅲ）に烏口突起骨折を伴うことがある（図1）．鎖骨遠位端が上方転位しているにもかかわらず，烏口突起−鎖骨間距離の開大を認めない場合には烏口突起骨折が疑われる．通常の肩鎖関節脱臼に対するX線撮影法では烏口突起骨折を見逃しやすいため，Striker viewが必要になる（図2）．

〈X線撮影方法〉
- 立位単純X線正面像，10°頭側斜位像（Zanca view），必要に応じてストレス撮影．

〈治療のポイント〉
- Type Ⅰ，Ⅱでは保存療法を行う．また，Type Ⅳ，Ⅴ，Ⅵでは手術療法を行うとする報告が多い．Type Ⅲでは，保存療法による良好な成績が報告されるようになってきており[2]，保存か手術かいまだ一定の見解がない．手術は多種にわたるが，近年では吸収性の人工靱帯補強剤を用いた手術法[3]や関節鏡を用いた手術法などが報告されている．

〈参考〉
● 胸鎖関節脱臼：本脱臼はまれであるが，脱臼方向は前方が多く，鎖骨近位部の皮膚が前方に突出する．単純X線像では脱臼が明瞭に描出されにくく，確定診断にはCTが有用である．

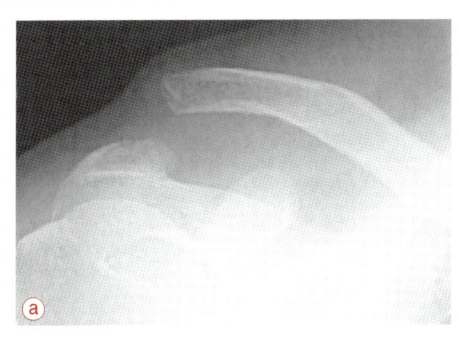

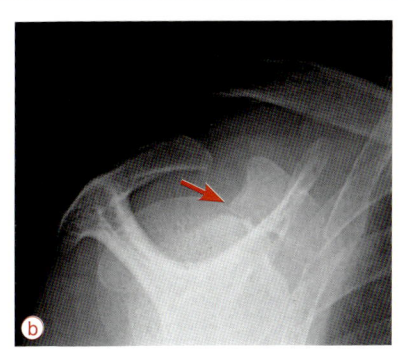

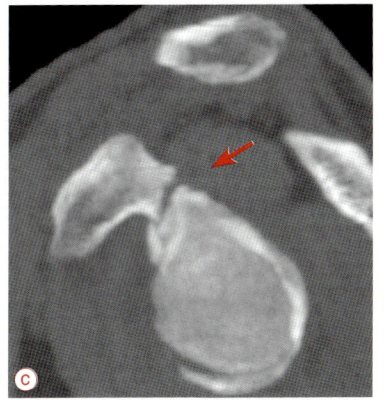

図1　肩鎖関節脱臼＋烏口突起骨折
a）肩鎖関節の完全脱臼に加え，b）スカプラY像で烏口突起基部の骨折（→）を認める．
c）3D-CTで，骨折が明らかである．

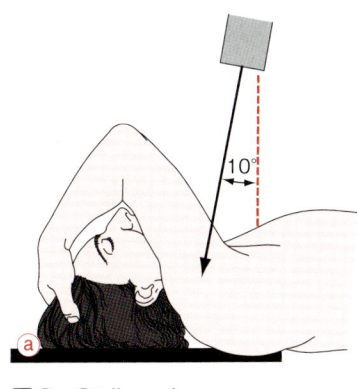

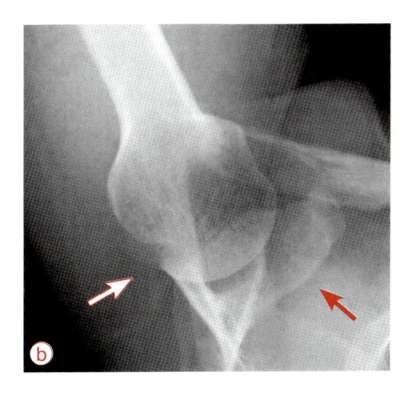

図2　Striker view
a）撮影方法と b）X線像．
烏口突起の描出に有用である（→）．また，上腕骨頭の後外側部が描出されるため（⇨），反復性肩関節脱臼における骨欠損（Hill-Sachs lesion）の診断に有用である（文献1を参考に作製）．

文　献
1）Rockwood, C. A. & Matsen, F. A.："The Shoulder, 2nd ed." WB. Saunders, 1988
2）Bathis, H., et al.：Conservative or surgical therapy of acromioclavicular joint injury；what is reliable？；a systemic analysis of the literature using "evidence-based medicine" criteria. Chirurgie, 71：1082-1089, 2000
3）舟﨑 裕記 ほか：肩鎖関節脱臼に対するポリ乳酸製靱帯補強材を用いた手術法．整形外科，58：1525-1528, 2007

＜舟﨑裕記＞

4. 鎖骨遠位端骨折

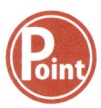

Point
- 受傷機転：肩への直達外力によって生じることが多い．
- 臨床所見：鎖骨の遠位が上方に突出するように見えるが，実際には肩鎖関節脱臼と同様に，骨折部より末梢の鎖骨，肩甲帯が下方に転位する．

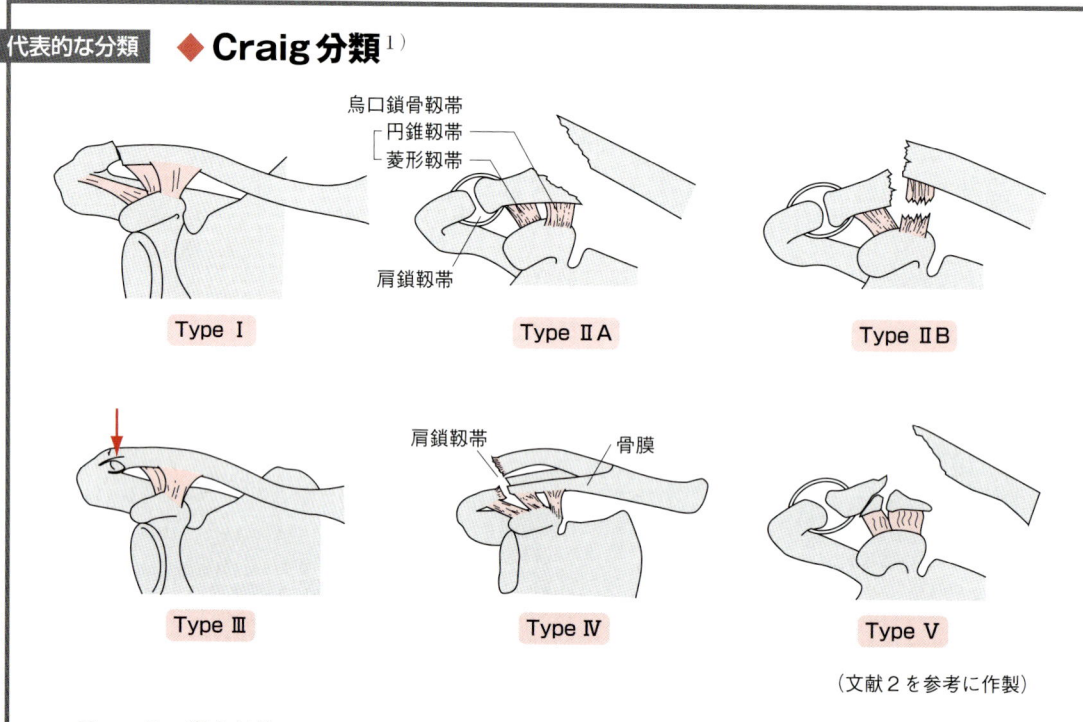

代表的な分類 ◆ **Craig 分類**[1]

（文献2を参考に作製）

Type Ⅰ：微小転位．
Type Ⅱ：烏口鎖骨靱帯付着部あるいはその内側での骨折で，中枢骨片が上方に転位したもの．
　　　　ⅡA；円錐，菱形靱帯がともに保たれたもの．
　　　　ⅡB；円錐靱帯が断裂し，菱形靱帯は保たれているもの．
Type Ⅲ：肩鎖関節面を含む骨折．
Type Ⅳ：小児に生じる"偽肩鎖関節脱臼"．
Type Ⅴ：肩鎖靱帯，烏口鎖骨靱帯は保たれているが，粉砕骨折にて中枢骨片が上方転位したもの．

文 献
1) Craig, E. V.: Fractures of the clavicle. (Rockwood, C. A. Jr., & Matsen, F. A. eds.) "The Shoulder. 3 rd ed." WB. Saunders, 367-412, 1990
2) "Fractures (3 vols)" 2nd ed. (Rockwood, C. A. & Green, D. P. eds.) JB Lippincott, 1984

症例1　Craig 分類 Type ⅡB

● 35歳，男性．野球の試合中，転倒し，受傷した．

■ 鎖骨単純X線正面像

烏口鎖骨靱帯付着部での縦骨折で，中枢骨片が上方に転位している．菱形靱帯は保たれているが，円錐靱帯が断裂しているもので，Type ⅡBである．

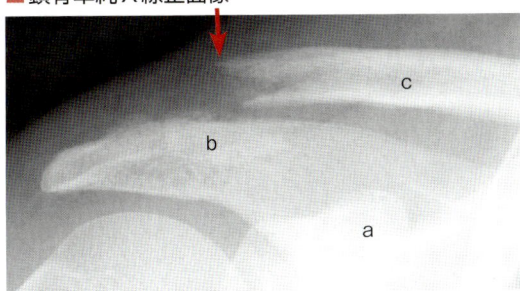

a：烏口突起，b：末梢骨片，c：中枢骨片

症例2　Craig 分類 Type Ⅴ

● 47歳，男性．高所から転落し受傷した．

■ 鎖骨単純X線正面像

第3骨片を有する粉砕骨折で，烏口突起・第3骨片間の距離や肩鎖関節は保たれているが，中枢骨片との大きな転位を認めるものでType Ⅴである．

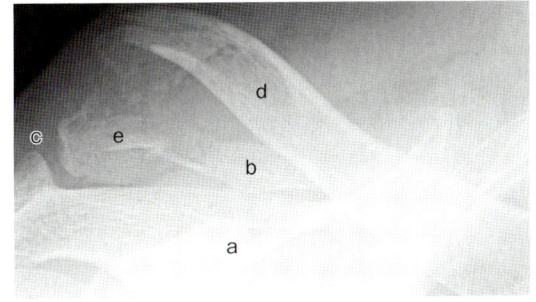

a：烏口突起，b：第3骨片，c：肩鎖関節，
d：中枢骨片，e：末梢骨片

ここが診断のポイント！

● 鎖骨遠位端骨折は，手術適応が問題となる．すなわち，骨折が安定型か不安定型かを見極めることが重要で，不安定型で転位の大きい場合には，保存療法では整復位の保持と骨癒合の獲得が困難であるためである．その安定性には肩鎖靱帯のみならず烏口鎖骨靱帯の断裂の有無が大きく関与している．したがって，Craigの分類では，Type Ⅱ，Ⅴが不安定型とされている．しかし，転位の大きさによって靱帯の断裂の有無を判断することは必ずしも容易ではなく，すべての症例をCraig分類にあてはめることは困難なことがある．特にType Ⅱと思われる骨折型であっても転位が著しくない場合には，ストレスビューを撮影することで，安定型か不安定型かを判断したり，バンド固定を行った後の転位の大きさをもって安定型か不安定型かを判断するという考えもある[1]．

鑑別診断として，受傷機転，臨床所見ともに類似した肩鎖関節脱臼がある．

〈X線撮影方法〉
● 立位単純X線正面像，10°頭側斜位像（Zanca view），必要に応じてストレス撮影．

文　献
1）舟﨑裕記 ほか：鎖骨遠位端骨折に対する治療成績―転位率からみた分類と保存，手術療法の適応について―．整形外科，56：1281-1286, 2005

＜舟﨑裕記＞

5. 上腕骨近位端骨折

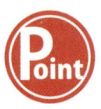

第3章 肩関節・上腕

Point
- 受傷機転：高齢者において，転倒の際に過外転を強制されたり側方からの直達外力が多い．
- 骨粗鬆症を伴う高齢者に多い骨折で，近年，大腿骨頸部骨折とともに増加傾向にある．

代表的な分類

◆ Neer 分類[1)～3)]

転位のある骨折

骨片の数／骨折部位	2-part	3-part	4-part	関節面
解剖頸				
外科頸	a, b, c			
大結節				
小結節				
脱臼骨折 Anterior				
脱臼骨折 Posterior				
Head-Splitting骨折				

（文献3を参考に作製）

現在，最も一般的に使用されている分類法である．**骨片の１cm以上の解離，あるいは45°以上の回旋をもって転位と定義し**，その転位した骨片の数（２-part，３-part，４-part）と骨折部位（解剖頸，外科頸，大結節，小結節）によって分類し，さらに脱臼骨折も加えている．骨折線がいくつかみられても転位がない場合には，minimal displacementと表現される．

文　献
1) Neer, C. S. II.：Displaced proximal humeral fractures (part one). J. Bone Joint Surg., 46-A：1607-1610, 1964
2) Neer, C. S. II.：Displaced proximal humeral fractures (part two). J. Bone Joint Surg., 52-A：1090-1103, 1970
3) "The Shoulder. 2nd ed." (Rockwood, C. A. & Matsen, F. A.), WB. Saunders, 1998

症例1　Neer分類 2-part骨折

AO分類：11-A2（上腕骨近位部-関節外単極骨折骨幹端嵌入）

●13歳，男子．転倒し受傷した．

A：肩甲骨単純X線正面像

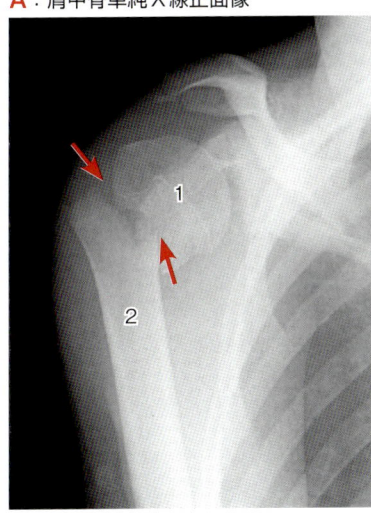

B：単純X線スカプラY像

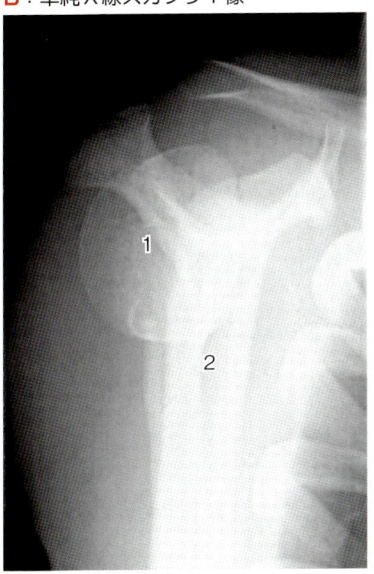

1：中枢骨片，2：末梢骨片

写真A，B：若年者に生じた２-part骨折．外科頸における骨折部（→）が認められる．骨端線も残存しているが，外科頸での骨折と内反，後捻※転位をきたしている．

※後捻：後方回旋のこと

症例2　Neer分類 3-part骨折

AO分類：11-B2（上腕骨近位部-関節外多極骨折骨幹端嵌入なし）

● 52歳, 女性. ハンググライダーから落下して受傷した.

A：肩関節単純X線正面像 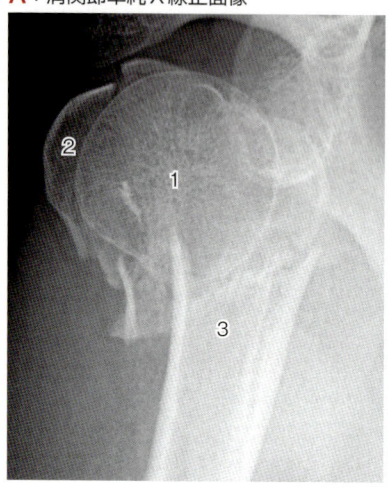
B：単純X線スカプラY像

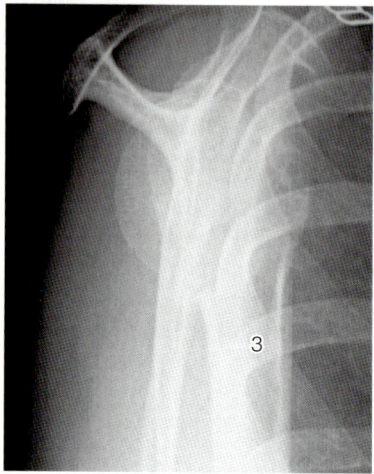

1：中枢骨片.
2：大結節.
3：上腕骨中枢

写真A, B：外科頸と大結節に骨折を認める. 骨片に転位を生じた3-part骨折である.

注）転位については前頁参照のこと

症例3　Neer分類 4-part骨折

AO分類：11-C2（上腕骨近位部-関節面の骨折・顕著な転位と嵌入）

● 64歳, 男性. 転倒し受傷した.

A：肩甲骨単純X線正面像 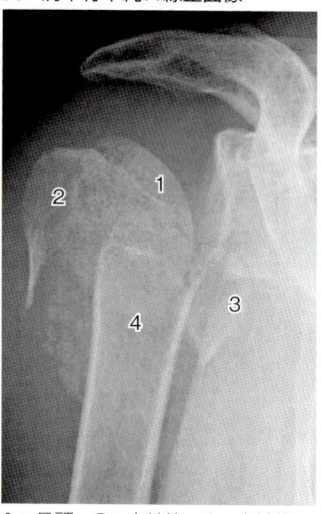
B：単純X線スカプラY像 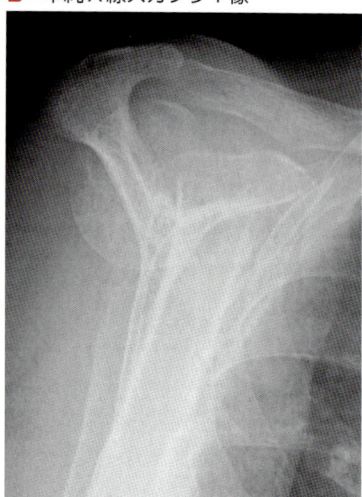
C：3D-CT

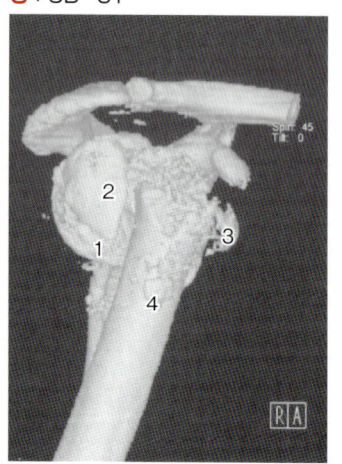

1：骨頭, 2：大結節, 3：小結節, 4：上腕骨中枢

写真A, B：解剖頸, 大結節および小結節に骨折を認める. 骨片に転位を生じた4-part骨折である.

写真C：3D-CTで, 骨折部位や転位などの形態が明瞭である.

ここが診断のポイント！

- 単に骨折を認めるというだけではなく，定義された転位をもって骨片の数に入れていくことが，Neerの分類を適応する際のポイントとなる．しかし，正確に骨折の部位と転位した骨片の数を診断するには，単純X線像のみでは困難であることが多く，CTによる詳細な検討が必要である．3-part骨折以下の骨折治療では骨癒合を目的とすることが多いのに対し，4-part骨折は，骨頭への血流障害により骨癒合を得ることが困難であるため，人工骨頭置換術が選択されることが多い[1]．したがって，3-partと4-part骨折では治療方針が大きく異なってくるため，その診断には慎重を要する．
- 微小転位（minimal displacement）であっても受傷直後あるいは数日間，単純X線像で骨頭が下方に亜脱臼している所見をしばしば経験するが，これは，脱臼や腋窩神経麻痺というより，むしろ三角筋の弛緩によるものであることが多く，スリング固定していると次第に回復する．しかし，脱臼骨折などでは，実際に腕神経叢麻痺や血管損傷を伴うこともあるため注意が必要である．
- 見逃しやすい骨折型として，頻度的にはまれではあるが，後方脱臼骨折がある．肩関節正面像では診断が容易でなく，軸射像，スカプラY像，さらにCTが必要となる．

〈X線撮影法〉
- Trauma Series（肩甲骨2方向＋軸射像）．

文　献
1) 舟﨑裕記 ほか：上腕骨近位端骨折に対する手術成績．整形外科，9：1247-1251, 2003

<舟﨑裕記>

第3章 肩関節・上腕

6．肩関節脱臼

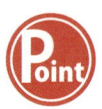

> **Point**
> - 受傷機転：前方脱臼は，上肢が外転・外旋・伸展位を強いられたときに生じやすい．
> - 肩関節は四肢関節のなかで最も脱臼の頻度が高い（45％）．なかでも前方脱臼が大半を占める（85％）．

代表的な分類 ◆ **前方脱臼，後方脱臼，下方（直立）脱臼**

前方脱臼：

前方脱臼は，上肢が外転・外旋・伸展位を強いられたときに生じやすく，烏口下に脱臼する．若年期に初回脱臼を生じると反復性に移行しやすく（10代では1/3以上ともいわれる），関節窩側前下方部での関節唇や関節包の剥離（Bankart lesion）ならびに上腕骨後外側の骨欠損（Hill-Sachs lesion）が特徴的である（症例参照）．また，高齢者において，軽微な外力で初回の前方脱臼を生じ，その後も頻回に脱臼することをしばしば経験するが，これは腱板の断裂が合併し，後方の支持性が破綻したことによることが多い（図1）．

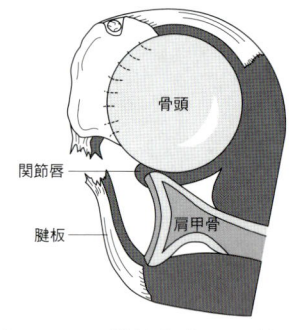

図1　肩関節前方脱臼と腱板断裂合併のシェーマ
（文献1を参考に作製）

後方脱臼：

肩関節脱臼の2％といわれ，肩峰下に脱臼することが最も多い．内転・内旋位の強制によって発生することが多く，電気ショック，てんかん発作に伴うことが多いとされている．臨床症状では，しばしば肩がロックされたように動かせなくなることがある．しかし，それ以外では見逃されやすく，しばしば陳旧例としてはじめて発見されることもある．

下方（直立）脱臼：

まれな脱臼で，過外転力が加わり，肩峰が「てこ」の支点となって骨頭が下方に脱臼すると考えられている（図2）．肩は外転位にロックされ，特徴的な肢位（図2a）を呈する．神経，血管束損傷，特に腕神経叢，腋窩動脈損傷の合併率が高い．

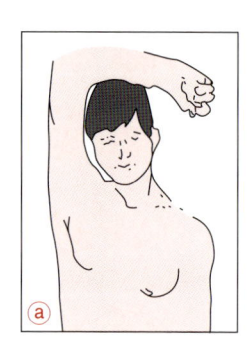

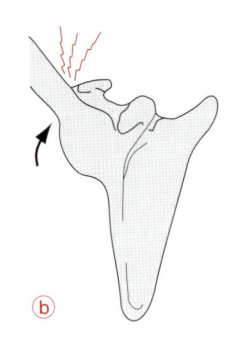

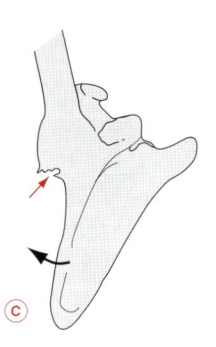

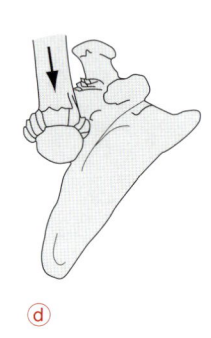

図2　下方（直立）脱臼のシェーマ
a）下方脱臼に特徴的な肢位．b）上肢が過外転されると肩峰が「てこ」の支点となる．c）下方の関節包が断裂し，d）さらに骨頭が下方へと脱臼する．腱板と全周にわたる関節包とが断裂．（文献1を参考に作製）

文献

1) "The Shoulder. 2nd ed." (Rockwood, C. A. & Matsen, F. A.), WB. Saunders, 1998

| 症例 | 前方脱臼 |

●29歳，男性．スキーで転倒し，外転・外旋・伸展位を強制され受傷した．

A：肩甲骨単純X線正面像

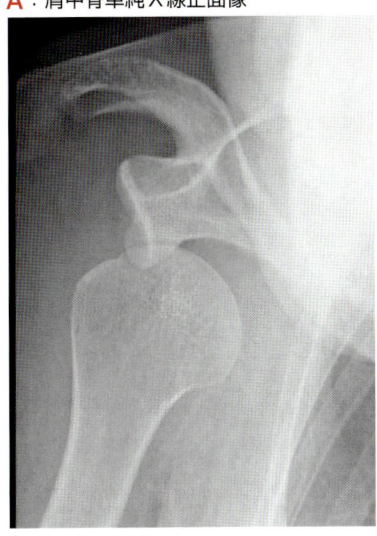

B：単純X線スカプラY像

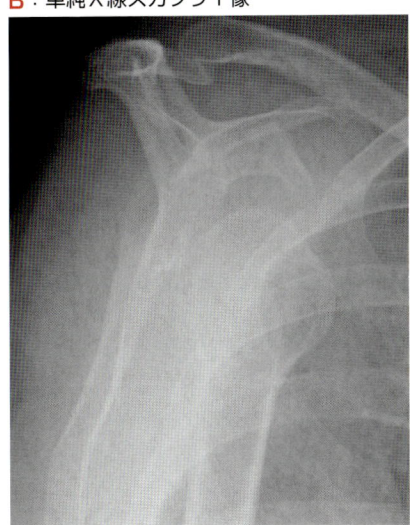

C：関節造影後MRI軸位像

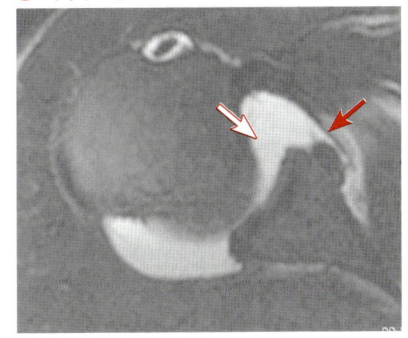

D：単純X線Striker view

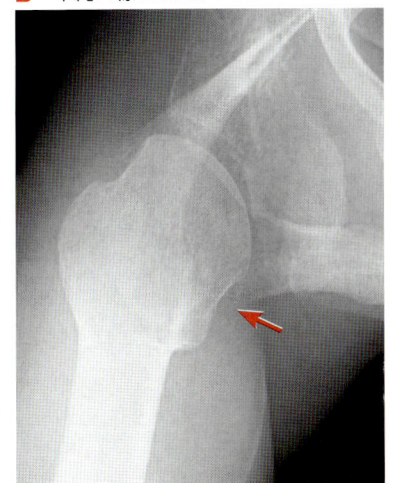

E：MRI軸位像

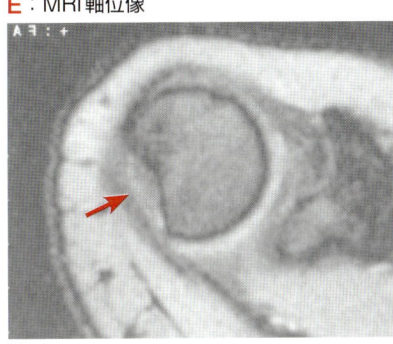

写真A，B：骨頭が前下方，烏口下に脱臼している．
写真C：関節唇，靱帯複合体（→）が関節窩縁（⇨）から剥離し，転位している（Bankart病変）．
写真D，E：上腕骨後外側の骨欠損（Hill-Sachs lesion）を認める（→）

ここが診断のポイント！

〈X線撮影法〉
- Trauma Series：肩甲骨正面像，側面（スカプラY）像，軸射像（第3章-2，図2）
- West Point view（第3章-2，図3），Striker view（第3章-3，図2）

〈X線撮影の解説〉
- 肩甲-上腕関節を正確に観察するためには，この関節面に対して3方向から撮影する肩甲骨正面像，側面像，軸射像が必要である．特に前後像に関しては，体軸に対する正面像では，骨頭と関節窩が重なってしまい，骨頭や関節窩縁の骨折，さらに後方脱臼を見逃しやすいので，肩甲骨に対する正面像を撮影すべきである．前方脱臼に伴う関節窩前下方部の骨損傷にはWest Point viewが，骨頭後外側の骨欠損や烏口突起骨折が合併する場合にはStriker viewが有用である．

〈前方脱臼に伴う合併損傷〉
A. 関節唇，関節包断裂
- 特に若年者にみられることが多い．単純X線像では診断ができないが，MRIや造影CTで断裂部は明瞭となる（症例参照）．

B. 骨折
- 関節窩骨折（Ideberg TypeⅠ，第3章-2参照），上腕骨大結節骨折（2-part脱臼骨折 図3，第3章-5参照），烏口突起骨折．

C. 神経麻痺
- 腋窩神経麻痺（腕神経叢麻痺）．

D. 腱板断裂
- 60歳以上の肩関節脱臼のうち，約80％に腱板断裂が合併するといわれている．診断にはMRIが有用である．上記のように腋窩神経麻痺も合併することがあるので，鑑別が必要である（図3）．

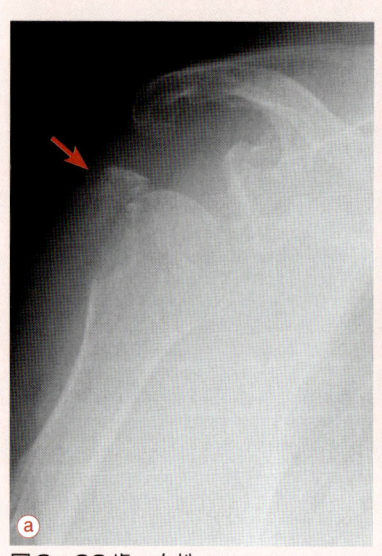

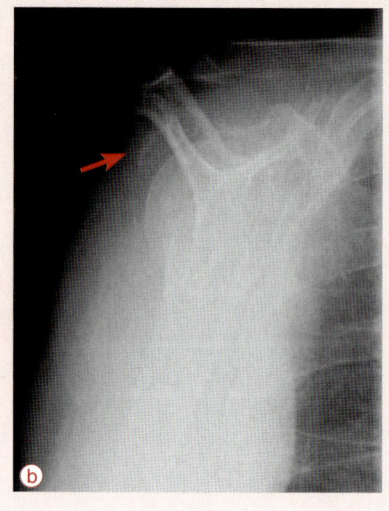

図3 92歳，女性
2-part脱臼骨折．脱臼整復後も大結節の後上方への転位が残存している（→）．

＜舟﨑裕記＞

第4章　肘関節・前腕

1．基本撮影と正常解剖

単純X線写真

単純X線写真の基本撮影と正常解剖

- **肘関節正面像（図1）**

    肘関節を伸展位とし腕尺関節と腕橈関節裂隙を描出する．また，前腕を回外位にして橈骨と尺骨が重ならないようにする．

- **肘関節側面像（図2）**

    肘関節を90°屈曲位．上腕骨小頭と上腕骨滑車が同心円状に描出され，滑車切痕がこれと均一な間隔で描出される．

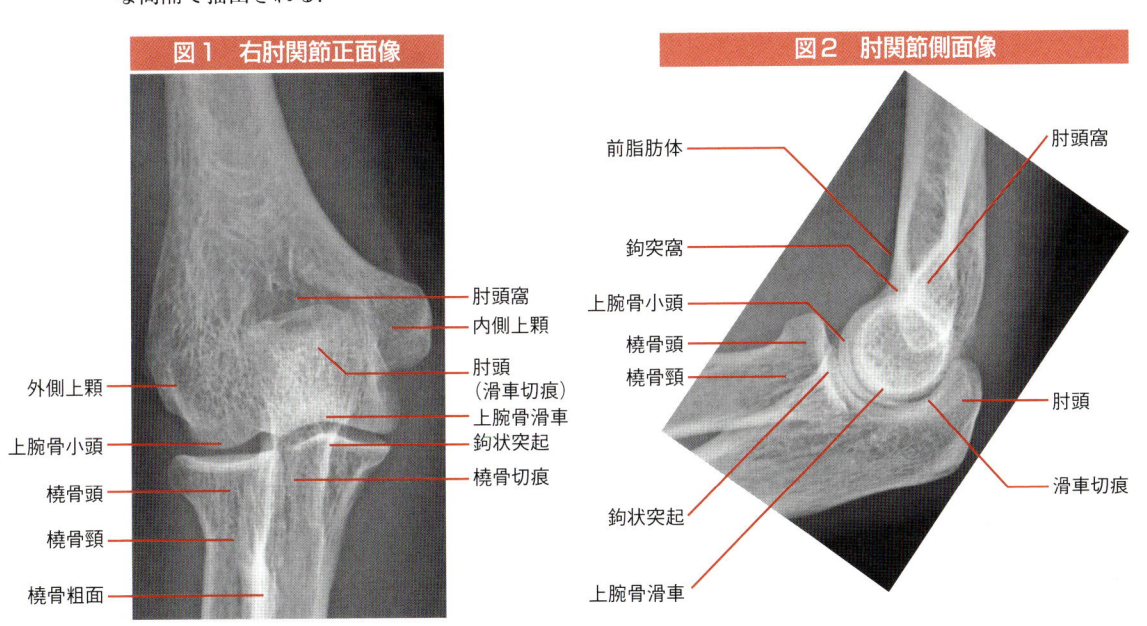

図1　右肘関節正面像

外側上顆／上腕骨小頭／橈骨頭／橈骨頸／橈骨粗面／肘頭窩／内側上顆／肘頭（滑車切痕）／上腕骨滑車／鈎状突起／橈骨切痕

図2　肘関節側面像

前脂肪体／鈎突窩／上腕骨小頭／橈骨頭／橈骨頸／鈎状突起／上腕骨滑車／肘頭窩／肘頭／滑車切痕

読影のABCs

Alignment　配列
- ☐ 上腕骨の長軸前縁の線（anterior humeral line）（図3）
- ☐ 橈骨の長軸中央の線（radio-capitellar line）（図4）

Bone　骨
- ☐ 皮質骨の限局性の途絶，段差，膨隆，陥凹
- ☐ 小児では骨化中心の出現時期に注目（図5）

Cartilage　軟骨
- ☐ 腕橈関節，腕尺関節，近位橈尺関節の関節裂隙が均一

Soft tissue　軟部組織
- ☐ 関節液貯留：後脂肪体（posterior fat pad）と前脂肪体（anterior fat pad）から判断（図6）

読影のポイント

● 顆上骨折の評価（図3）

正常では上腕骨の長軸前縁の線（anterior humeral line）が上腕骨小頭の中央1/3を通過（図3a）するが，顆上骨折（伸展型）では末梢骨片が後方へ転位するため上腕骨小頭の前1/3ないしそれよりも前方を通過する（図3b）．

● 小児の橈骨頭脱臼の評価（図4）

橈骨の長軸中央を通過する線（radio-capitellar line）が上腕骨小頭の二次仮骨中心を通過（図4a）するが，小児の橈骨頭脱臼ではこの仮骨中心の前方を通過（図4b）する．成人ではMonteggia脱臼骨折（第5章-3を参照）の存在を示唆する．

● 二次骨化中心の出現時期（図5）

骨端の二次骨化中心の出現時期や形態と関連して異常が疑われたときには，反対側の肘関節も撮影して比較する．

● 関節液貯留の評価（図6）

正常症例の側面像において，上腕骨遠位端前縁に涙滴状の前脂肪体（anterior fat pad）を認めることがあるが，後脂肪体（posterior fat pad）は肘頭窩に隠れるため描出されない（図6a）．大量の関節液貯留（あるいは血腫）が存在すると，緊満した関節包により脂肪体が前方と後方に変位する．前脂肪体は船の帆のように張り出して描出され（図6b,c：→），正常では描出されない後脂肪体が顆上部後方に描出される（図6b,c：⇨）．外傷症例で後脂肪体が描出された場合には，関節内骨折が存在する可能性が高い．

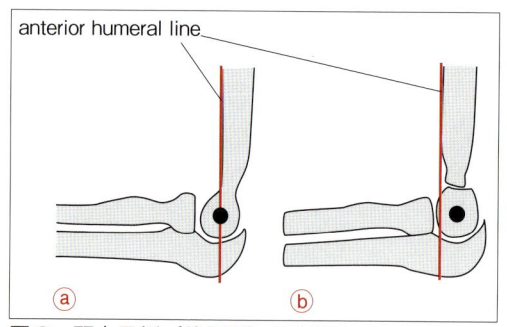

図3 顆上骨折（伸展型）の評価
●は上腕骨小頭の中央を表す．
a）正常，b）顆上骨折

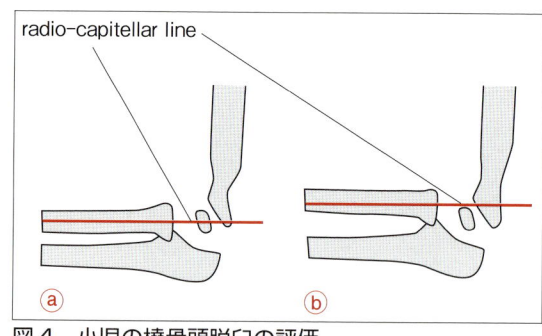

図4 小児の橈骨頭脱臼の評価
a）正常，b）橈骨頭脱臼骨折

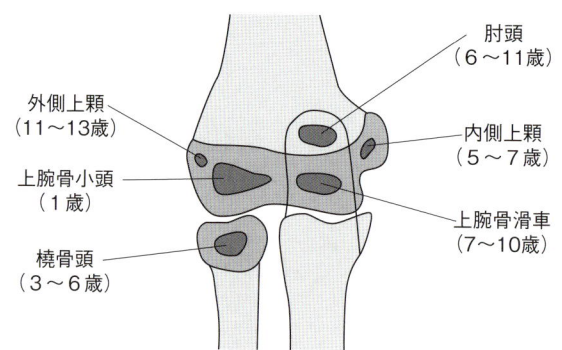

図5 二次骨化中心の出現時期

- 肘頭（6〜11歳）
- 外側上顆（11〜13歳）
- 内側上顆（5〜7歳）
- 上腕骨小頭（1歳）
- 上腕骨滑車（7〜10歳）
- 橈骨頭（3〜6歳）

■ 覚え方：CRITOL
- **C** capitulm　上腕骨小頭
- **R** radial head　橈骨頭
- **I** internal (medial) epicondyle　内側上顆
- **T** trochlea　上腕骨滑車
- **O** olecranon　肘頭
- **L** lateral epicondyle　外側上顆

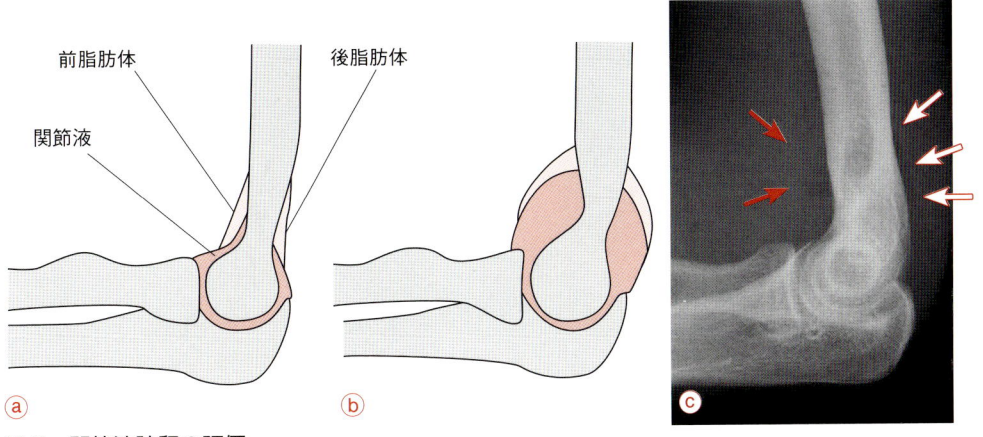

図6 関節液貯留の評価
　a）正常，b）大量の関節液貯留を表したシェーマ，c）関節液が貯留した単純X線像

MRI

MRIの基本撮像と正常解剖

- **肘関節斜冠状断像**：T1強調像（図7）／プロトン密度強調像
- **肘関節矢状断像**　：T2強調像／T2*強調像（図8）
- **肘関節横断像**　　：T1強調像（図9a，b）／プロトン密度強調像，ないしT2強調像

　必要に応じて上記の基本撮像に任意断面での脂肪抑制像を加える．脂肪抑制像を追加することで，骨挫傷，側副靱帯や筋損傷の描出能が向上する．冠状断像は横断像から内・外側上顆を結ぶ斜冠状断とする．これにより，上腕骨と近位橈尺関節が同じ断層面に描出される．

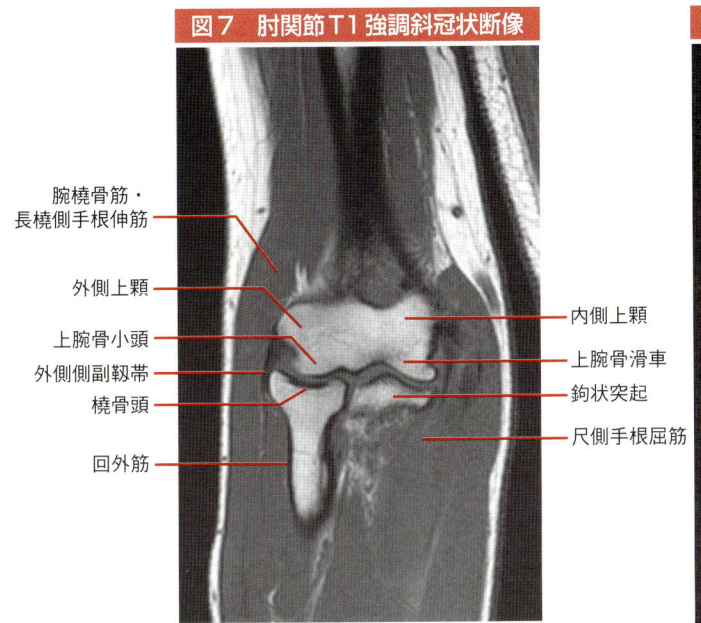

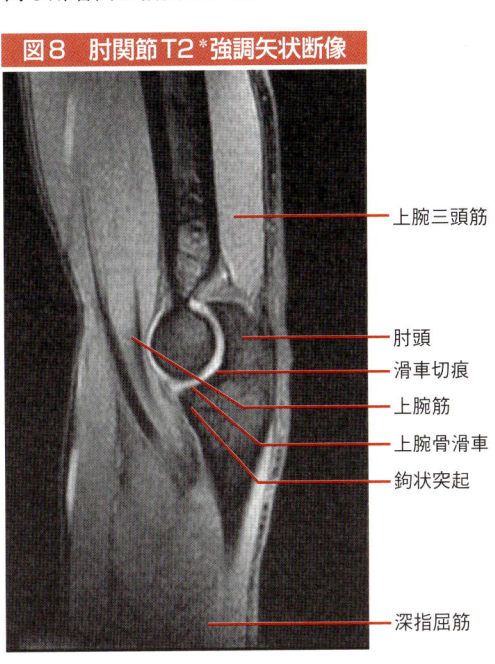

図7　肘関節T1強調斜冠状断像

腕橈骨筋・長橈側手根伸筋／外側上顆／上腕骨小頭／外側側副靱帯／橈骨頭／回外筋／内側上顆／上腕骨滑車／鉤状突起／尺側手根屈筋

図8　肘関節T2*強調矢状断像

上腕三頭筋／肘頭／滑車切痕／上腕筋／上腕骨滑車／鉤状突起／深指屈筋

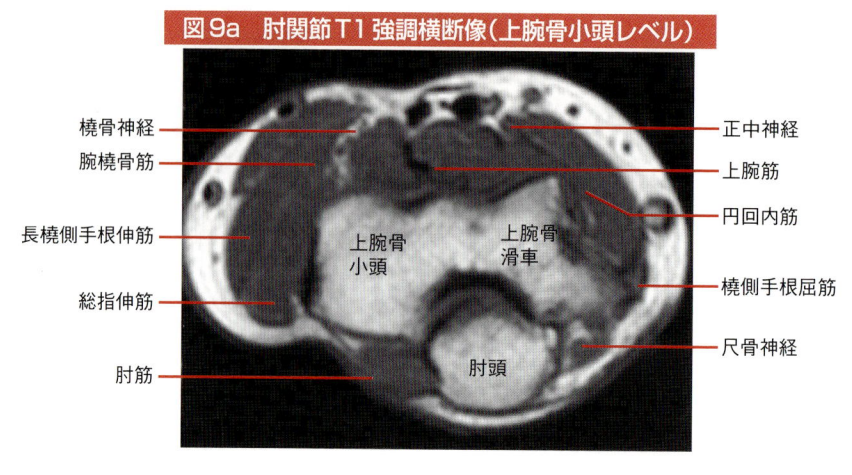

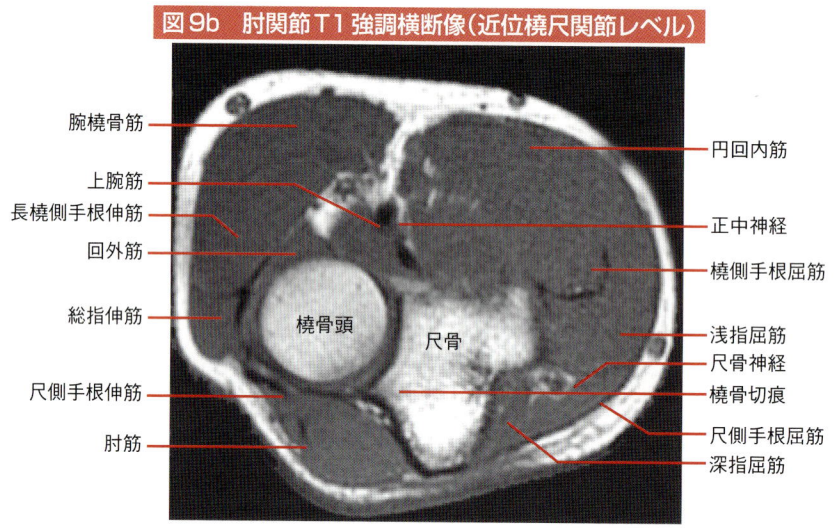

図9a　肘関節T1強調横断像(上腕骨小頭レベル)

ラベル:
- 橈骨神経
- 腕橈骨筋
- 長橈側手根伸筋
- 総指伸筋
- 肘筋
- 上腕骨小頭
- 上腕骨滑車
- 肘頭
- 正中神経
- 上腕筋
- 円回内筋
- 橈側手根屈筋
- 尺骨神経

図9b　肘関節T1強調横断像(近位橈尺関節レベル)

ラベル:
- 腕橈骨筋
- 上腕筋
- 長橈側手根伸筋
- 回外筋
- 総指伸筋
- 尺側手根伸筋
- 肘筋
- 橈骨頭
- 尺骨
- 円回内筋
- 正中神経
- 橈側手根屈筋
- 浅指屈筋
- 尺骨神経
- 橈骨切痕
- 尺側手根屈筋
- 深指屈筋

〈福田国彦〉

2. 上腕骨顆上骨折

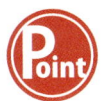

> **Point**
> - 15歳以下に幅広く発生する小児骨折のなかでは頻度の高い骨折である．
> - Volkmann拘縮に注意する．橈骨動脈の拍動，神経麻痺の有無などを注意深く診察する．
> - 阿部の分類が用いられることが多い．
> - Bauman's angle と tilting angle を計測する．

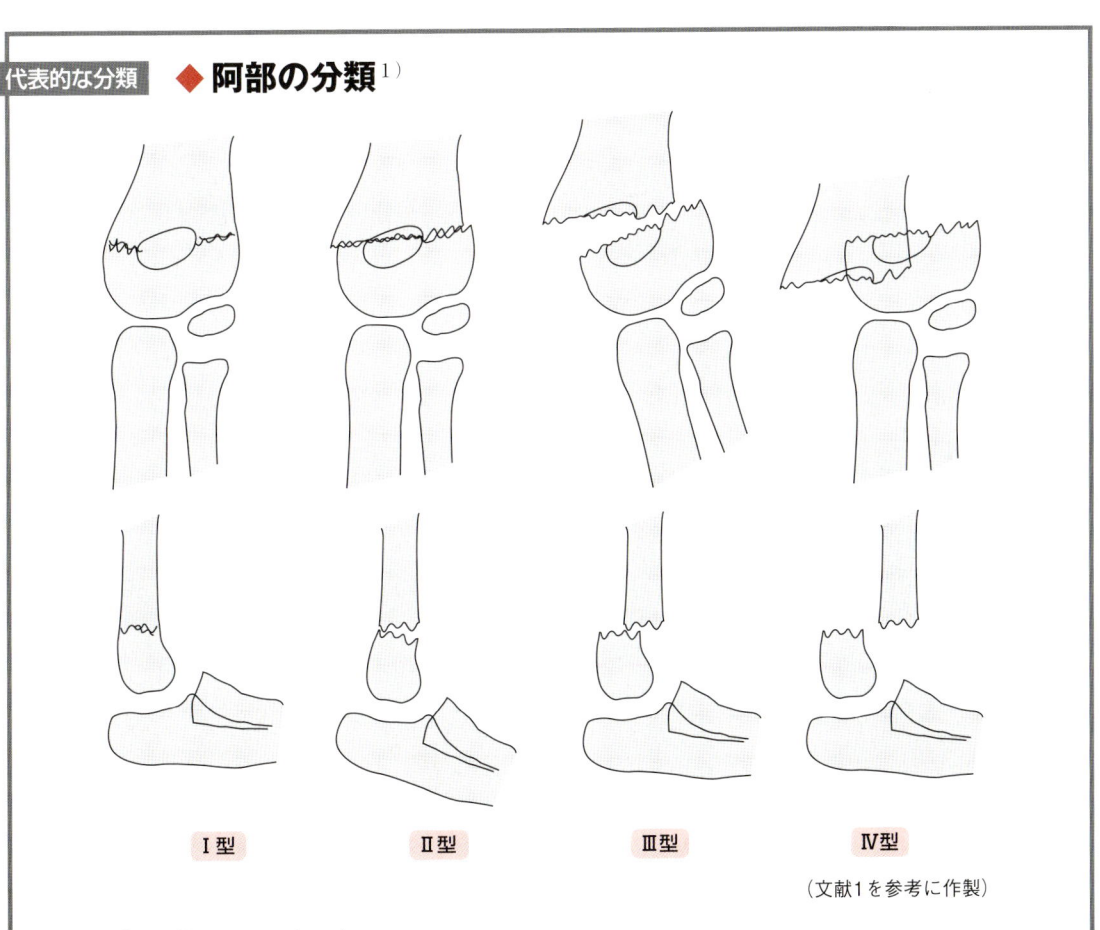

代表的な分類

◆ 阿部の分類[1]

Ⅰ型　Ⅱ型　Ⅲ型　Ⅳ型

（文献1を参考に作製）

Ⅰ型：転位がみられないもの．
Ⅱ型：矢状面における屈曲転位が主体のもの．
Ⅲ型：中等度の転位で，骨折片間に接触があるもの．
Ⅳ型：転位が著明で，骨折片間に接触がみられないもの．

文献
1) 阿部宗昭：小児上腕骨顆上骨折治療上の問題点．整形・災害外科，24：1-14, 1981

症例 1　阿部の分類 Ⅲ型

● 4歳，女児．高所より転倒し受傷した．

A：肘関節単純Ｘ線正面像

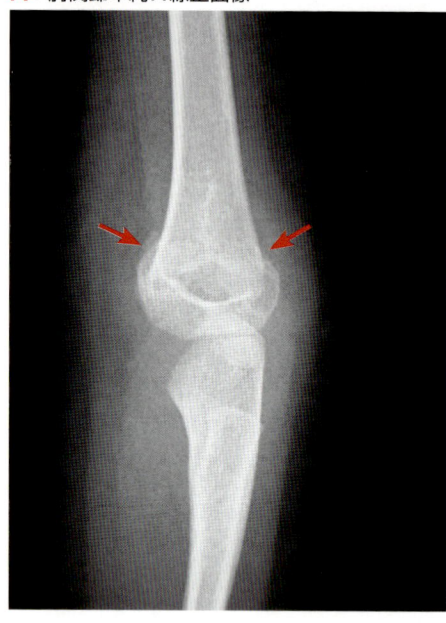

B：肘関節単純Ｘ線側面像

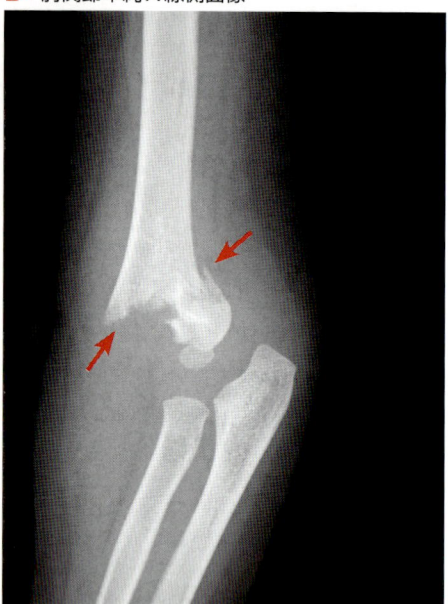

C：肘関節単純Ｘ線正面像 術後

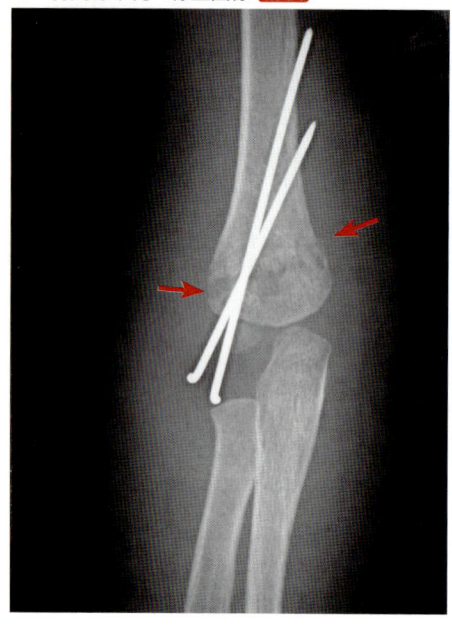

D：肘関節単純Ｘ線側面像 術後

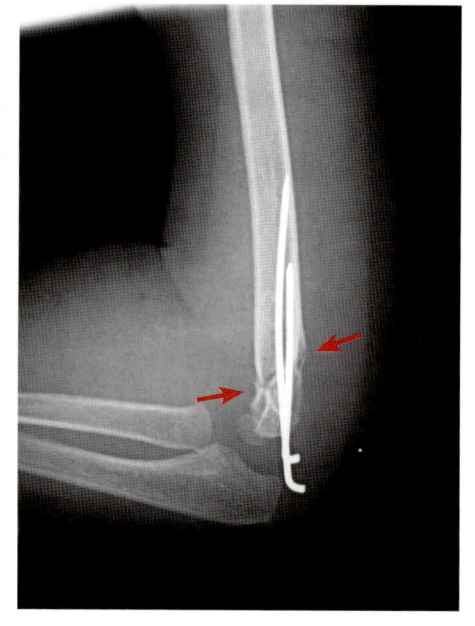

写真A，B：上腕骨顆上部に回旋転位を伴う横骨折を認める（阿部の分類 Ⅲ型）．
写真C，D：徒手整復後に経皮ピンニングを行った．

ここが診断のポイント！

- 転倒などの外力が肘に作用し，肘周囲の疼痛，腫脹がある場合，常に骨折の可能性を疑う必要性がある．
- 阿部の分類Ⅰ型では，単純X線像による診断が難しい場合があり，MRIが必要となることがある．
- 阿部の分類Ⅱ，Ⅲ，Ⅳ型ではX線撮影で診断は容易である．

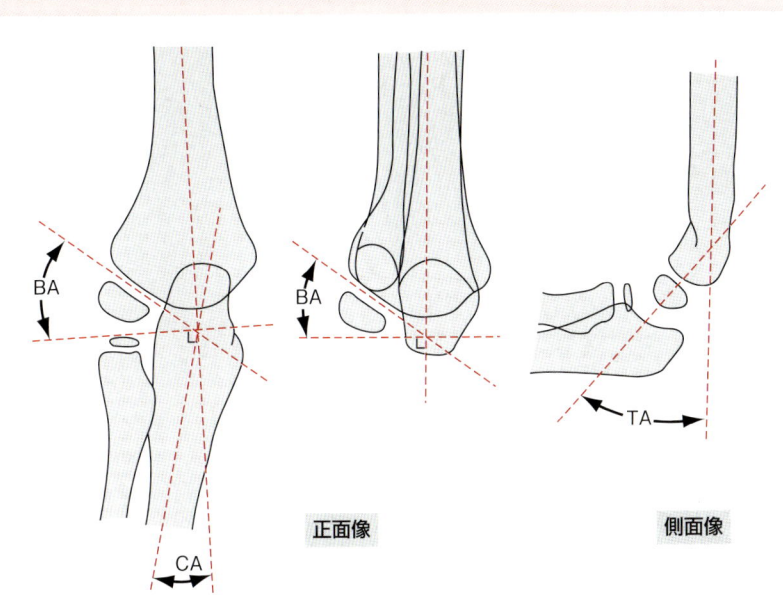

図 肘関節X線計測
BA：Baumann's angle（10〜20°）
CA：Carrying angle（5〜15°）
TA：Tilting angle（35〜45°）
（文献1を参考に作製）

症例2　阿部の分類 Ⅳ型

● 11歳，男児．後方より自転車がぶつかり受傷．

A：肘関節単純X線正面像（受傷時）

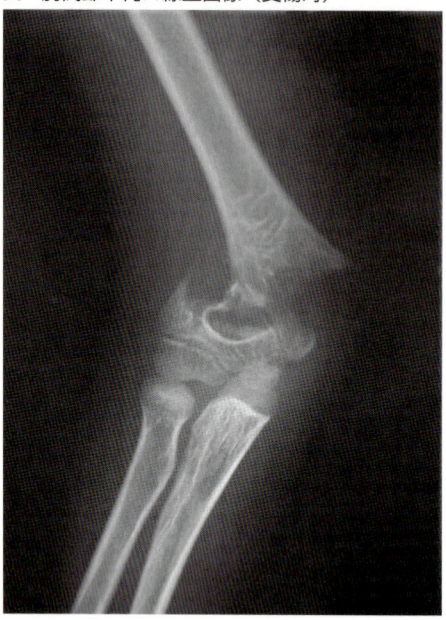

B：肘関節単純X線側面像（受傷時）

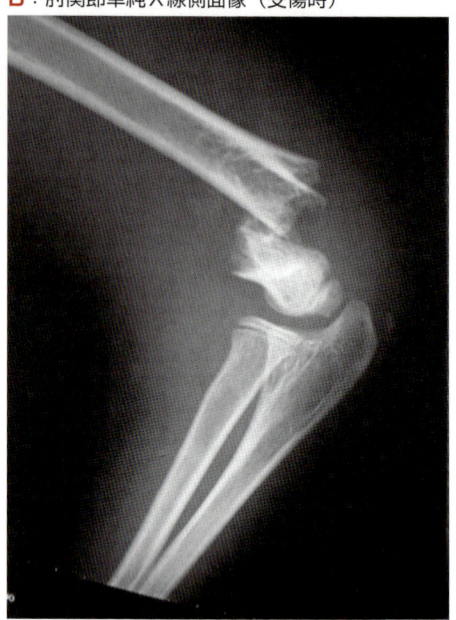

C：受傷時の皮膚の様子

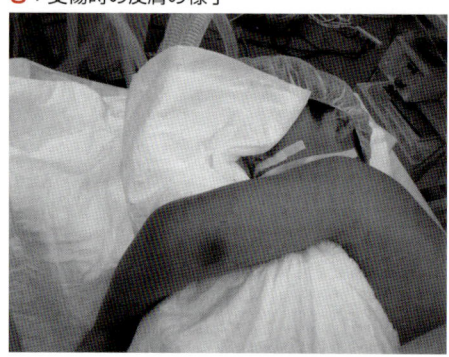

D：受傷時の皮膚の様子（拡大）

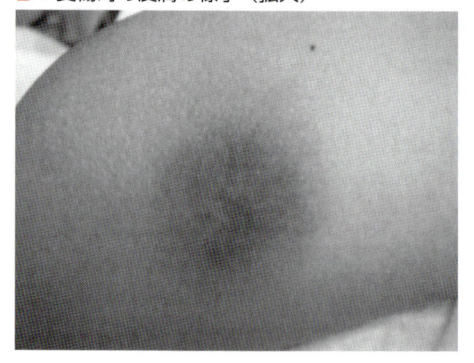

E：Pucker sign

上腕骨
筋膜
Pucker sign

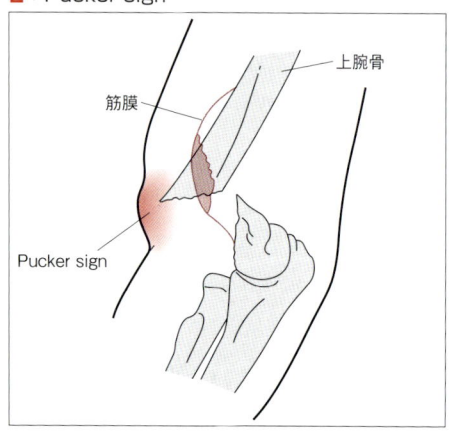

写真A，B：上腕骨顆上部に横骨折を認める．骨折骨片間に接触がみられない（阿部の分類 Ⅳ型）．

写真C〜E：上腕骨骨折がスパイク状に突出し，筋膜を貫通して皮下まで出てくる．Dの発赤部に骨折骨片が触れる．EにPucker signを示す（次ページ「ここが診断のポイント」を参照，C・Dはp.10 Color Atlas ❶❷参照）．

F：術中（整復前）
中枢骨片
尺骨神経　末梢骨片

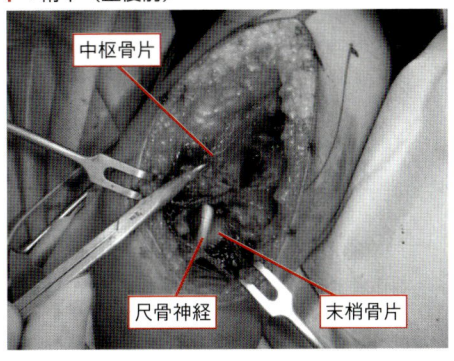

G：術中（整復後）
尺骨神経

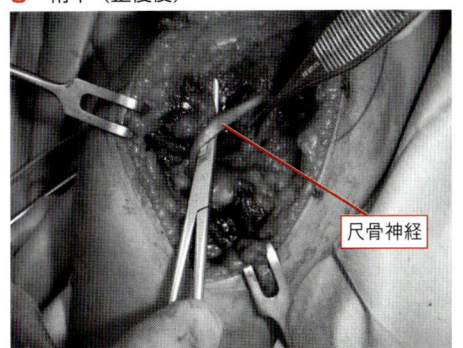

H：シェーマ（整復前）
尺骨神経が骨折骨片間にはさまって深層に入っている

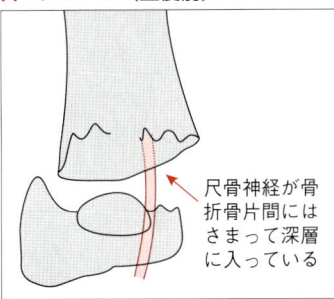

I：シェーマ（整復後）
骨折部を整復して尺骨神経を戻した

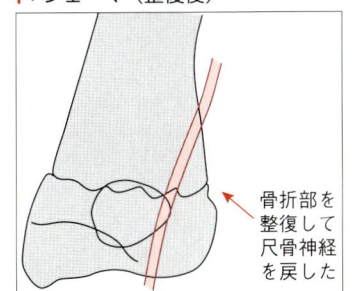

写真F～I：術中写真（F）にて尺骨神経が骨折骨片間に挟まれている状態が示されている．骨折部を整復し，尺骨神経を正常な位置に戻した（G）．図H，Iにてその様子をシェーマで示す（F・Gはp.10 Color Atlas ❸❹参照）．

J：肘関節単純X線正面像 術後

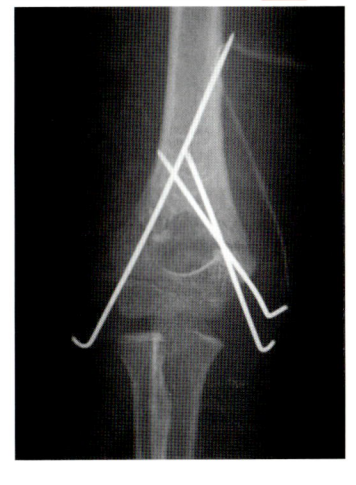

K：肘関節単純X線側面像 術後

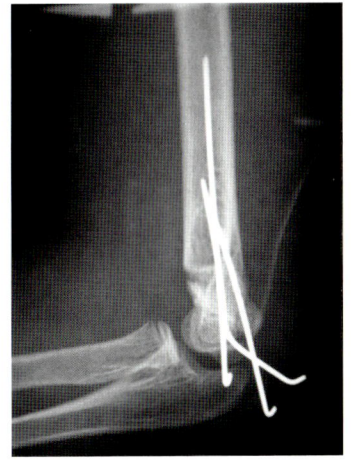

写真J，K：整復後，3本のKワイヤで内固定した．

ここが診断のポイント！

Pucker signがある場合
- 上腕骨折部がスパイク状になって筋膜を貫通し皮下出血やdimpleが認められることがあり，整復も困難なことが多い．
- 無理な整復によって挟まっている神経や血管をいためる可能性があるので注意が必要である．

文献
1) 田島　明：小児期の外傷．NEW Mook整形外科，11：57-69, 2002
2) "Fractures in children volume 3" (Kaye, Wilkins ed), p.682, Lippincott Williams and Wilkins, 1991

＜千野博之＞

3. 上腕骨外顆骨折

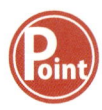

Point
- 小児 Salter–Harris Ⅳ 型の骨端線損傷である．
- 外顆が回転転位した症例を見逃すと，偽関節が必発し，将来，外反肘さらに遅発性尺骨神経麻痺を引き起こすものもある．

代表的な分類

◆ Wadsworth 分類[1]

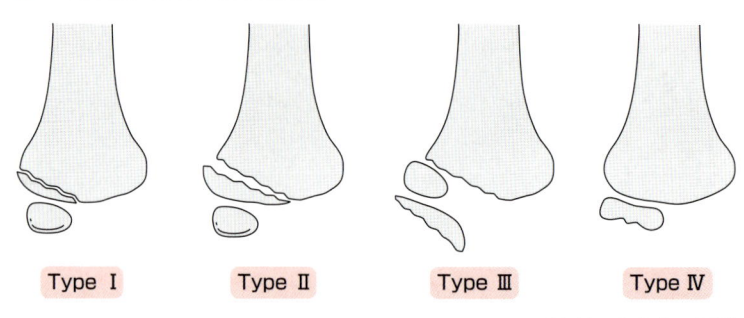

Type Ⅰ　Type Ⅱ　Type Ⅲ　Type Ⅳ

（文献1を参考に作製）

Type Ⅰ：骨片の転位のないもの（No displacement）．
Type Ⅱ：骨片が外側へ転位，肘関節の不安定性がある（Subluxation, instability of the elbow）．
Type Ⅲ：骨片の回旋転位がある（Rotatory displacement）．
Type Ⅳ：上腕骨小頭の骨軟骨病変（Osteochondritic changes in the capitular epiphysis）．

文献
1) Wadsworth, T. G.：Injuries of the capitular (lateral humeral condyle) epiphysis. Clin. Orthop., 85：127-142, 1972

症例　Wadsworth分類 Type Ⅲ

● 7歳，男児．自転車走行中，転倒し受傷した．

A：肘関節単純X線正面像
B：肘関節単純X線斜位像
C：肘関節3D-CT
D：肘関節3D-CT

E：肘関節単純X線 正面像 術後
F：肘関節単純X線 側面像 術後
G：肘関節単純X線 斜位像 術後
H：肘関節単純X線 斜位像 術後

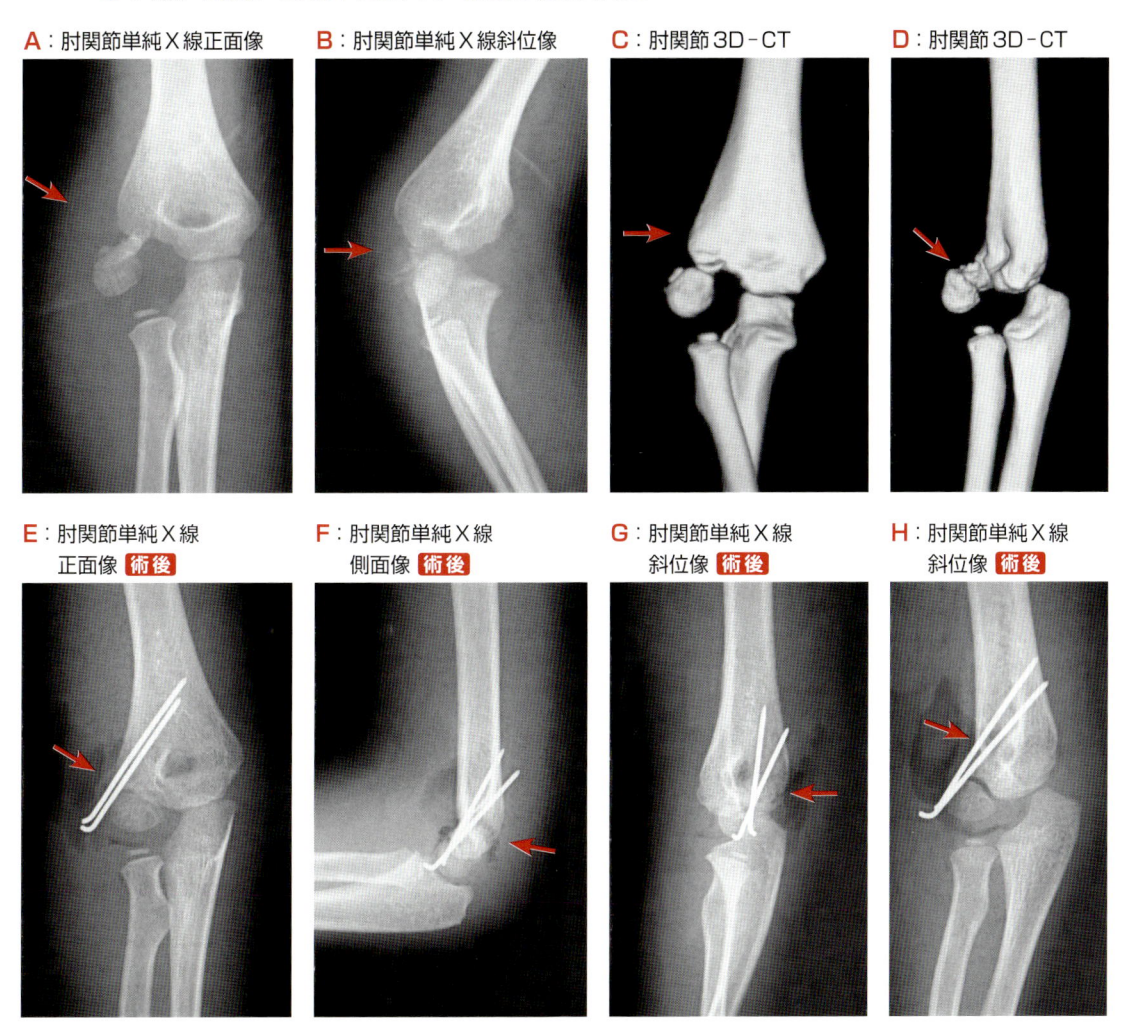

写真A〜D：上腕骨外側顆に回旋転移した骨片を認める．Wadsworth分類 Type Ⅲである．
写真E〜H：観血的にKワイヤにて整復固定術を行った．

ここが診断のポイント！

- 外傷に伴う肘周囲の腫脹，疼痛が少しでも存在する場合，同骨折の存在を疑う．
- 診断の助けとして，正確な肘関節4方向（正面，側面，両斜位像），さらには，健側の肘関節撮影と比較検討する．
- 単純X線撮影でも骨折がはっきりしない場合，CT撮影も検討する．

＜千野博之＞

4. 上腕骨内上顆骨折

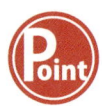

> **Point**
> - 前腕屈筋群，回内筋群の起始部である上腕骨内上顆骨端が同筋群とともに転位する関節外骨折（関節内骨折の内顆骨折と区別する）．
> - 受傷機転は手をついての転倒や投球などによることが多く，受傷時に内側側副靱帯断裂や肘関節脱臼（肘頭骨端線離開を含む）を生じていた可能性があることを念頭におく．
> - 整復時，骨片の浅層には正中神経，深層には尺骨神経があることに注意する．
> - Watson-Jones分類が広く用いられる．

代表的な分類 ◆ **Watson-Jones 分類**

Ⅰ型　Ⅱ型　Ⅲ型　Ⅳ型

（文献1を参考に作製）

Ⅰ型：骨端線離開のみで転位はほとんど認めない．
Ⅱ型：内上顆骨端が末梢屈側に転位．
Ⅲ型：腕尺関節内に嵌頓．
Ⅳ型：肘関節の脱臼を合併．

文献
1) Watson-Jones, R.："Watson-Jones Fractures and joint injuries（5th ed）."（Wilson, J. M. ed），Churchill Livingstone, pp.644-646, 1976

症例　Watson-Jones 分類 Ⅱ型

● 14歳，男子．野球投球時に受傷した．後日，観血的整復固定術を施行した．

A：肘関節単純X線正面像 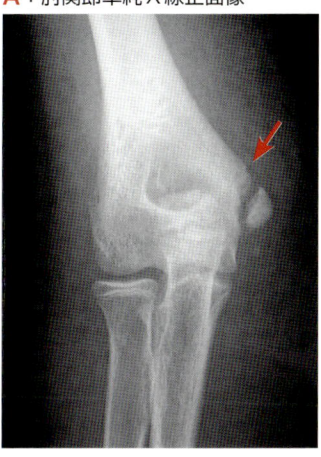
B：肘関節単純X線側面像 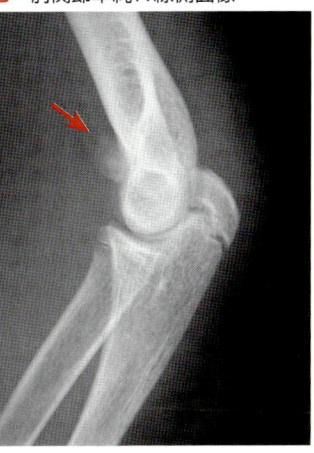
C：肘関節単純X線正面像（術後） 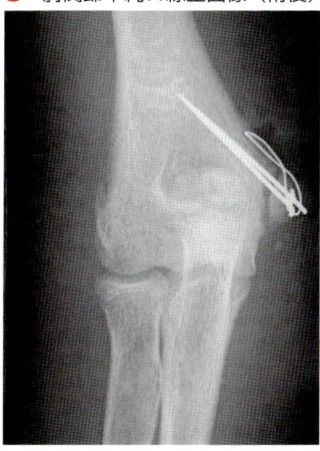
D：肘関節単純X線側面像（術後）

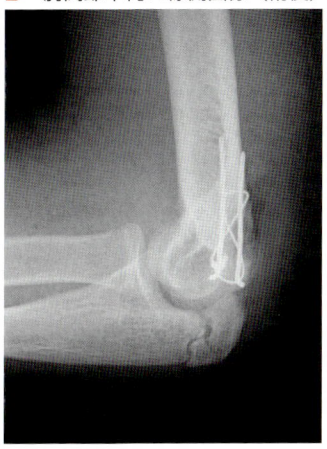

写真A，B：上腕骨内側顆に骨折があり，骨片が末梢屈側に転位を認める（→）．
写真C，D：Kワイヤと軟鋼線にてtension band wiringを行った．

<千野博之>

第4章 肘関節・前腕

5．上腕骨遠位端骨折

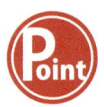

Point
- AO分類がよく用いられる．
- 肘の関節は，腕尺関節，腕橈関節，上（近位）橈尺関節の3つの関節からなる．
- 上腕骨遠位部には，屈側に橈骨窩・鉤突窩，伸側に肘頭窩があり，しばしばこの骨の力学的に弱い箇所を中心として骨折する．
- 骨折部分の接触面積は少なく骨癒合が得られにくい．
- 単純X線像は，肘関節4方向で撮影し，場合により前腕2方向を追加することがある．
- 骨折部位の判別のため，CT撮影やMRIによる評価も必要なことがある．

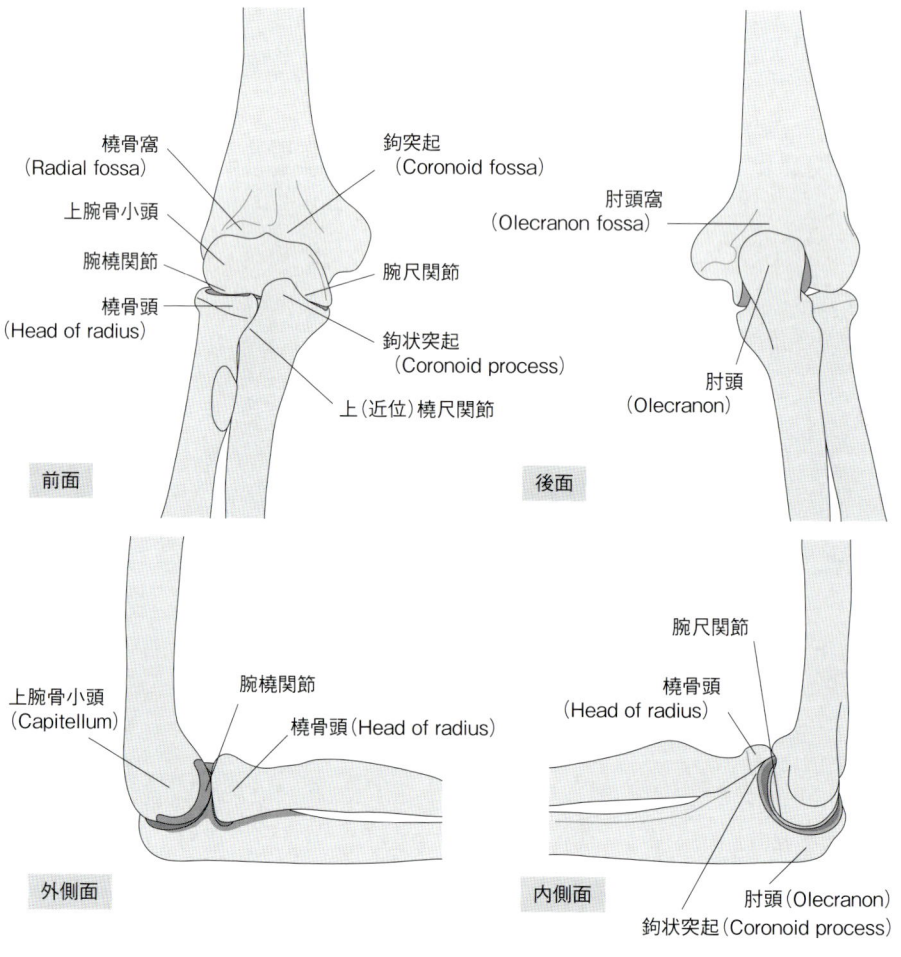

<右肘関節を構成する骨格要素>
上腕骨，橈骨，尺骨は互いに関節し肘関節をつくる

<肘には以下の3つの関節がある>
・腕尺関節
・腕橈関節
・上（近位）橈尺関節

図　肘関節の解剖
（文献1を参考に作製）

代表的な分類　◆ **AO分類**

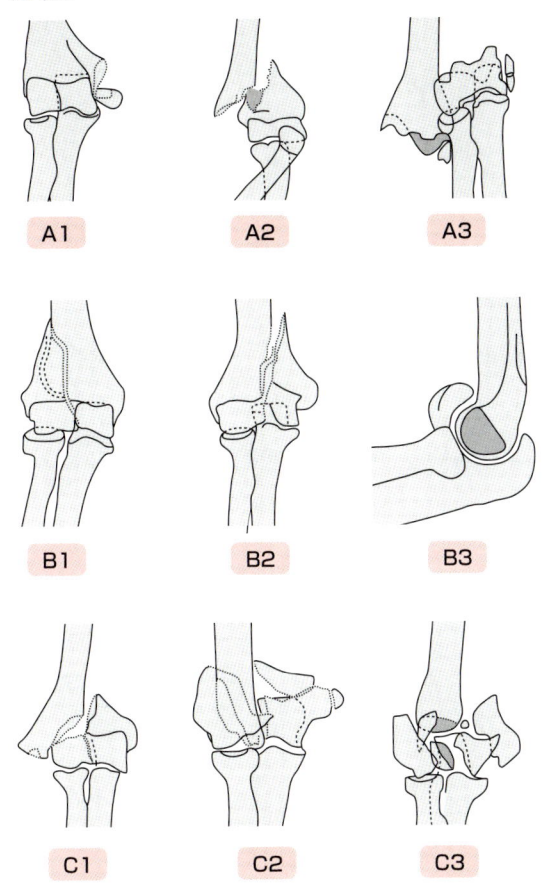

（文献2を参考に作製）

A：関節外骨折
　　A1：側副靱帯の裂離骨折（上顆）（Avulsion of epicondyle）
　　A2：単純顆上骨折（Simple supracondylar fracture）
　　A3：粉砕顆上骨折（Comminuted supracondylar fracture）
B：関節内骨折（一顆の骨折）
　　B1：滑車骨折（Fracture of the trochlea）
　　B2：上腕骨小頭骨折（Fracture of the capitellum）
　　B3：滑車の接線骨折（Tangential fracture of the trochlea）
C：両顆骨折
　　C1：Y骨折（Y fracture）
　　C2：顆上粉砕骨折を伴うY骨折（Y fracture with supracondylar comminution）
　　C3：粉砕骨折（Comminuted fracture）

文　献
1）「プロメテウス解剖学アトラス」（Sch mke, M, ほか　著，坂井建雄，松村讓見　監訳），医学書院，2007
2）Müller, M. E., et al.："Manual of internal Fixation. 3rd ed."Springer-Verlag, 1991
3）「整形外科カンファレンス必携」（小林　昭　著），協和企画，1994

症例　AO分類 C3型

● 47歳，男性．野球中に転倒し受傷した．

A：肘関節単純X線正面像 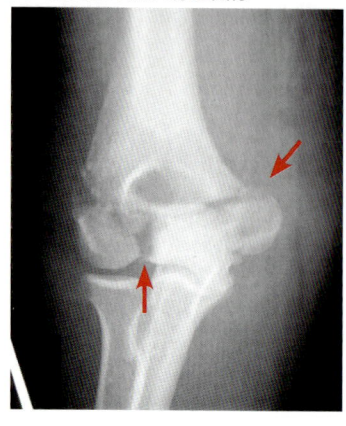
B：肘関節単純X線斜位像 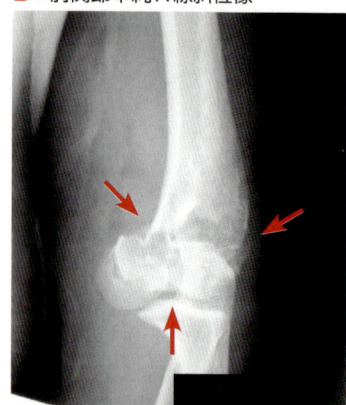
C：肘関節CT前額断 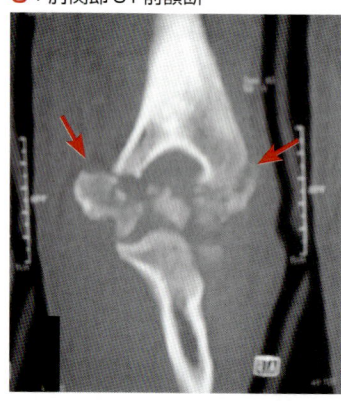
D：肘関節CT横断 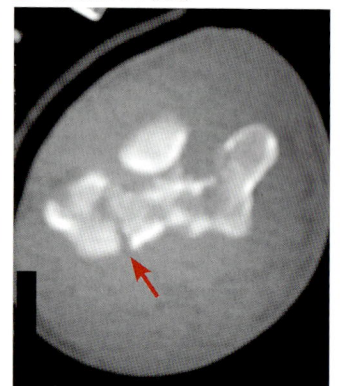
E：肘関節単純X線正面像 術後 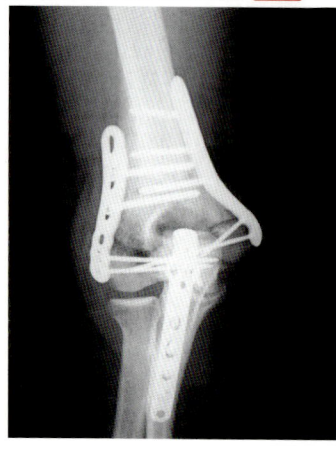
F：肘関節単純X線側面像 術後

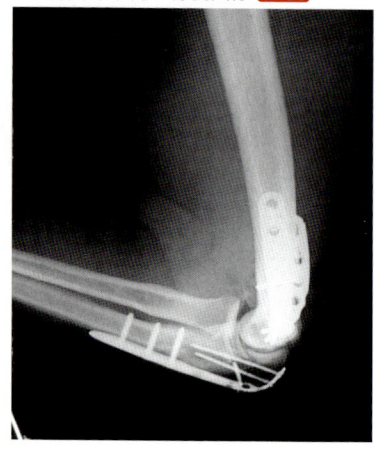

写真A〜D：上腕骨遠位端の関節内粉砕骨折を認める．
写真E，F：上腕骨遠位端の関節内骨折を整復すべく，肘頭を一時的に骨切りし，上腕三頭筋と共に反転し，後方から関節面を整復し，上腕骨内外側からプレートを当て，固定を行った．その後，肘頭骨片を元の位置に戻し，プレートで固定した．

ここが診断のポイント！

- 単純X線肘関節4方向で診断することが多い．
- 骨折部位の判別のためCT，MRIによる評価も加える．

＜千野博之＞

6. 上腕骨小頭骨折

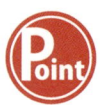

> **Point**
> - 比較的まれな骨折である．診断には，正しく撮影された肘関節側面像が必須である．
> - 側面像で半月状骨片（half-moon shadow）が前上方に回旋転位している．

代表的な分類 ◆ **Grantham 分類**

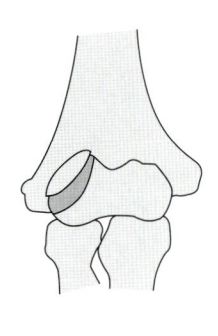

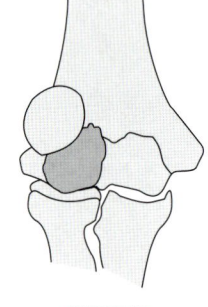

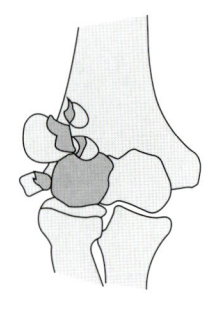

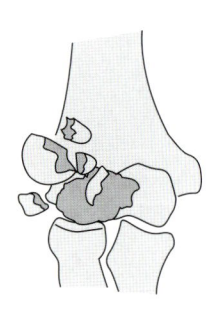

Type Ⅰ　　　Type Ⅱ　　　Type ⅢA　　　Type ⅢB

（文献2を参考に作製）

Type Ⅰ：スライス状の骨軟骨骨折．
Type Ⅱ：典型的な前上方，さらに通常，回転転位を伴う骨折．
Type Ⅲ：粉砕骨折．
Trochlear involvement A：滑車にまで及ばない．
　　　　　　　　　　　B：一部滑車にかかる．
　　　　　　　　　　　C：滑車のかなりの部分にかかるもの．

文献
1) Grantham, S. A., et al.：Isolated fracture of the humeral capitellum. Clin. Orthop., 161：262-269, 1981
2) 西島雄一郎：上腕骨小頭骨折．OS now, 17：45-52, 1995

ここが診断のポイント！

- 正確に撮影された肘関節側面像が必要である．
- 側面像で半月状骨片を見逃さない．

症例　Grantham分類 Type ⅡB

● 65歳，女性．歩行中に転倒し受傷した．

A：肘関節単純X線正面像 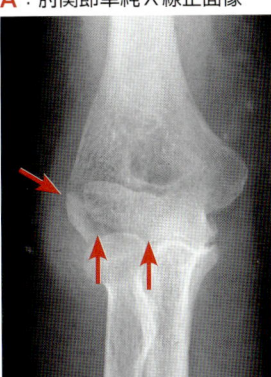
B：肘関節単純X線側面像 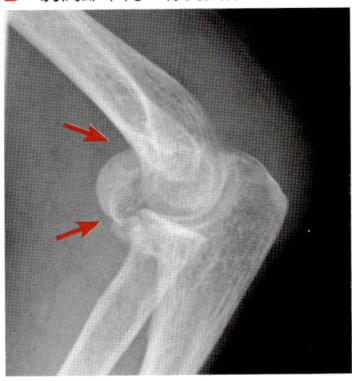
C：肘関節CT矢状断 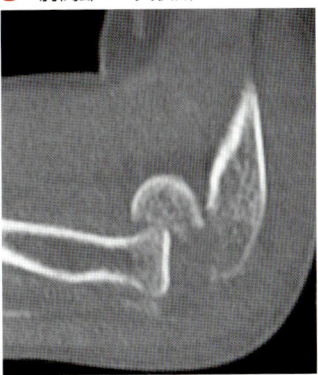
D：肘関節3D-CT 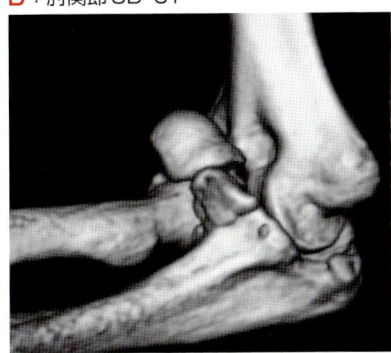
E：肘関節3D-CT 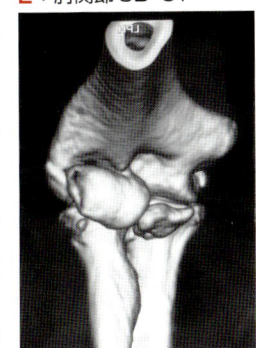
F：術中 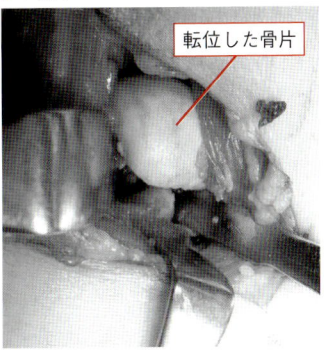　転位した骨片
G：肘関節単純X線正面像 術後 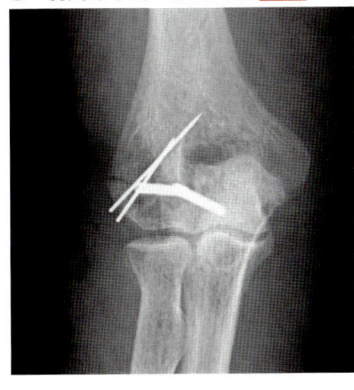
H：肘関節単純X線側面像 術後

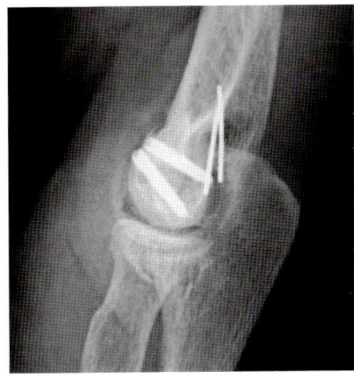

写真A～E：上腕骨小頭骨折があり，骨片が前上方に転位している（A～C）．3次元CTでは骨片が滑車の一部にかかっており（C，D），Grantham分類 TypeⅡBである．
写真F：転位した骨片を肘関節の前上方に認める．
写真G，H：関節内にヘッドレススクリューとKワイヤで固定を行った．

<千野博之>

7. 肘頭骨折

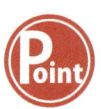

Point
- 比較的頻度の高い骨折であり，関節内骨折である．
- 一般的にColton分類が用いられる．
- ほとんどの肘頭骨折は観血的に治療されることが多い．

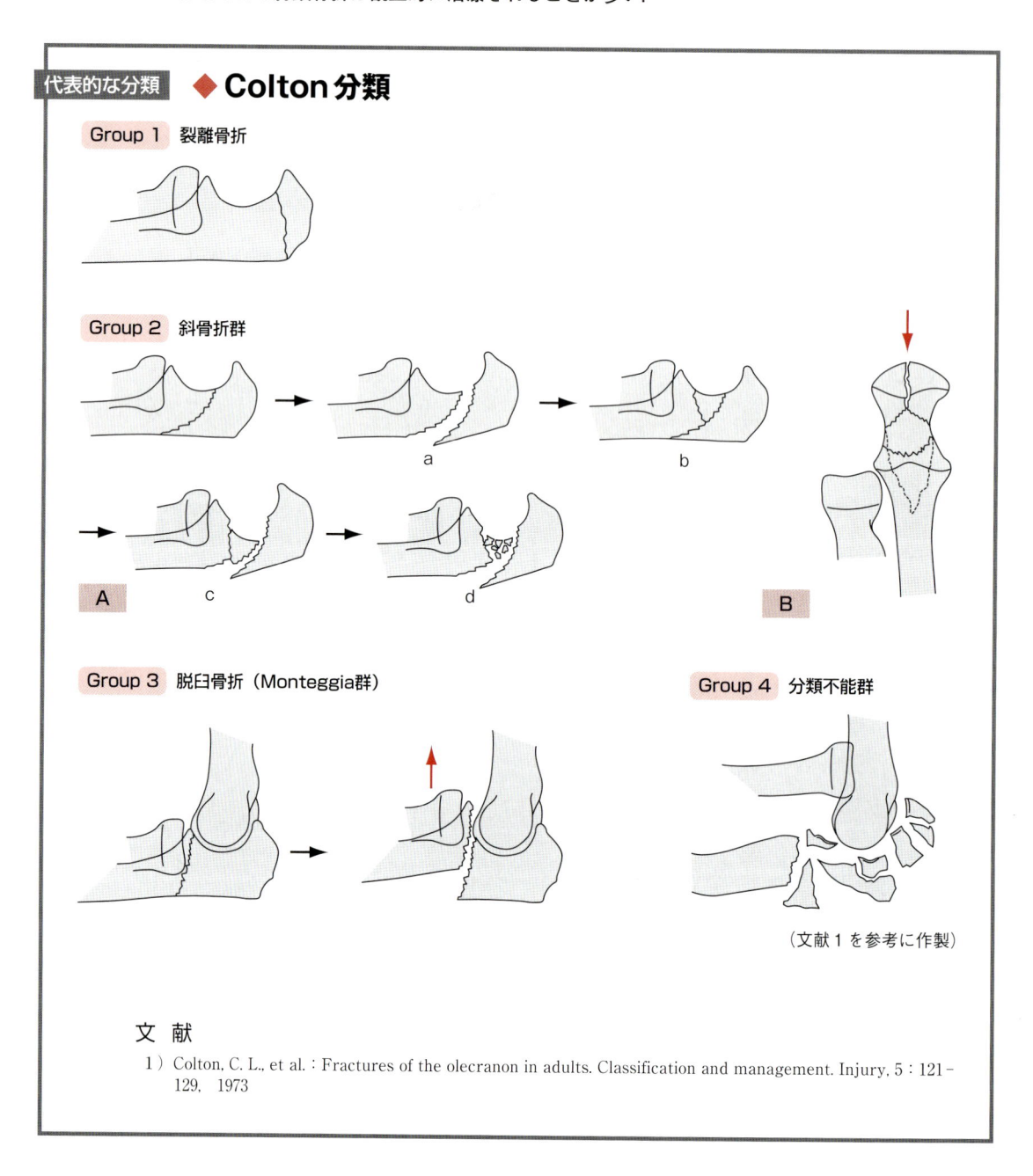

代表的な分類 ◆ Colton 分類

Group 1 裂離骨折

Group 2 斜骨折群

A: a → b → c → d
B

Group 3 脱臼骨折（Monteggia群）

Group 4 分類不能群

（文献1を参考に作製）

文 献
1) Colton, C. L., et al.: Fractures of the olecranon in adults. Classification and management. Injury, 5: 121-129, 1973

症例1　Colton分類 Group 1

● 34歳，女性．肘をつき，転倒し受傷した．後日，手術を施行した．

A：肘関節単純X線正面像 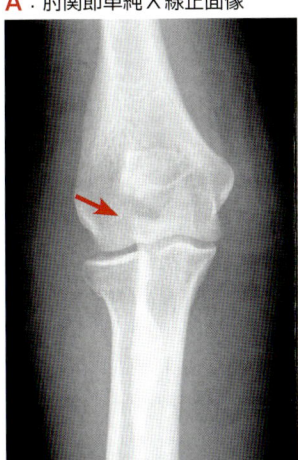
B：肘関節単純X線側面像 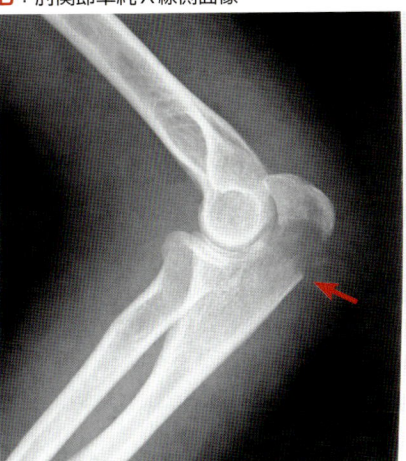
C：肘関節単純X線正面像 術後 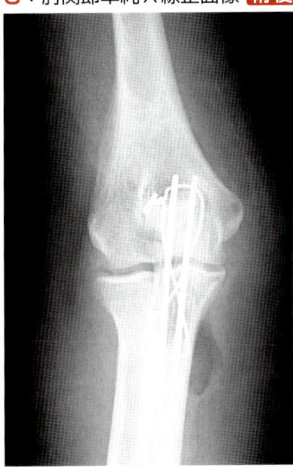
D：肘関節単純X線側面像 術後

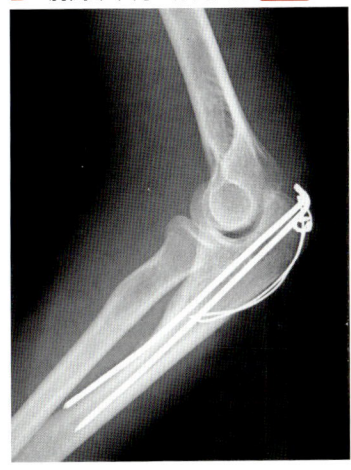

写真A，B：肘頭の裂離骨折．骨片が中枢側転位している．
写真C，D：Kワイヤと軟鋼線でtension band wiringを行った．

症例2　Colton分類 Group 2 Stage d

● 60歳，男性．透析側の肘をつき転倒し受傷した．

A：肘関節単純X線正面像

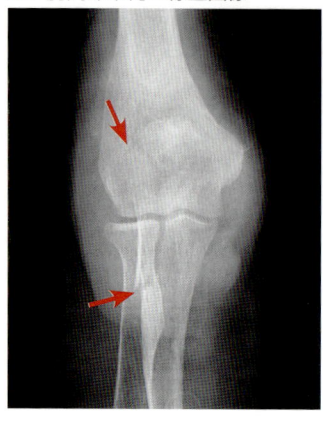

B：肘関節単純X線側面像

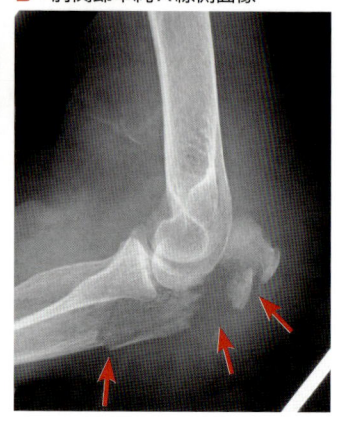

C：肘関節CT矢状断

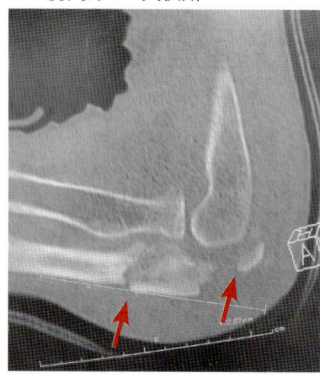

D：肘関節3D-CT

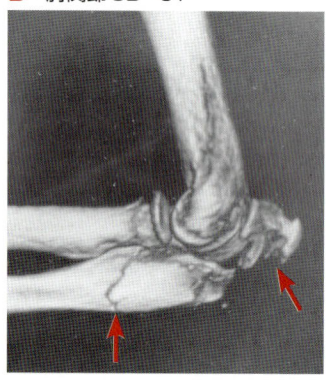

写真A〜D：肘頭を含む尺骨近位部の粉砕骨折を認める．

E：肘関節単純X線正面 術後

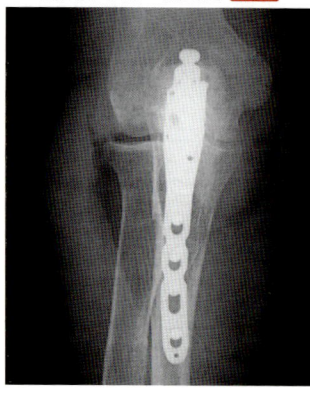

F：肘関節単純X線側面 術後

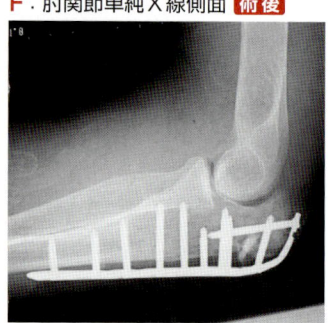

写真E，F：ロッキングプレートによる整復固定を行った．

ここが診断のポイント！

● 肘関節単純X線側面像において肘頭滑車切痕の関節面の観察を行う．

＜千野博之＞

8. 尺骨鉤状突起骨折

> **Point**
> - 尺骨鉤状突起は肘関節の前後方向への安定性に重要な骨性要素である．
> - ほかの合併損傷（後方脱臼・靱帯損傷・骨折）の可能性にも注意を要する．

代表的な分類

◆ Regan - Morrey の分類

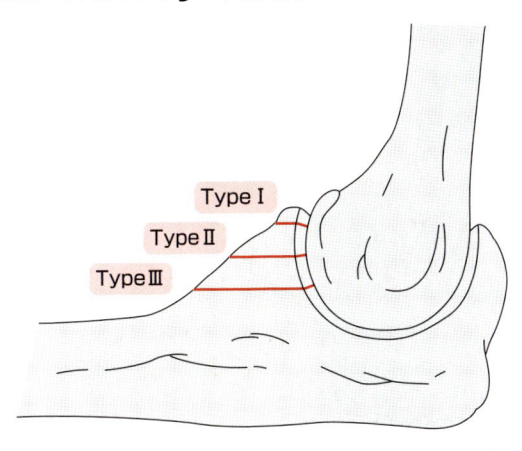

（文献1を参考に作製）

Type Ⅰ：鉤状突起尖端の裂離骨折．
Type Ⅱ：鉤状突起全高の 50％以下の骨折．
Type Ⅲ：鉤状突起全高の 50％以上の骨折．

TypeA：肘関節の脱臼を伴わない．
TypeB：肘関節の脱臼を伴う．

文献
1) Regan, W. & Morrey, B.：Fractures of the coronoid process of the ulna. J. Bone Joint Surg., 71－A：1348－1354, 1987

症例　Regan-Morreyの分類 Type ⅡA

● 30歳，女性．転倒し受傷した．後日ヘッドレススクリューを用いて手術した．

A：肘関節単純X線正面像

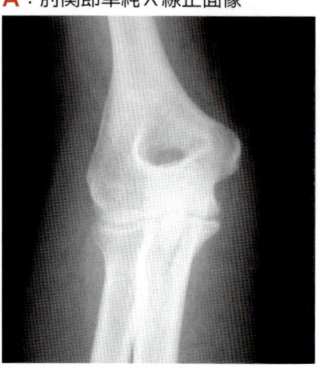

B：肘関節単純X線側面像

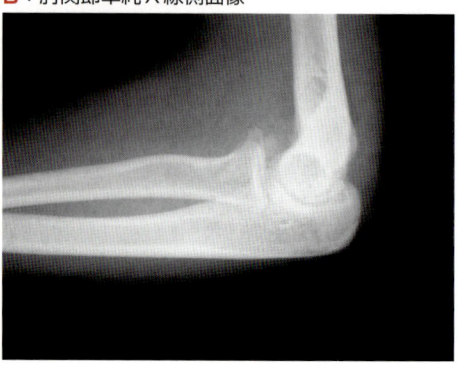

C：肘関節CT矢状断

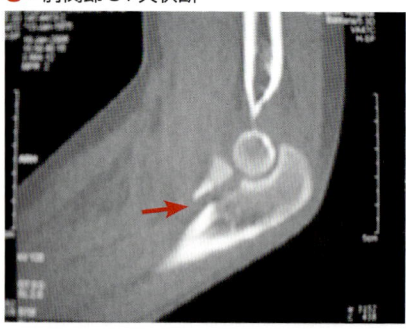

写真A～C：鉤状突起に鉤状突起全高の50％以下の骨折を認める．肘関節に脱臼を伴わない．Regan-Morreyの分類TypeⅡAである．

D：肘関節単純X線側面像 術後

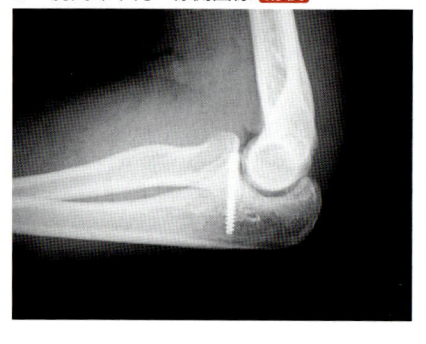

E：肘関節単純X線正面像 術後

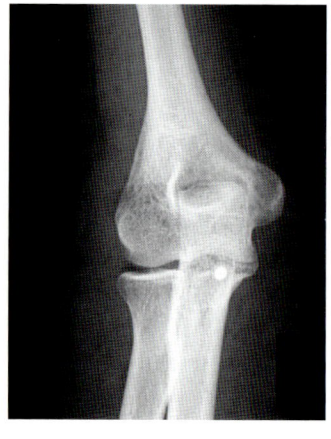

写真D，E：ヘッドレススクリューを用いて観血的整復を行った．

ここが診断のポイント！

- 正面像では骨折の判別が難しい．
- 側面像でも橈骨頭が重なるため注意を要する．
- 斜位像およびCT画像で判断できることが多い．

＜千野博之＞

第4章 肘関節・前腕

9. 橈骨頭・頸部骨折

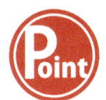

Point
- 肘関節伸展位で手をついての転倒による受傷が多い.
- 関節面が可動時に安定適合性がよければ，保存的治療が選択される.
- 橈骨頸部で骨折傾斜角が15°以上の場合は，手術療法を選択されることが多い.
- ほかの骨折や側副靱帯損傷の合併にも注意する.
- McRae分類，Mason分類，Morrey分類が用いられることが多い.

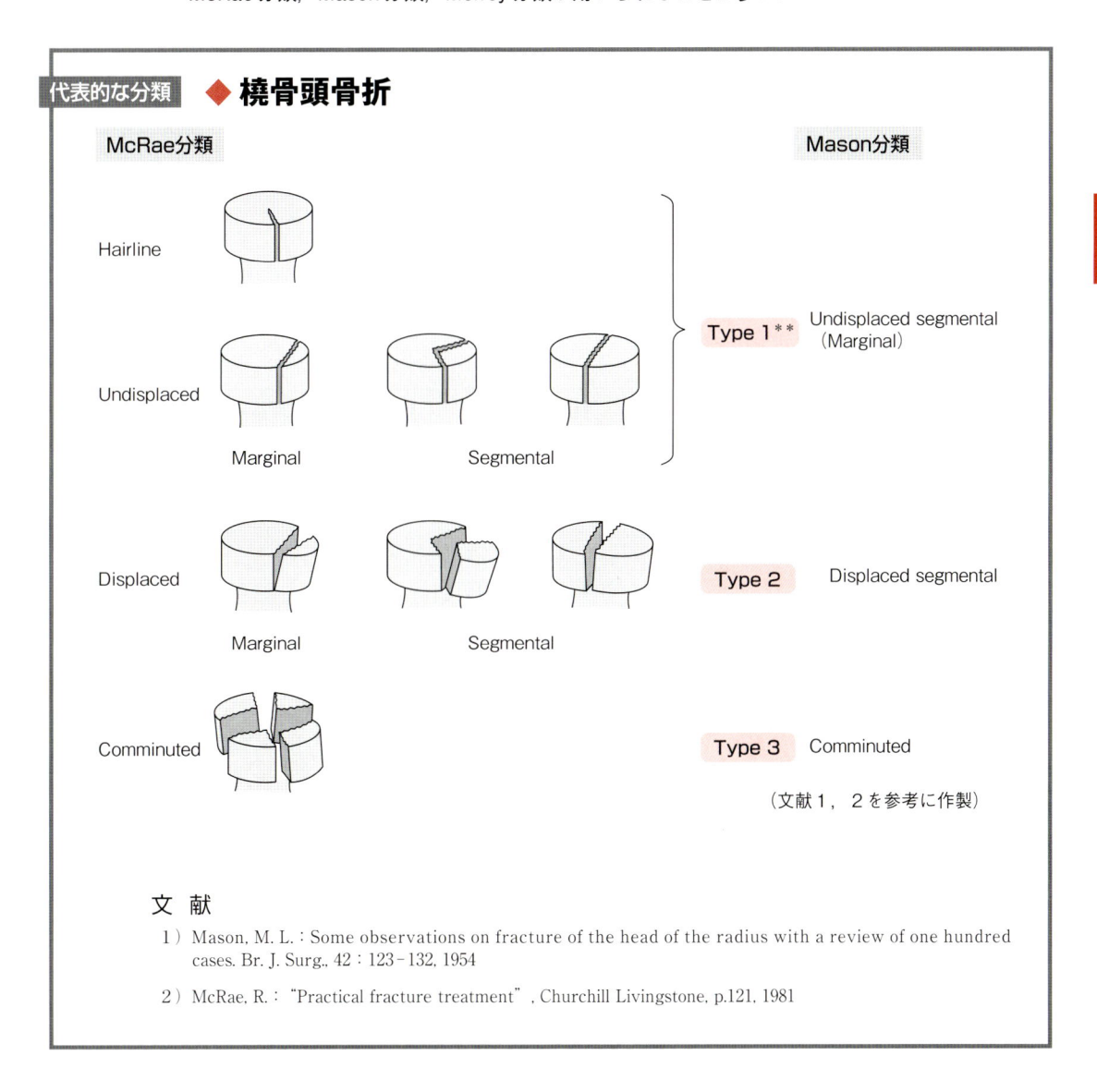

代表的な分類 ◆ 橈骨頭骨折

McRae分類
- Hairline
- Undisplaced — Marginal / Segmental
- Displaced — Marginal / Segmental
- Comminuted

Mason分類
- Type 1** Undisplaced segmental (Marginal)
- Type 2 Displaced segmental
- Type 3 Comminuted

（文献1，2を参考に作製）

文献

1) Mason, M. L. : Some observations on fracture of the head of the radius with a review of one hundred cases. Br. J. Surg., 42 : 123-132, 1954
2) McRae, R. : "Practical fracture treatment", Churchill Livingstone, p.121, 1981

| 代表的な分類 | ◆ **橈骨頸部骨折**

Morreyの分類

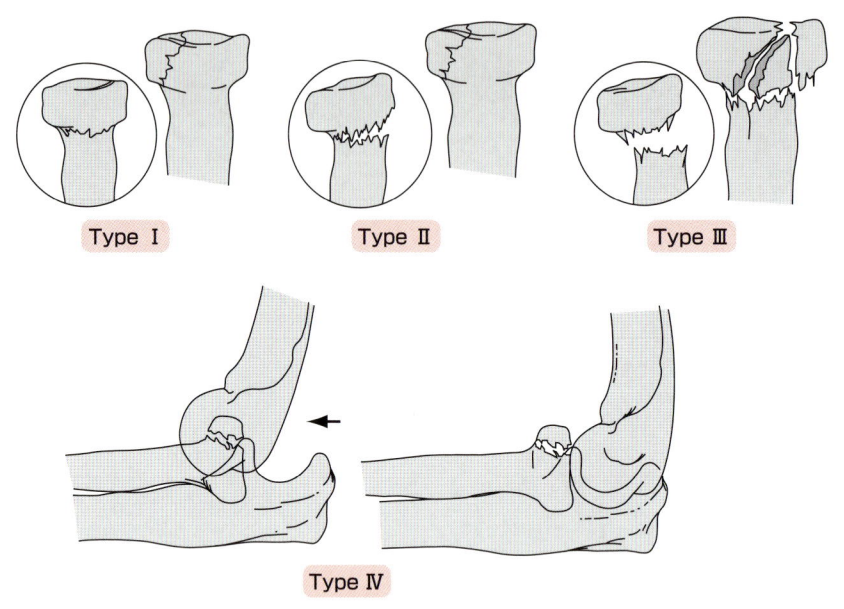

Type Ⅰ　　　　Type Ⅱ　　　　Type Ⅲ

Type Ⅳ

（文献1を参考に作製）

橈骨頭骨折（頸部骨折についても同様に分類する）

TypeⅠ：転位のない骨折〔Undisplaced segmental（marginal）flacture〕.

TypeⅡ：転位した骨折（しばしば骨片は1つである）（Displaced segmental fracture）.

TypeⅢ：粉砕骨折（Comminuted fracture）.

TypeⅣ：肘関節の脱臼を伴う骨折（Type Ⅲ fracture associated with posterior dislocation of the elbow）.

文　献
1）B, F, Morrey.：Currey Concepts in the Treatment of the Radial Head, the Olecranon, and the Coronoid. JBJS., 77-A：1995

症例1　Mason分類 Type 2（橈骨頭骨折）

● 36歳，男性．自転車走行中に転倒し受傷した．

A：肘関節単純X線正面像

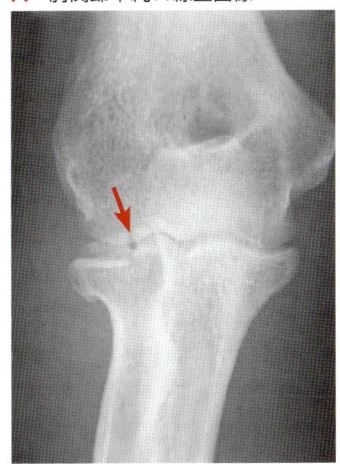

B：肘関節単純X線側面像

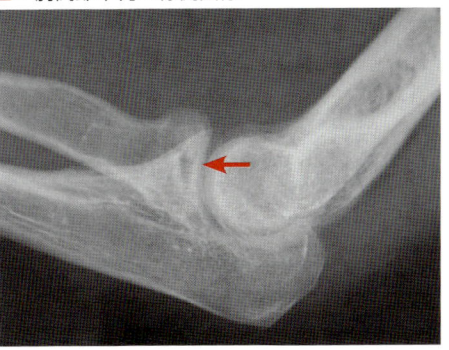

C：術中写真

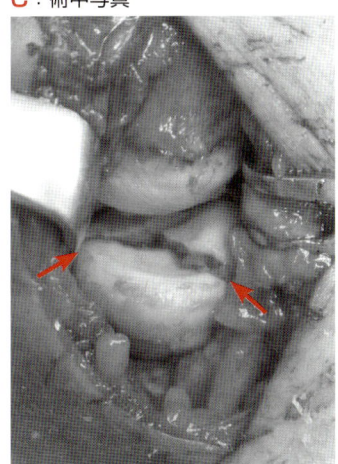

D：肘関節単純X線正面像 術後

E：肘関節単純X線側面像 術後

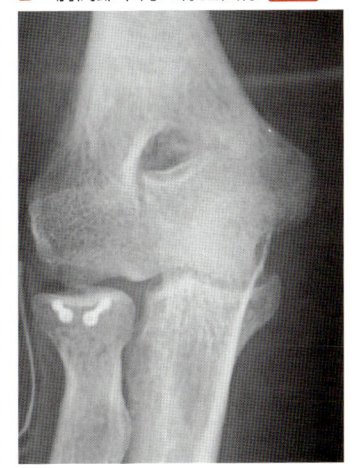

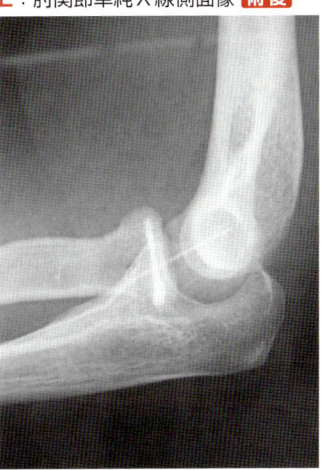

写真A，B：橈骨頭に転位を伴う骨折を認める（→）．Mason Type 2である．
写真C：橈骨頭の関節面が3つの骨片に分かれている．骨折面に3 mmのStep offを認める
写真D，E：関節面を整復しヘッドレススクリューで固定した．

症例2　Morrey分類 Type Ⅲ（橈骨頸部骨折）

● 30歳，男性，手をついて転倒し受傷した．

A：肘関節単純X線正面像 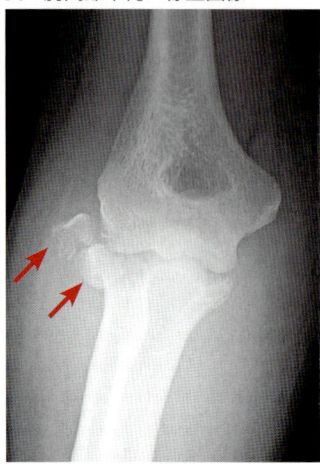
B：肘関節単純X線側面像 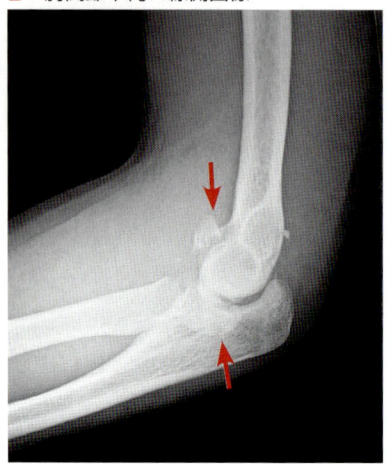
C：肘関節単純X線正面像 術後 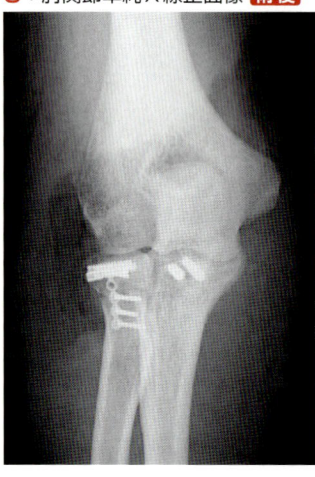
D：肘関節単純X線側面像 術後

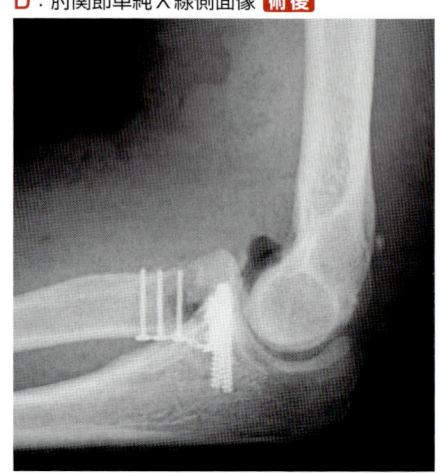

写真A，B：橈骨頸部に粉砕骨折を認め，橈骨頭が著明に外方転位している（→）．
写真C，D：ヘッドレススクリューとミニプレートで固定した．本症例では鉤状突起骨折もあり，こちらもヘッドレススクリューで固定した．

ここが診断のポイント！

● 正確な肘関節単純X線正面，側面像で関節面の状態，解剖学的部位をよく把握する．

文　献
1）「整形外科画像診断マニュアル（上肢）」（松井宣夫，龍　順之助 編），メジカルビュー，2000

＜千野博之＞

10. 骨幹部骨折 1 （Galeazzi 骨折）

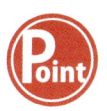

第4章 肘関節・前腕

Point
- 橈骨骨幹部骨折に遠位橈尺関節の脱臼を伴ったものである．

症例　Galeazzi 骨折

● 31歳，女性．自転車走行中，交通外傷で受傷した．

A：前腕単純X線正面像（受傷後）
B：前腕単純X線側面像（受傷後）
C：前腕単純X線正面像 術直後
D：前腕単純X線側面像 術直後

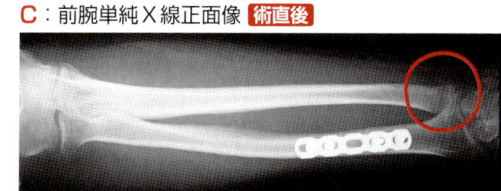

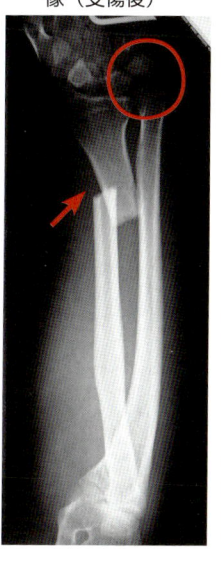

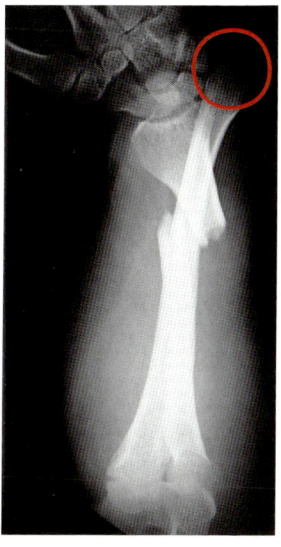

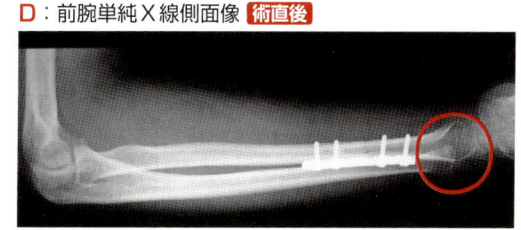

写真A，B：橈骨遠位1/3の転位を伴う横骨折と遠位橈尺関節の脱臼を認める．
写真C，D：橈骨を正確に整復したところ，尺骨は自然に整復された．プレートにより橈骨骨折を固定した．

ここが診断のポイント！

- 通常，橈骨骨折を正確に整復固定すれば尺骨は自然に整復される[1]．
- 尺骨が整復されない場合は遠位橈尺関節の修復術を行う[2]．

文献
1)「AO法骨折治療」(T, P, R edi. & W, M, Murphy 編, 糸満盛憲 日本語版総編集, 田中　正 日本語版編集代表), 医学書院, 2003
2)「手の外科の要点と盲点」(金屋文則 編), 文光堂, 2007

＜千野博之＞

11. 骨幹部骨折2 （Monteggia骨折）

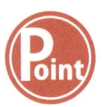

第4章 肘関節・前腕

Point

- 外傷性の橈骨頭脱臼は，単独で起こることは比較的まれであり，前腕の骨折に合併することがよく知られている．1814年，Monteggiaが，橈骨頭脱臼を合併した尺骨骨折症例をはじめて報告したことから，Monteggia骨折と呼ばれるようになった．
1962年，Badoは，Monteggia骨折を橈骨頭の脱臼方向と尺骨骨折の部位によって4型に分類した．その後の1967年，橈骨骨折に橈骨頭脱臼を合併したものに加え橈骨頭単独脱臼例も含めた「Monteggia lesion」という概念が現在，広く用いられている．
- Monteggia骨折の場合，尺骨骨折に目を奪われて，橈骨頭脱臼を見逃すことがある．そのため，X線検査を行う際には，肘関節から手関節を含む前腕の撮影を行う必要があり，肘関節の腫脹と疼痛があれば，肘関節の撮影も必要である．特に小児の場合，若木骨折などの不全骨折の形をとることが多く，骨折部の疼痛と比較して，肘関節の疼痛の訴えが少ない場合もある．

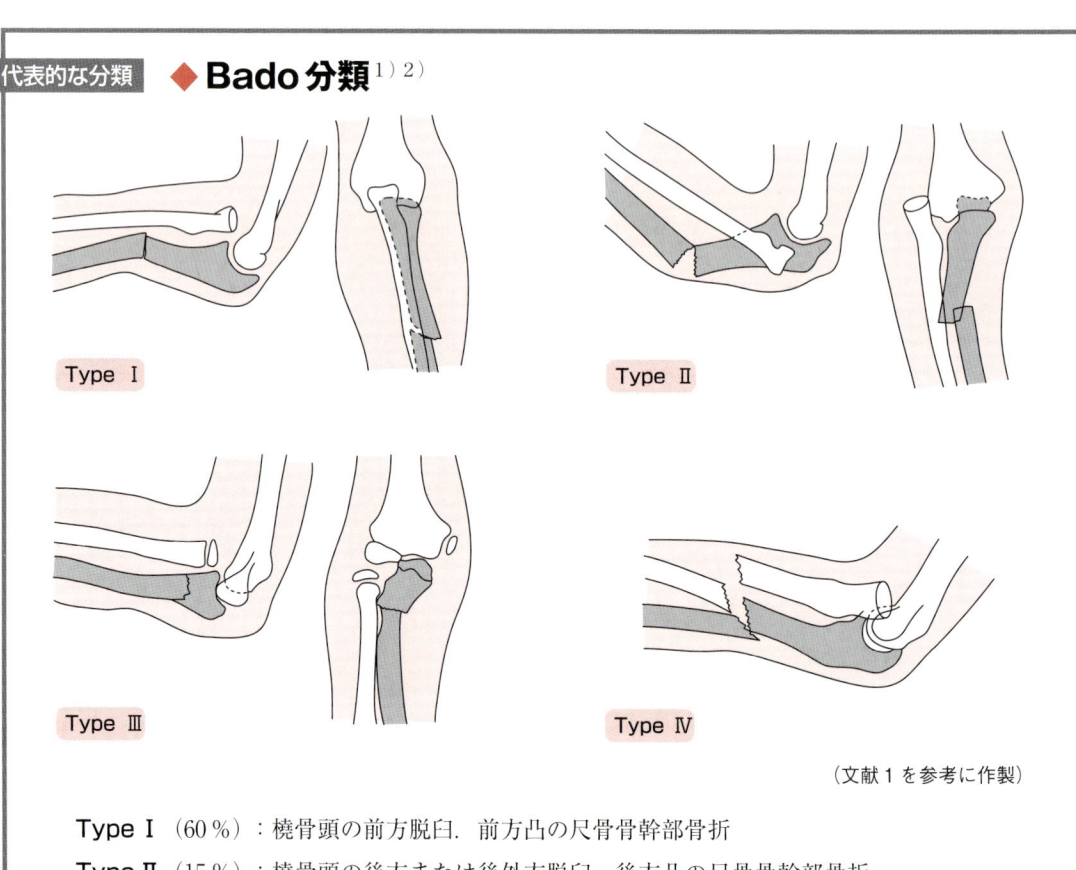

代表的な分類 ◆ **Bado分類** [1) 2)]

Type Ⅰ

Type Ⅱ

Type Ⅲ

Type Ⅳ

（文献1を参考に作製）

Type Ⅰ （60％）：橈骨頭の前方脱臼．前方凸の尺骨骨幹部骨折
Type Ⅱ （15％）：橈骨頭の後方または後外方脱臼．後方凸の尺骨骨幹部骨折
Type Ⅲ （20％）：橈骨頭の外方または前外方脱臼．尺骨近位骨幹端部の骨折
Type Ⅳ （5％）：橈骨頭の前方脱臼．橈・尺骨近位1/3での骨折

文 献
1) 堀　修昌 ほか：Monteggia骨折．OS NOW，17：69-80，1995
2) Smith, F. M.：Children's elbow injuries. In：Fractrures and Dislocations. Clin. Orthop., 50：7-30，1967
3) Monteggia骨折の分類（Bado）．「新版 整形外科カンファレンス必携」（小林　昭 著），p.47，協和企画，2007

症例1　Bado分類 Type I

- 33歳，男性．総合格闘技の練習中に手をつき受傷（橈骨神経麻痺を合併していた），緊急手術となった．

A：前腕単純X線正面像

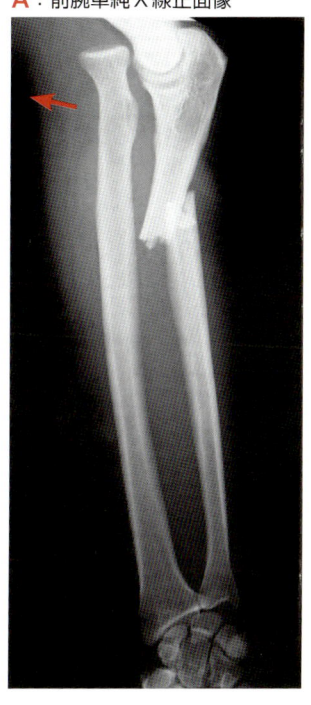

B：肘関節単純X線側面像

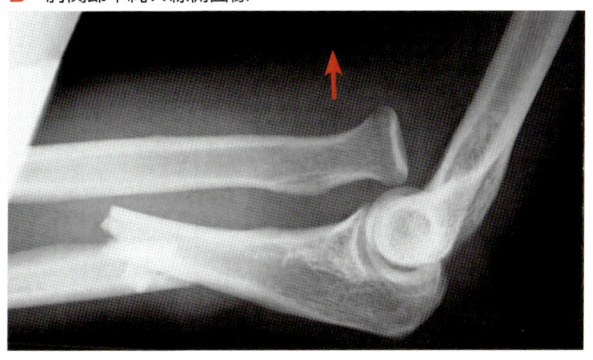

写真A，B：尺骨近位1/3の転位のある骨幹部骨折と橈骨頭の前方脱臼を認める．

C：前腕単純X線正面像 術後

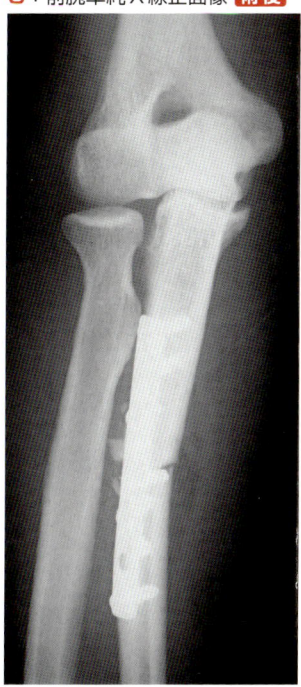

D：肘関節単純X線側面像 術後

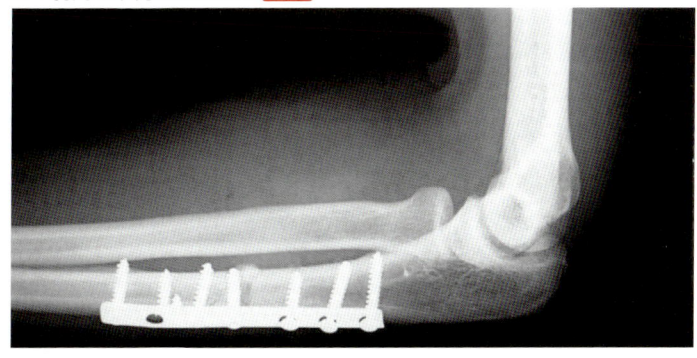

写真C，D：尺骨を正確に整復すると橈骨頭の脱臼は整復された．プレートによる固定を行った．

症例2　Bado分類 Type Ⅱ（陳旧例）

- 14歳，男子．2歳時に転倒受傷．近医でギプス加療を行った．成長とともに左肘の痛みが増悪したため来院した．

A：肘関節単純X線側面像　　B：肘関節単純X線正面像

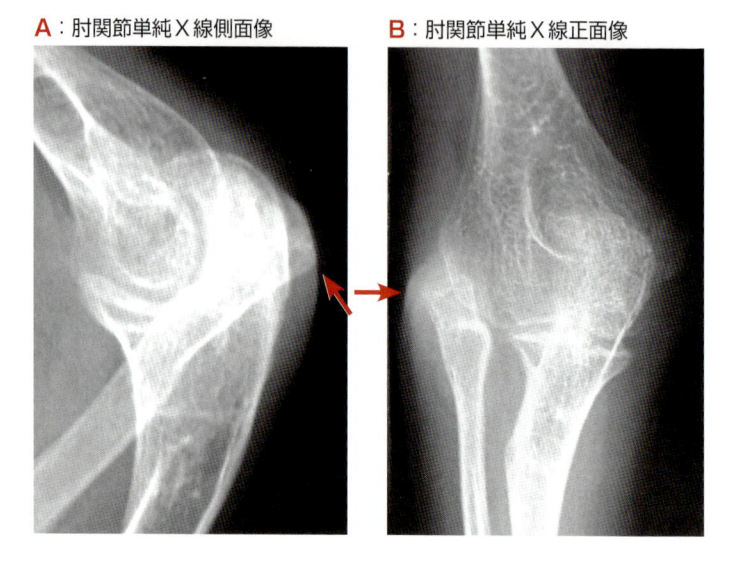

写真A，B：橈骨頭の変形と後外方脱臼を認める．橈骨頭の変形と脱臼を伴う陳旧性のBado Type Ⅱ骨折である．

症例3　Bado分類 Type Ⅲ

- 11歳，男児．自転車にて走行中，転倒受傷．同日，全身麻酔下に徒手整復した．

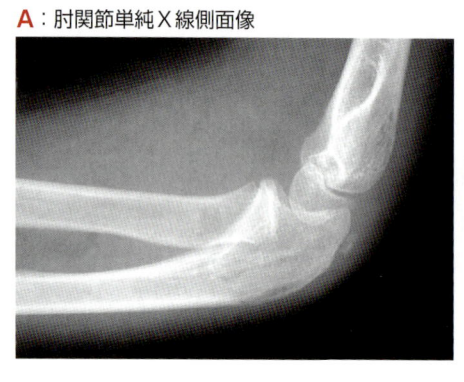

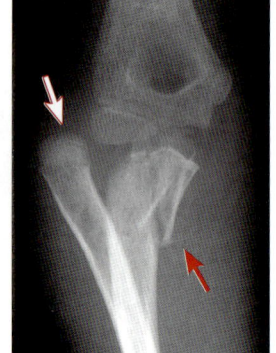

A：肘関節単純X線側面像　　B：肘関節単純X線正面像

写真A，B：尺骨近位部での骨折を認め（→），橈骨頭は外方脱臼している（⇨）．Bado Type Ⅲである．

症例4　尺骨塑性変形＋橈骨頭脱臼

● 3歳，女児．ジャングルジムより転落受傷．

A：前腕単純X線側面像（患側肢）

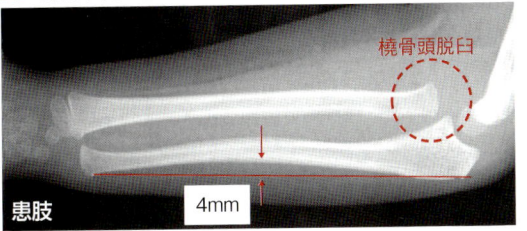

B：前腕単純X線側面像（健側肢）

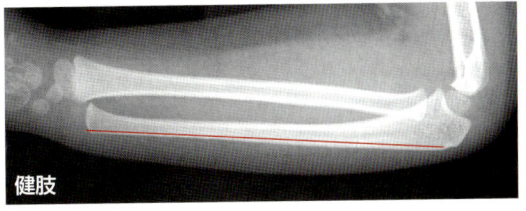

橈骨頭の前方脱臼と尺骨のbowingを認める（写真A）．健側（写真B）と比較し確認．MUB（maximum ulnar bow）は患側で4 mmであった．

ここが診断のポイント！

＜橈骨頭の脱臼の見抜き方＞
● 橈骨長軸は正常であれば，どのような肢位であっても，上腕骨小頭の中心を通る（図）．この点に留意して，橈骨長軸が上腕骨小頭の中心を外れていれば，橈骨頭脱臼と診断できる（図）．

＜小児のMonteggia骨折〜尺骨塑性変形（plastic bowing）を伴う橈骨頭脱臼〜＞
● 小児の骨折の特徴として，骨の可塑性が高い（しなりやすい）ということがあげられる．尺骨の急性塑性変形（acute plastic bowing）がその典型で，一見，骨折は認められないが，健側と比較すると異常なたわみを有した状態である．塑性変形の評価はmaximum ulnar bow（MUB）[2]で行う．これは前腕X線側面像で尺骨遠位端と肘頭の背側縁を結んだ直線から尺骨骨幹部背側縁までの最大距離を計測する．MUBの正常値は1mm以内であり，3〜5mm以上の場合には整復が必要である[3]．

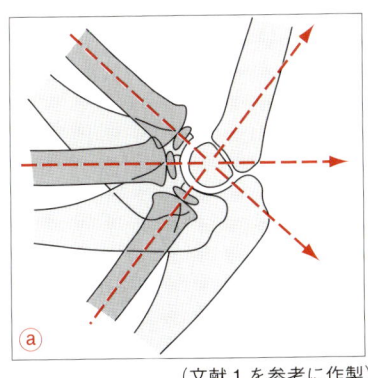

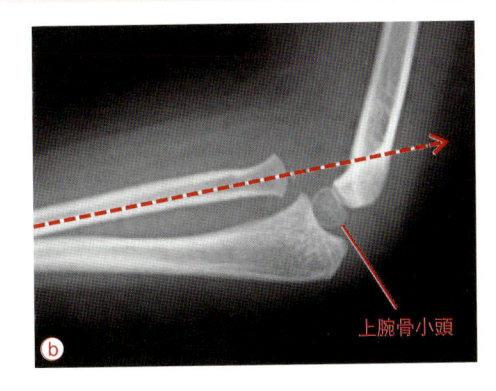

図　橈骨長軸はどのような肢位でも上腕骨小頭に向かう

（文献1を参考に作製）

文　献
1）石垣大介 ほか：尺骨plastic deformationの診断と治療．「手の外科の要点と盲点」（金谷文則 編），p.179, 文光堂, 2007
2）T. L. Lincoln. & S. J. Mubarak.："Isolated" traumatic radial-head dislocation. J. Pediatr. Orthop., 14：454-457, 1994
3）Bado, J. L.：The Monteggia lesion. Clin. Orthop., 50：71-86, 1967

＜千野博之＞

第5章 手関節・手

1. 基本撮影と正常解剖

手関節：単純X線写真

単純X線写真の基本撮影と正常解剖

- **手関節正面像（図1）**
  手掌を下面とし，PA方向で撮影する．
- **手関節側面像（図3）**
  手掌をわずかに外旋させて，橈骨と尺骨遠位端を重ねる．

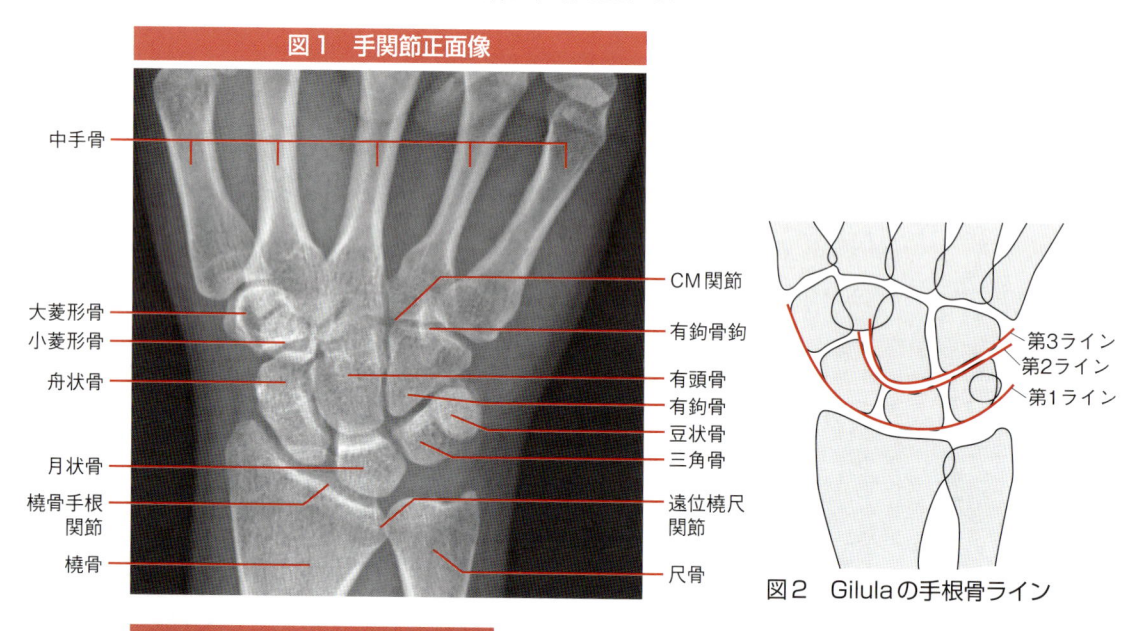

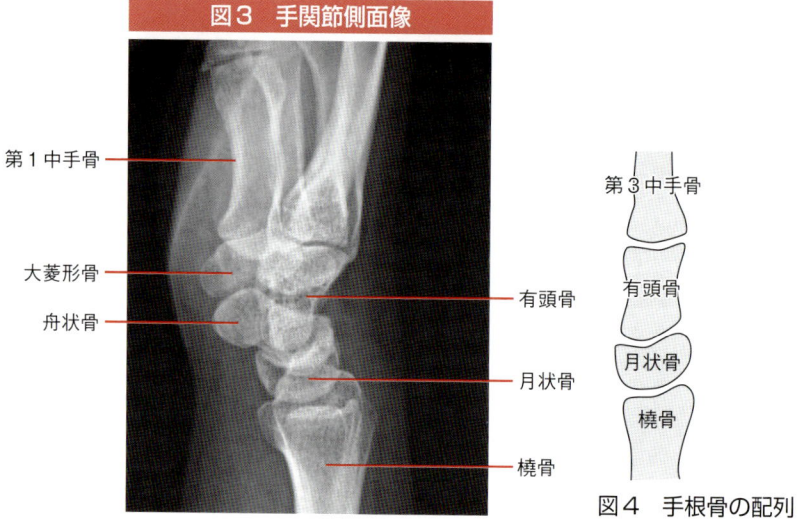

図1 手関節正面像

中手骨／大菱形骨／小菱形骨／舟状骨／月状骨／橈骨手根関節／橈骨／CM関節／有鉤骨鉤／有頭骨／有鉤骨／豆状骨／三角骨／遠位橈尺関節／尺骨

図2 Gilulaの手根骨ライン
第3ライン／第2ライン／第1ライン

図3 手関節側面像
第1中手骨／大菱形骨／舟状骨／有頭骨／月状骨／橈骨

図4 手根骨の配列
第3中手骨／有頭骨／月状骨／橈骨

> ## 読影のABCs
>
> ### *Alignment* 配列
> **手根骨の配列**
> - ☐ 正面像：三角骨と豆状骨，大菱形骨と小菱形骨が重なる
> - ☐ Gilulaの手根骨ライン（図2）：手根骨近位列と遠位列に平滑な3本のラインが並ぶ．第1ラインは近位列の舟状骨，月状骨，三角骨の近位端を結ぶ線，第2ラインは近位列の遠位端を結ぶ線，第3ラインは遠位列の有頭骨と有鉤骨近位端を結ぶ線である．
> - ☐ 側面像：橈骨，月状骨，有頭骨，第3中手骨が直線状に並ぶ（図4）
>
> ### *Bone* 骨
> **手根骨の形態**
> - ☐ 正面像：月状骨は四角形に描出
>
> - ☐ 側面像：橈骨の背側面は平滑．橈骨手根関節はほぼ10°掌側に傾斜．三角骨背側面は裂離骨折の好発部位なので小骨片の有無に注意する
>
> ### *Cartilage* 軟骨
> - ☐ 遠位橈尺関節：橈骨と尺骨の遠位端はわずかに重なる
> - ☐ 関節裂隙：手関節の関節裂隙はすべて均一（パラレリズム）で，ほぼ2mmである（図3）
>
> ### *Soft tissue* 軟部組織
> - ☐ 舟状骨脂肪体（図5）

読影のポイント

● 舟状骨脂肪体（図5）

橈側側副靱帯と長母指外転筋腱と短母指伸筋腱の共通腱鞘との間に介在する三角形ないし線状の脂肪組織である．橈側側副靱帯は橈骨茎状突起から舟状骨外側面に広がり，一部が大菱形骨基部に達する．単純X線写真で舟状骨脂肪体は舟状骨外側に沿って存在するX線透亮域として描出される．舟状骨脂肪体の消失や変位は舟状骨，橈骨茎状突起，第1中手骨基部の急性骨折でみられる．

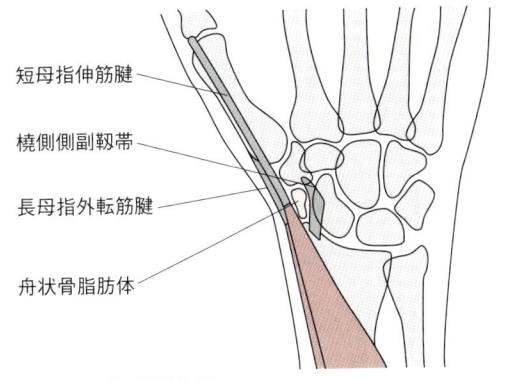

短母指伸筋腱
橈側側副靱帯
長母指外転筋腱
舟状骨脂肪体

図5　舟状骨脂肪体

手関節：MRI

MRIの基本撮像と正常解剖

- ● **手関節矢状断像**：T1強調像（図6）／プロトン密度強調像，T2*強調像
- ● **手関節冠状断像**：T1強調像／プロトン密度強調像，T2*強調像（図7）
- ● **手関節横断像**　：T1強調像（図8a〜c）／プロトン密度強調像

必要に応じて任意断面での脂肪抑制像を加える．脂肪抑制像を追加することで，骨挫傷や靱帯損傷の描出能が向上する．

図6　手関節T1強調矢状断像

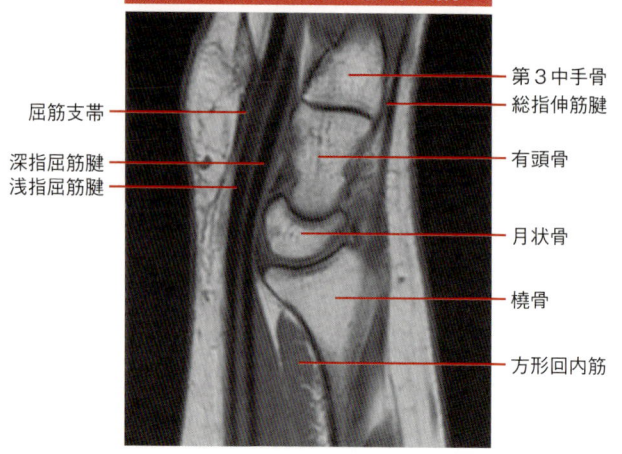

- 屈筋支帯
- 深指屈筋腱
- 浅指屈筋腱
- 第3中手骨
- 総指伸筋腱
- 有頭骨
- 月状骨
- 橈骨
- 方形回内筋

図7　手関節T2*強調冠状断像

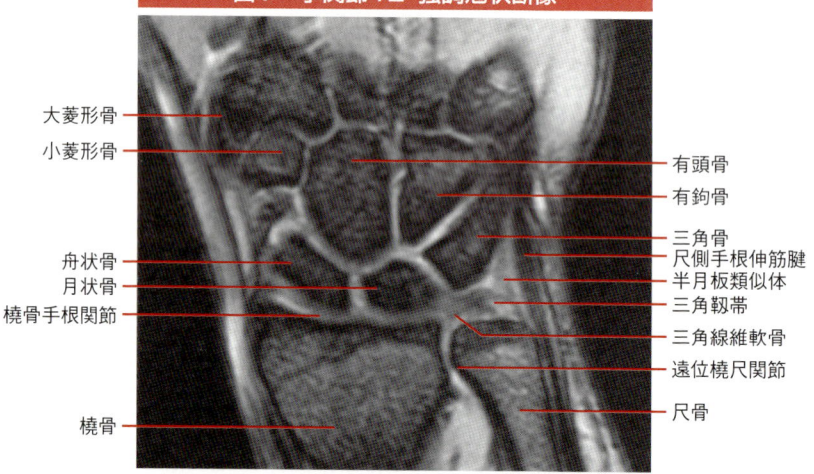

- 大菱形骨
- 小菱形骨
- 舟状骨
- 月状骨
- 橈骨手根関節
- 橈骨
- 有頭骨
- 有鉤骨
- 三角骨
- 尺側手根伸筋腱
- 半月板類似体
- 三角靱帯
- 三角線維軟骨
- 遠位橈尺関節
- 尺骨

図8a　手関節T1強調横断像

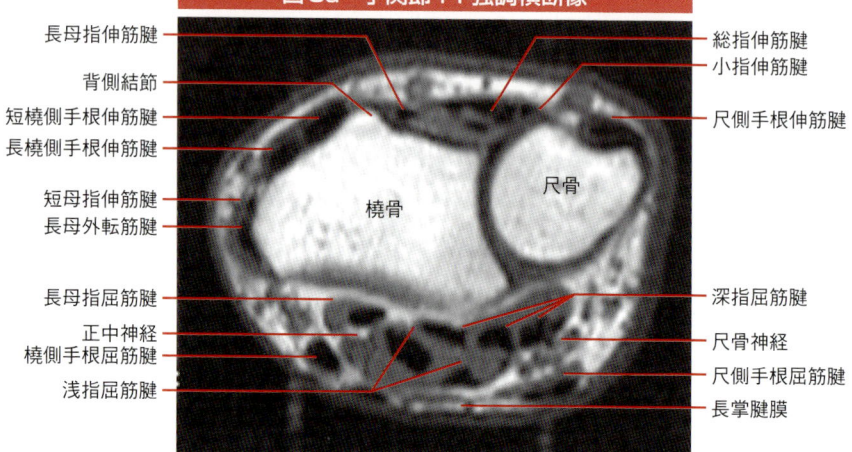

- 長母指伸筋腱
- 背側結節
- 短橈側手根伸筋腱
- 長橈側手根伸筋腱
- 短母指伸筋腱
- 長母外転筋腱
- 長母指屈筋腱
- 正中神経
- 橈側手根屈筋腱
- 浅指屈筋腱
- 橈骨
- 尺骨
- 総指伸筋腱
- 小指伸筋腱
- 尺側手根伸筋腱
- 深指屈筋腱
- 尺骨神経
- 尺側手根屈筋腱
- 長掌腱膜

124　●骨折の画像診断 改訂版

図8b 手関節T1強調横断像（手根骨近位列）

図8c 手関節T1強調横断像（手根骨近位列）

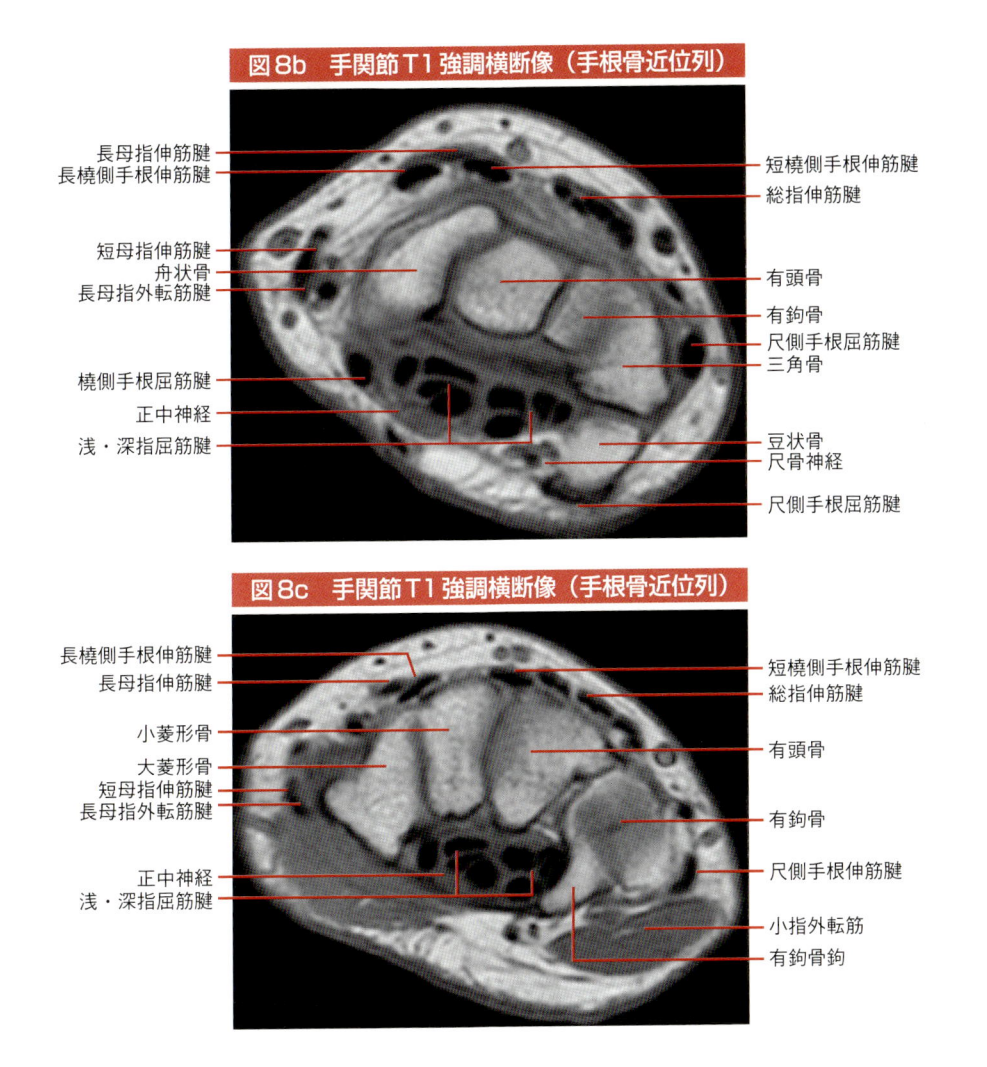

手：単純X線写真

単純X線写真の基本撮影と正常解剖

- **手正面像**（図9）

  掌側を下面にし，手背側から第3MP関節を中心にX線を入射する．

- **手斜位像**（図10）

  掌側を下面にし，45°内旋する．第1指～第5指は少し開く．第1指と第2指で輪をつくるような状態にする．手背側から第3MP関節を中心にX線を入射する．第1指～第5指は斜位像として描出される．

- **手側面像**（図11）

  手の外側と第5指を下面にし，第2指～第5指まで等間隔に開く．第2MP関節を中心にX線を入射する．第1指が斜位像，第2指～第5指が側面像として描出される．

- **第1指正面像**(図12)

    第1指の手背側を下面にし，第1 MP関節を中心にX線を入射する．

- **第1指側面像**(図13)

    掌側を下面にして第5指を少し挙上し，第1指の側面を下面にする．第1 MP関節を中心にX線を入射する．

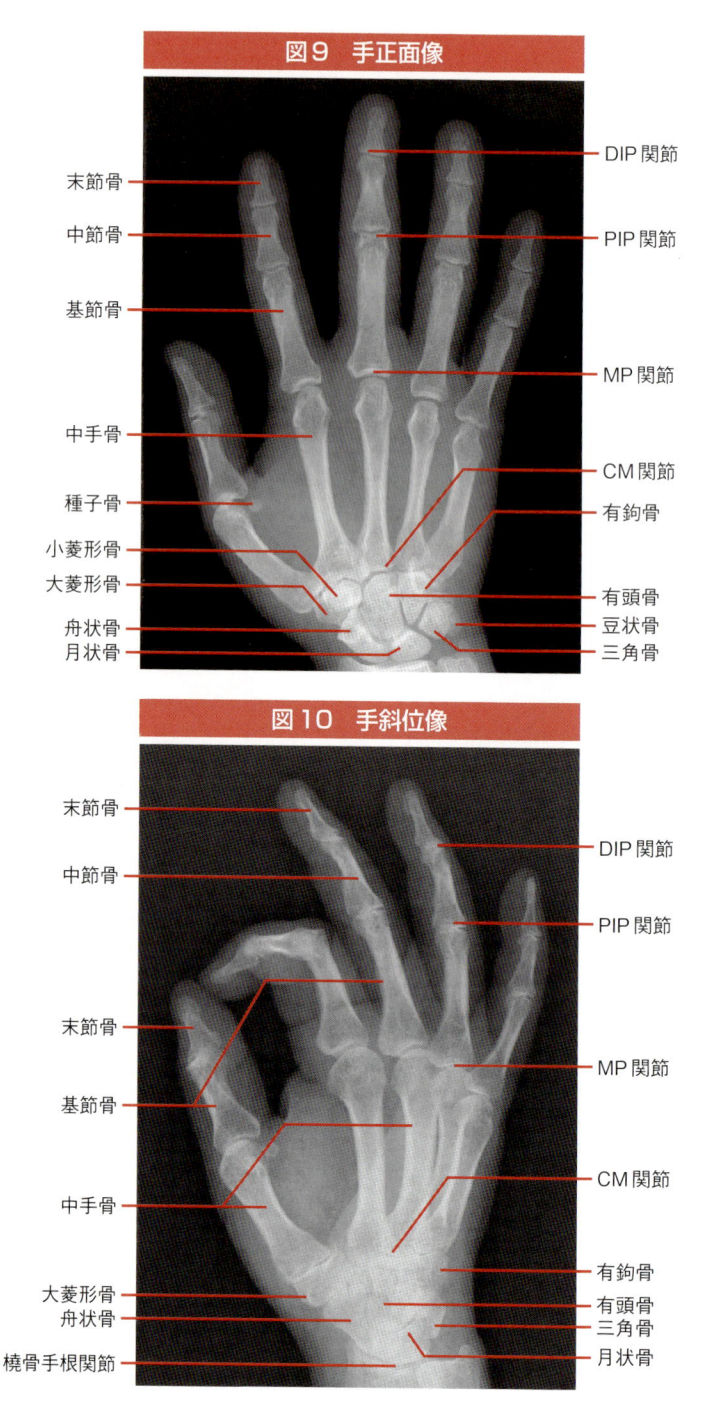

図9　手正面像

末節骨／中節骨／基節骨／中手骨／種子骨／小菱形骨／大菱形骨／舟状骨／月状骨／DIP関節／PIP関節／MP関節／CM関節／有鉤骨／有頭骨／豆状骨／三角骨

図10　手斜位像

末節骨／中節骨／末節骨／基節骨／中手骨／大菱形骨／舟状骨／橈骨手根関節／DIP関節／PIP関節／MP関節／CM関節／有鉤骨／有頭骨／三角骨／月状骨

図11 手側面像

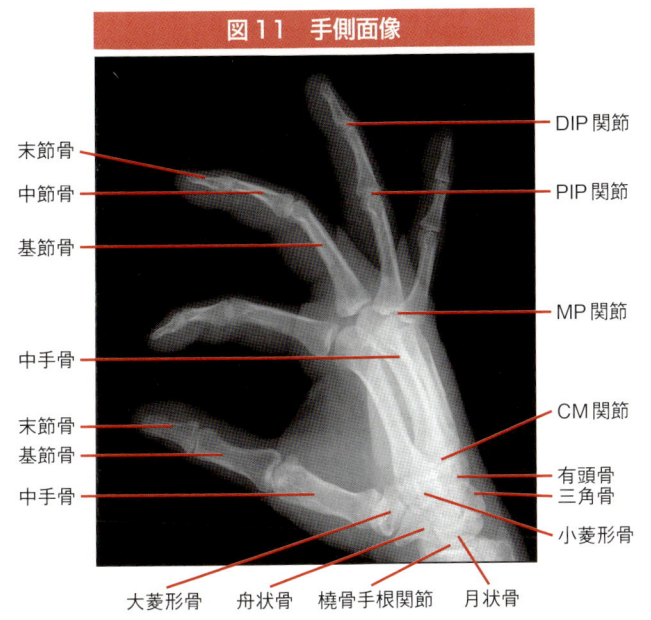

- DIP関節
- PIP関節
- MP関節
- CM関節
- 末節骨
- 中節骨
- 基節骨
- 中手骨
- 末節骨
- 基節骨
- 中手骨
- 有頭骨
- 三角骨
- 小菱形骨
- 大菱形骨
- 舟状骨
- 橈骨手根関節
- 月状骨

図12 第1指正面像

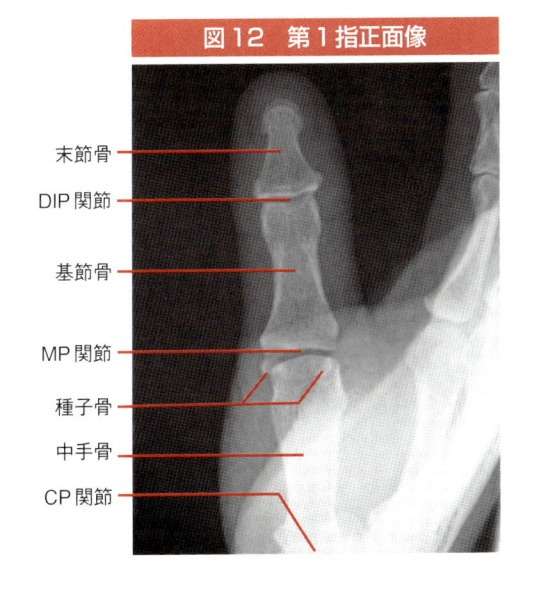

- 末節骨
- DIP関節
- 基節骨
- MP関節
- 種子骨
- 中手骨
- CP関節

図13 第1指側面像

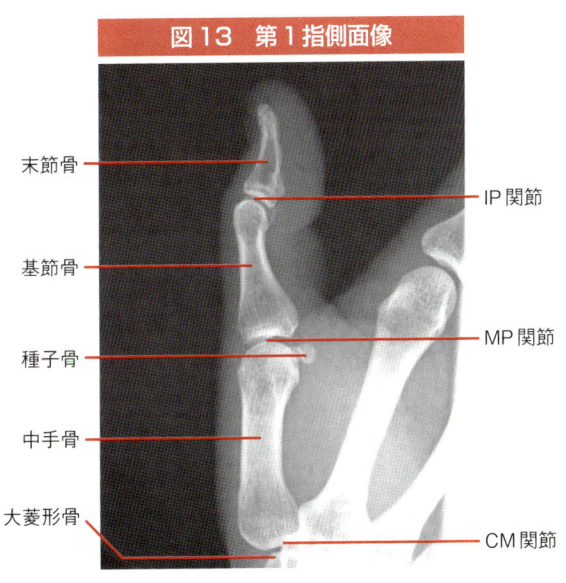

- 末節骨
- IP関節
- 基節骨
- MP関節
- 種子骨
- 中手骨
- 大菱形骨
- CM関節

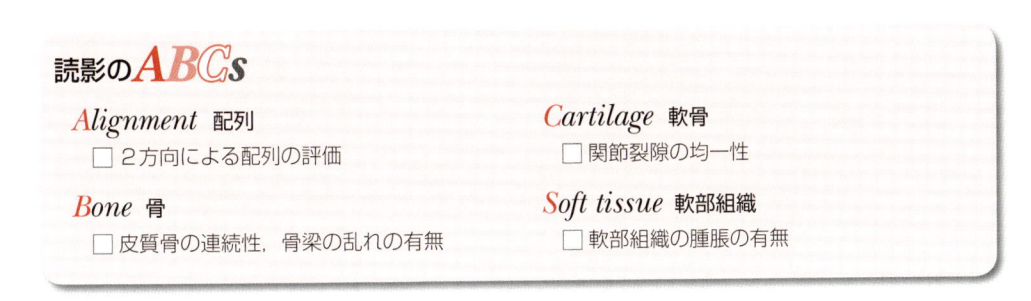

第5章 手関節・手

読影のABCs

Alignment 配列
- □ 2方向による配列の評価

Bone 骨
- □ 皮質骨の連続性，骨梁の乱れの有無

Cartilage 軟骨
- □ 関節裂隙の均一性

Soft tissue 軟部組織
- □ 軟部組織の腫脹の有無

1．基本撮影と正常解剖 ● 127

正常解剖

● 指背の解剖（図14,15）

　　MP関節よりも遠位部で指伸筋腱は基節骨背面で中央索と2本の側索に分かれる．中央索には両側骨間筋の腱線維が合流する．中央索はPIP関節の関節包と癒合して中節骨基部に停止する．

　　側索にも両側骨間筋の腱線維が合流する．側索はPIP関節の側面を通り，中節骨の背側で合流して終止腱となり，DIP関節の関節包と癒合して末節骨基部に停止する．

　　MP関節レベルで指伸筋腱は矢状索と指背腱膜で固定され，PIP関節レベルでは中央索と側索が支帯靱帯により固定される．また，矢状索と指背腱膜を合わせて腱帽（フード）とよぶ．

● 屈筋腱と伸筋腱（図15）

　　浅指屈筋腱はMP関節レベルで2本に分かれ，深指屈筋腱の両側を回って背側に至り，腱交叉を形成しながら中節骨掌側に停止する．深指屈筋腱は分離した浅指屈筋腱の間を通り，末節骨の掌側に停止する．

● 屈筋腱鞘の滑車（図16）

　　屈筋腱鞘は線維性組織（滑車，pulley）により骨に固定されることで，指の屈伸運動において腱が腱鞘内を滑走する．滑車には輪状の環状滑車と線維が交差する交叉状滑車がある．それぞれA1〜A5滑車とC1〜C3滑車がある．遠位手掌皮線から中節骨中央までは浅指屈筋腱と深指屈筋腱とが交錯し，ささいな癒着でも機能が失われるため"no man's land"とよばれる．機能的にはA2とA4が特に重要である．

● 側副靱帯と掌側板（図17）

　　指の関節の背側は腱帽（フード）や支帯靱帯で補強されている．掌側は掌側板が補強する．掌側板の遠位部は線維軟骨からなり固い組織であるが，近位部は柔らかく緩く付着している．屈曲時には近位が曲がり嚢状となる．関節の側面には側副靱帯があり，線維の一部は掌側板に停止し，副靱帯とよばれる．

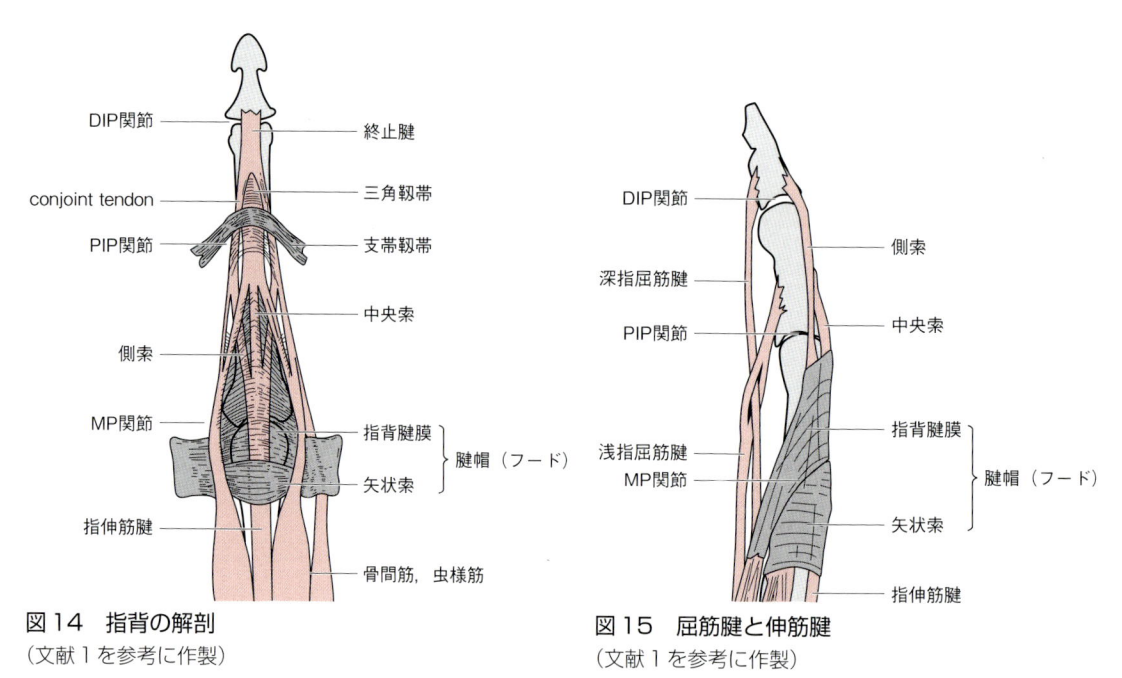

図14　指背の解剖
（文献1を参考に作製）

図15　屈筋腱と伸筋腱
（文献1を参考に作製）

図16　屈筋腱鞘の滑車
（文献1を参考に作製）

図17　側副靱帯と掌側板

文　献

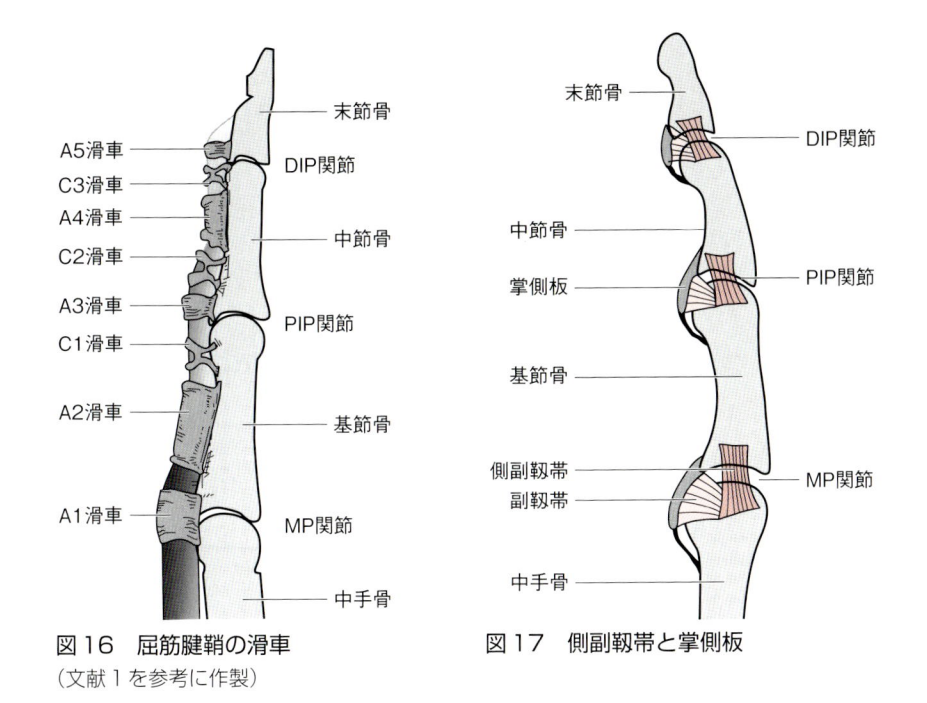

1) Clavero, J. A., et al. : MR imaging of ligament and tendon injuries of the fingers. RadioGraphics, 22 : 237-256, 2002

＜福田国彦＞

2. 橈骨遠位端骨折

> **Point**
> ● 橈骨遠位端骨折は，日常診療において最も頻繁に遭遇する骨折の1つであるが，骨折型は多彩で，さまざまな分類によって研究・評価がなされてきた．
> 当初は形態から Colles，Smith，Barton といった名称が汎用され，それが古典的分類として利用されてきたが，最近では病態をもう少し詳しく分類する試みがなされている．すなわち，Frykman 分類，Melone 分類，AO 分類などである[1)2)]．これらは近年，学会掲載論文において用いられている分類であるが，本稿では最も一般的な AO 分類について解説する．

代表的な分類 ◆ **AO 分類（Müller 分類）**

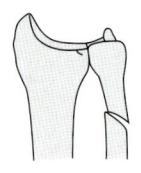

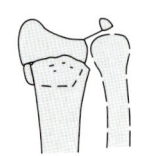

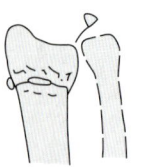

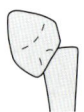

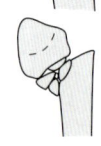

A1
関節外骨折，
尺骨，
橈骨正常

A2
関節外骨折，
橈骨，
単純，嵌入あり

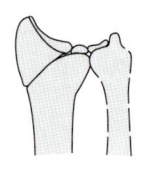

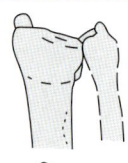

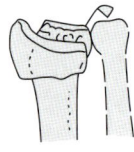

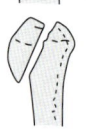

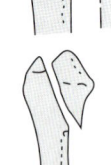

A3
関節外骨折，
橈骨，
多骨片

B1
部分関節内骨折，
橈骨，
矢状面

B2
部分関節内骨折，
橈骨，
前額面，背側縁
（Barton 骨折）

B3
部分関節内骨折，
橈骨，
前額面，掌側縁
（Goyrand-Smith II）

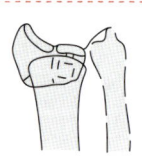

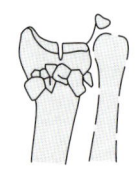

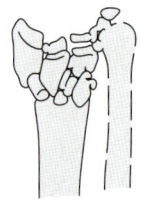

C1
完全関節内骨折，
橈骨，関節面単純，
骨幹端単純

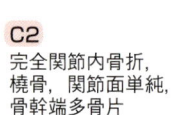

C2
完全関節内骨折，
橈骨，関節面単純，
骨幹端多骨片

C3
完全関節内骨折，
橈骨，
関節面多骨片

（文献2を参考に作製）

A：関節外骨折
　A1：尺骨遠位部の関節外単独骨折
　A2：関節外陥入骨折 or 安定型 Colles/Smith 骨折
　A3：背側骨幹端部粉砕骨折
B：部分関節内骨折；関節内骨折で骨片の一部は骨幹部との連続を残す
　B1：橈骨茎状突起や内側楔状部の骨折
　B2：背側 Barton 骨折〔＋橈骨茎状突起骨折〕
　B3：掌側辺縁骨折（reverse Barton, Goyrand-Smith Ⅱ）
C：完全関節内骨折；関節内骨折で関節面が完全に骨幹部との連続性を絶たれた
　C1：単純関節内骨折で骨幹端部の粉砕がなく，骨片が2個まで
　C2：単純関節内骨折に骨幹端部の粉砕骨折を伴う
　C3：関節面の多骨片化（2骨片以上）を伴う

　AO分類はAOグループの提唱する分類で，関節外，関節内を含め原則的に関節面を有する長管骨すべてに応用可能な分類法である[3]．それぞれを重症度に応じて3つのグループに分類し，さらにそのなかで3つのsubgroupに細分する．最終的にA1-1からC3-3まで3×3×3＝27種類に分類される．機械的に分類でき，またAからC，1から3に向かって重症度が増す．

文　献
1) 島田幸造：橈骨遠位端骨折の分類と治療法．NEW MOOK 整形外科，5：52-63, 1998
2) 「CCF Comprehensive Classification of Fractues」（糸満盛憲 監訳），日本マティス株式会社，1999
3) Müller, M. E., et al. "The comprehensive classification of fractures of long bones." Springer-Verlag. 1990

ここが診断のポイント！

● 転位が少ない関節内・関節外骨折ならば徒手整復と副子またはギプス固定だけで十分に治療可能である．しかし，骨折線が橈骨手根関節や遠位橈尺関節に及んだ場合，外傷後関節症の発生頻度を減らし，機能的に良好な治療結果を得るために，関節面の解剖学的整復を目的とした観血的手術が必要となる．また，X線像上，以下に示すような徴候が認められた場合は，いわゆる不安定性骨折であり，これに対しても手術療法が選択される．したがって，受傷時にX線像で正しく骨折を評価することが治療方針を決定するのに最も重要であるといえる．

＜不安定性骨折を示唆するX線所見[1]＞
・骨折部前後径の50％を超える背側の粉砕
・掌側骨幹部の粉砕
・受傷時の背側傾斜（dorsal tilt）が20％以上
・受傷時の転位（骨片偏位）が1cm以上
・受傷時の短縮が5mm以上
・関節面の破綻
・尺骨骨折の合併
・広範な骨粗鬆症

（次ページに続く）

＜橈骨遠位端を単純X線で評価する際のポイント＞
1） Volar tilt
2） Radial tilt （radial inclination, radial deviation）
3） Radial length
4） Ulnar variance

1） Volar tilt

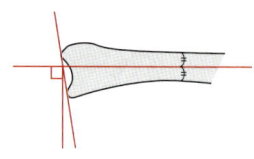

橈骨長軸への垂線と橈骨遠位関節面とのなす角（側面像）

正常の手関節側面像では橈骨関節面はやや前方に傾斜（volar tilt）している

正常値1°〜21°（平均11°）

〔注〕Colles骨折時には関節面はdorsal tiltとなる

2） Radial tilt （radial inclination, radial deviation）

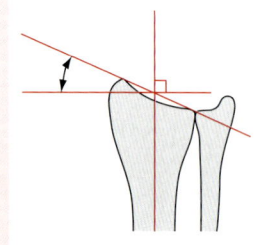

橈骨長軸への垂線と橈骨遠位関節面とのなす角（前後像）

正常値13°〜30°（平均23°）

3） Radial length

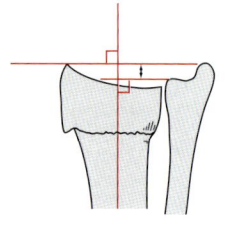

橈骨長軸に垂直な線で，橈骨茎状突起先端を通る線と，尺骨関節面に引いた線との距離（前後像）

健側（平均12 mm）と比較する

4） Ulnar variance：橈骨と尺骨の遠位端の長さの比較

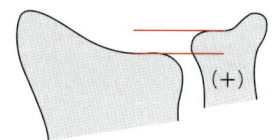

plus variant：尺骨遠位端が長いもの　　neutral variant：両者が等しいもの（＝zero variant）　　minus variant：尺骨遠位端が短いもの

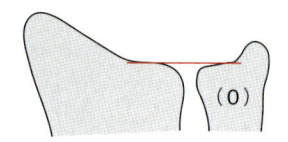

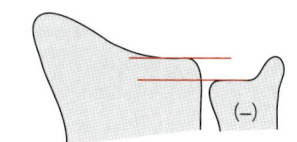

図1　橈骨遠位端を単純X線で評価する際のポイント　　　　（文献2, 3を参考に作製）

症例1　AO分類 Type A1

● 53歳，女性．交通事故で車にはねられ受傷．

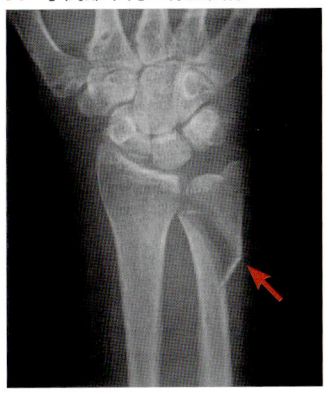

A：手関節単純X線正面像　　B：手関節単純X線側面像

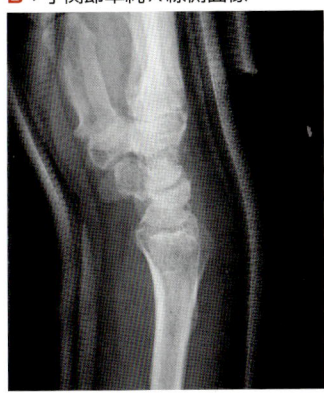

尺骨遠位部の関節外骨折を認める．

症例2　AO分類 Type A2（Colles骨折）

● 67歳，女性．風呂場で転倒し受傷．

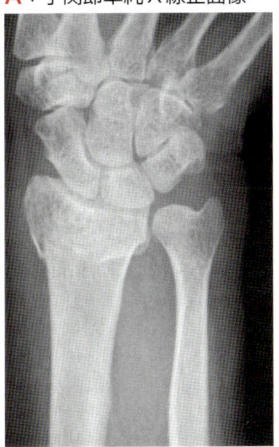

A：手関節単純X線正面像　　B：手関節単純X線側面像　　C：手関節CT矢状断　　D：側面像のシェーマ

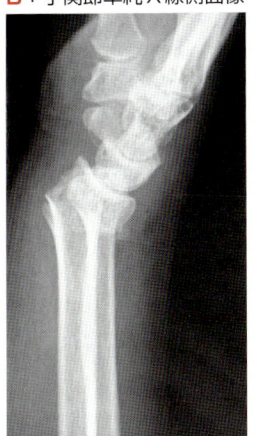

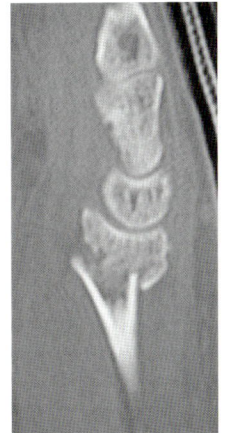

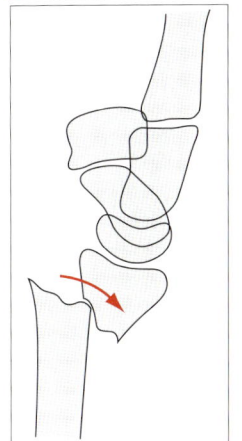

視診上いわゆるフォーク状変形をきたしていた（**図2**参照）．橈骨遠位骨片は背側へ転位している．

症例3　AO分類Type A2（Smith骨折）

● 13歳，男子．陸上ハードル走で転倒し受傷．

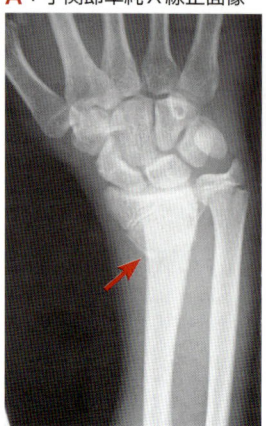

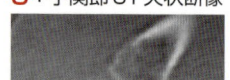

A：手関節単純X線正面像　B：手関節単純X線側面像 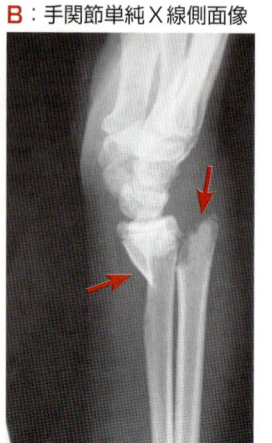　C：手関節CT矢状断像 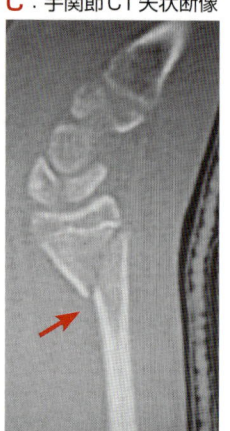　D：側面像のシェーマ

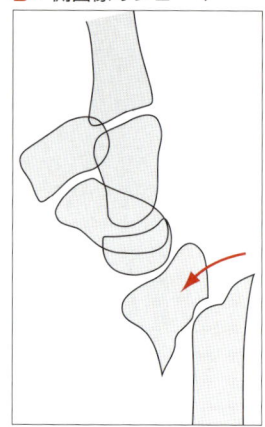

橈骨遠位骨片の掌側転位に加え，橈屈転位も認める．

症例4　AO分類Type A3（背側粉砕型）

● 37歳，男性．高所より転落し右手をついて受傷．

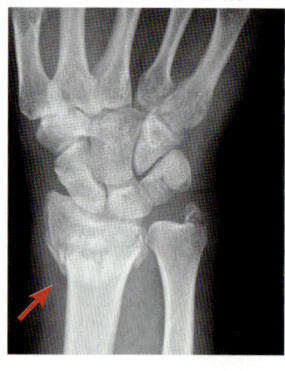

A：手関節単純X線正面像　B：手関節単純X線側面像 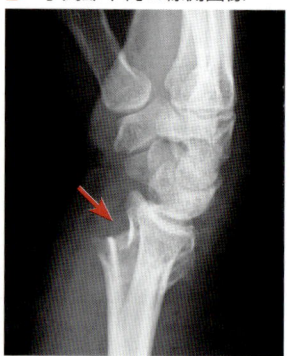　C：手関節CT矢状断（徒手整復後）

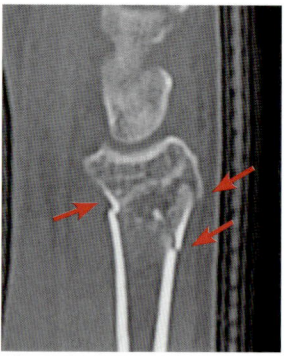

D：手関節単純X線正面像　術後　E：手関節単純X線側面像　術後

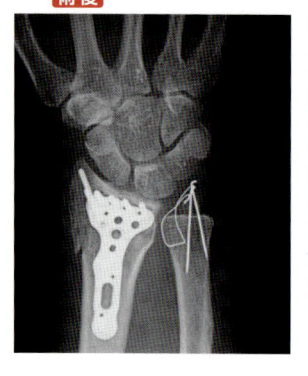

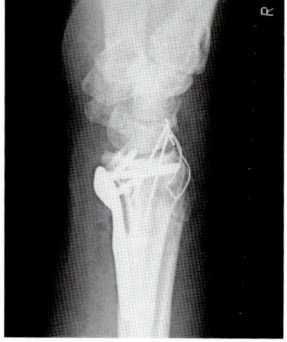

写真A〜C：背側転位型の橈骨遠位端骨折を認める．尺骨茎状突起骨折を伴っている．整復後CTにて背側骨片の粉砕がみられる．

写真D，E：後日，掌側プレートによる観血的整復固定術を施行した．尺骨茎状突起骨折にはKワイヤと軟鋼線によるtension band wiringを行った．

ここが診断のポイント！

- 橈骨関節面の背屈変形を伴った関節外骨折は古典的分類でColles骨折といわれる．Colles骨折に代表される背屈型骨折は橈骨遠位端骨折の約8割を占め，手関節背屈位で手掌部をついての受傷が大半である．視診上，いわゆるフォーク状変形をきたすのが特徴である（図2）．
- 原則的に保存療法を行う．まずは徒手整復を行い，外固定とする．徒手整復は牽引をかけつつ掌尺屈させ，骨片を整復し，固定肢位はやや掌尺屈位で肘関節から手背手掌までのU字型のギプスシーネ固定（Sugar tong splintともいう）を行う．
- 橈骨関節面が背屈転位するColles骨折に対し，掌屈転位をきたした関節外骨折がSmith骨折である．手関節掌屈位で転倒し発生すると考えられているが，実際にはそれほど単純ではなく，むしろ手の肢位は背屈位でそれに前腕の過度の回外が加わることにより起こる方が頻度的には高いといわれる．
- 治療はColles骨折と同様に保存療法が第一選択である．整復操作がColles骨折の逆になるが，屈曲型骨折の受傷肢位が必ずしも手関節屈曲位とは限らないため，その整復も単にCollesの逆操作だけではすまないことを念頭におくべきである．

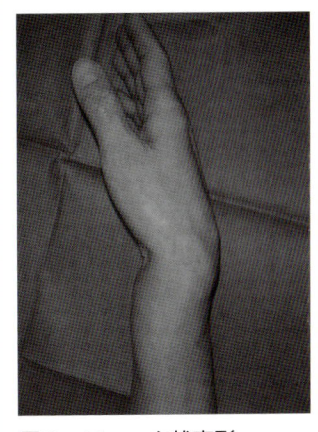

図2　フォーク状変形

症例5　AO分類Type B1（Chauffeur骨折）

● 42歳，男性．バイク走行中の交通事故で受傷．

A：手関節単純X線正面像 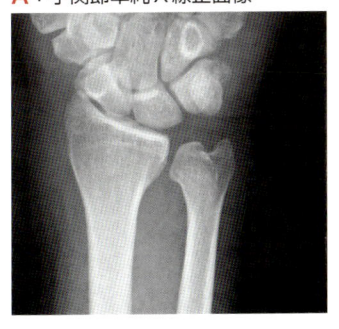
B：手関節単純X線側面像 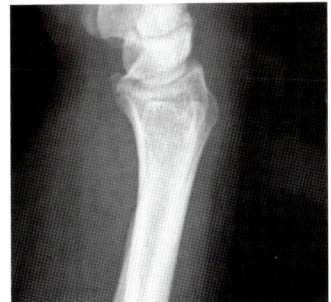
C：手関節単純X線斜位像 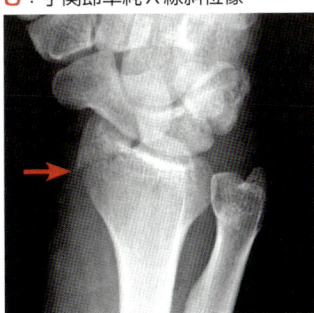
D：手関節CT前額断

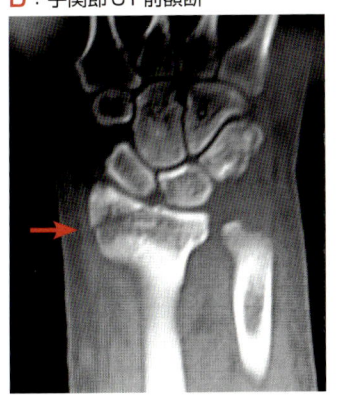

　X線正側面像では骨折線は明らかではないが，斜位像（写真C）で橈骨茎状突起部へ斜めに走る骨折線を認める．このように骨折が疑われた場合は斜位を含めた手関節4方向撮影を施行すべきである．また，CTにより，詳細な評価ができる．

症例6　AO分類 Type B2（背側Barton骨折＋橈骨茎状突起骨折）

● 60歳，女性．雪面で滑り転倒し受傷．

A：手関節単純X線正面像 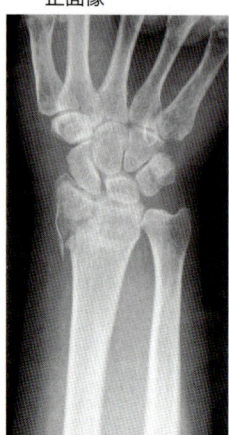
B：手関節単純X線側面像 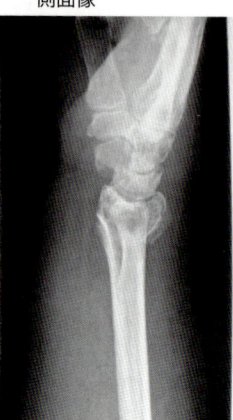
C：手関節CT矢状断 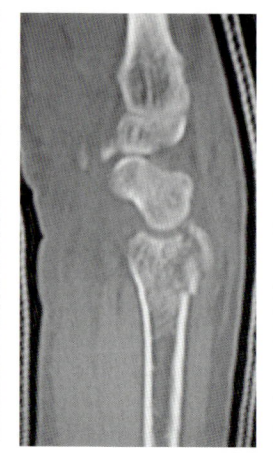
D：背側Barton骨折のシェーマ

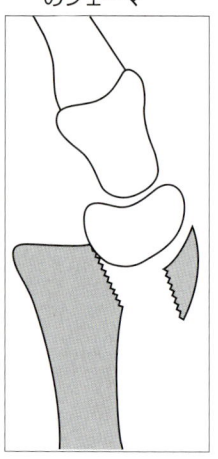

　X線正面像で橈骨茎状突起骨折が明らかであるが，側面像にて背側にも骨片を認める．これをCTで評価すると，背側の骨折線が関節面に及んでいるのがよくわかる．このように背側Barton骨折では橈骨茎状突起骨折を合併することが多い．

症例7　AO分類 Type B3（掌側Barton骨折）

● 47歳，男性．自転車走行中に転倒し受傷．

A：手関節単純X線正面像 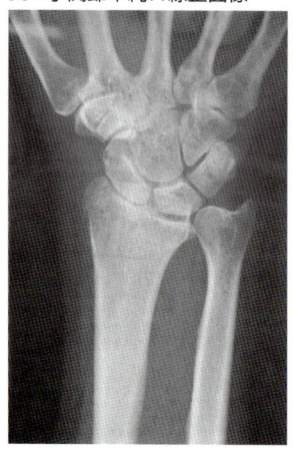
B：手関節単純X線側面像 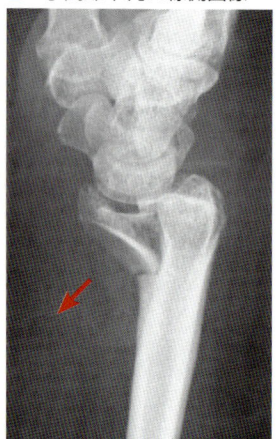
C：CT矢状断像（徒手整復後） 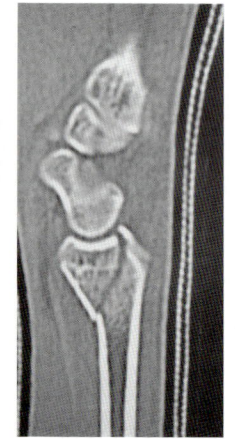
D：掌側Barton骨折のシェーマ

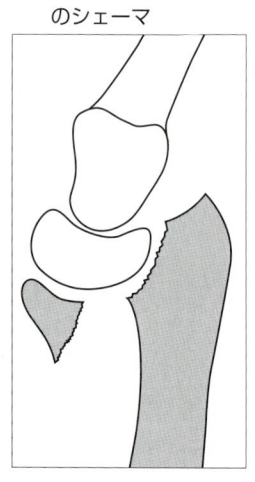

　X線側面像で橈骨遠位端の関節内骨折で骨片の掌側転位を認める（掌側Barton骨折）．同時に手根骨全体が掌側へ転位している．受傷時，手をついたときに手関節へ軸圧が加わると同時に，投げ出された体と地面との間の強い剪断力が作用して骨片を掌側に押し出したものと推測される．

ここが診断のポイント！

- TypeBのすべての骨折に共通する基本的な特徴は，橈骨遠位部の骨幹部・骨端部の一部は影響を受けておらず，損傷されていない部分の関節面と連続性を保っていることである．したがって，転位した関節骨片は，損傷されていない橈骨遠位部の骨柱に正確に整復し強固に固定できるので，最終的な治療成績は良好である．
- 橈骨遠位部の関節内骨折で，遠位骨片が手根骨とともに背側に転位しているものを背側Barton骨折，掌側に転位しているものを掌側Barton骨折という．関節靱帯・関節包の損傷もあるため，徒手整復は難しく，徒手整復後の固定性も悪い．そのため，通常，手術治療が行われる．
- 関節内骨折部位の評価にはCTが有用である．

＜Chauffeur骨折について＞
- Chauffeurとは運転手という意味で，かつて自動車を始動させるのに車体前方のシャフトを回していた時代に，逆火（back fire）が起こった際の取っ手の反動で受傷したことに由来する．

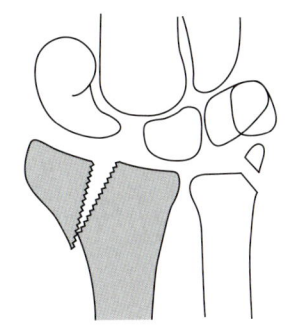

図3　chauffeur骨折

症例8　AO分類 Type C1

● 25歳，男性．スノーボードで転倒し受傷．

A：手関節単純Ｘ線正面像

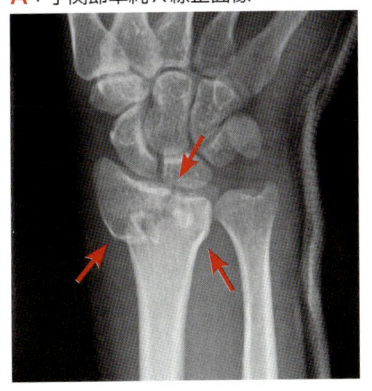

B：手関節単純Ｘ線側面像

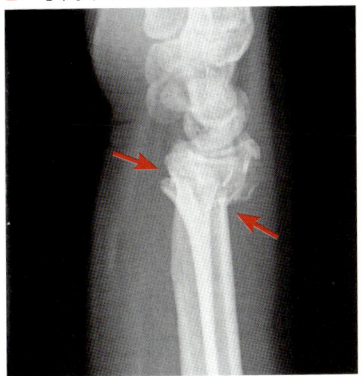

C：手関節CT前額断

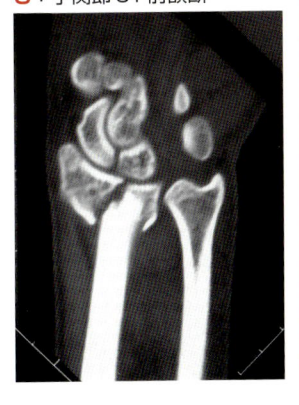

D：手関節CT矢状断

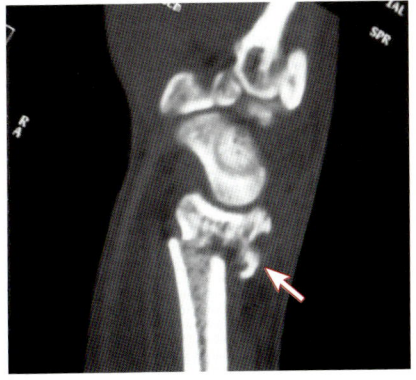

橈骨遠位端の関節内骨折で，骨幹端部に粉砕がなく，CTで骨片を1個認める（写真D：⇨）．

症例9　AO分類 Type C2

● 85歳，女性．路上を歩行中に足を滑らせて転倒し受傷．

A：手関節単純X線正面像 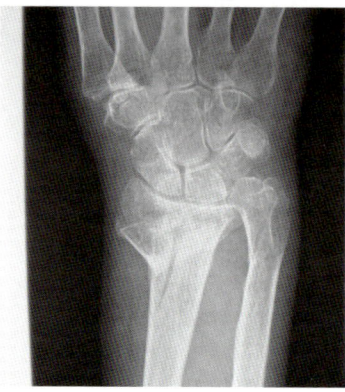
B：手関節単純X線側面像 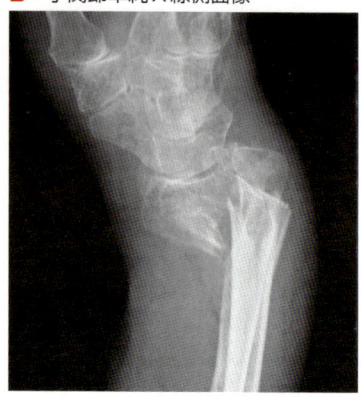
C：手関節3D-CT 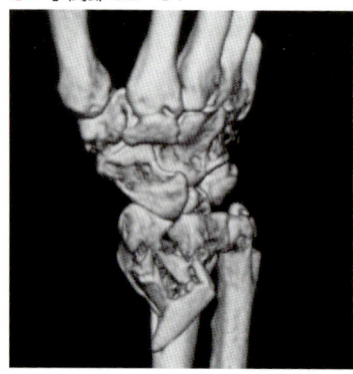
D：手関節CT冠状断

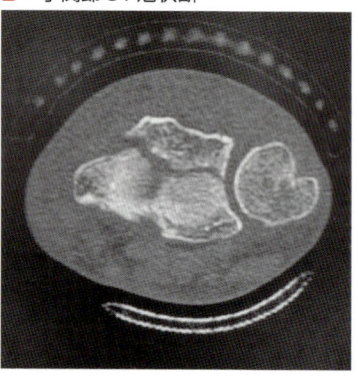

橈骨遠位端の関節内骨折で，骨幹端に粉砕骨折を認める．

症例10　AO分類 Type C3

● 33歳，男性．自転車走行中にバイクに追突され，前方へ飛ばされた際に右手を地面について受傷．

A：手関節単純X線正面像 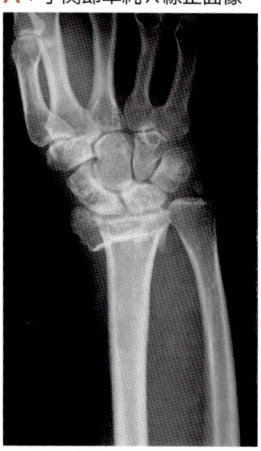
B：手関節単純X線側面像

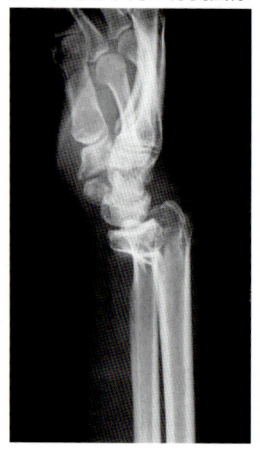

写真A，B：橈骨は骨幹端部で強く圧縮され掌橈屈転位をきたしている．

C：手関節 CT 矢状断　D：手関節 CT 冠状断

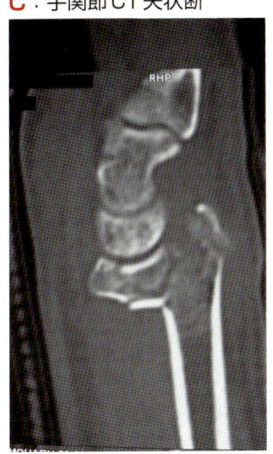

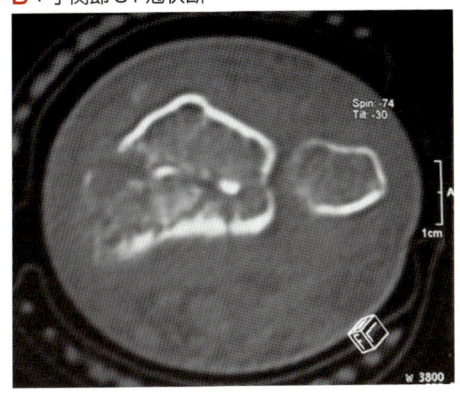

写真 C, D：CT で関節面の粉砕骨折を認める．

E：手関節単純 X 線正面像【術後】　F：手関節単純 X 線側面像【術後】

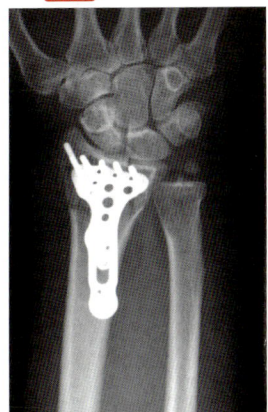

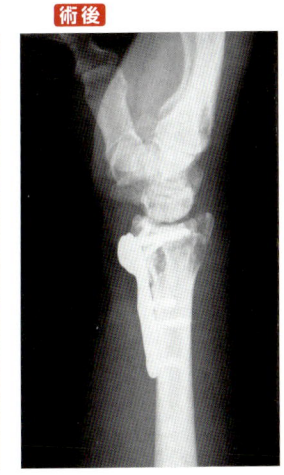

写真 E, F：掌側ロッキングプレートによる観血的整復固定術を施行した．

ここが診断のポイント！

- 剪断力による関節内骨折と軸圧による粉砕骨折が主な受傷パターンである．Type C 骨折の多くが不安定性のために観血的整復固定術を要し，その方法も骨折型や転位の大きさなどによってさまざまである．主に掌側/背側プレート，あるいは創外固定が用いられるが，粉砕が強く，骨欠損を認める場合には骨移植術などを併用することもある．
- 治療法の選択に際しては，正確な骨折型の評価が必須である．すなわち，初診時に手関節 4 方向 X 線撮影を行うが，必要に応じて MDCT（3D-CT）を用いて詳細に評価すべきである．

参考）単純 X 線像で関節面を評価する方法〜Tilt X-ray〜
- 手関節撮影の際に，図 4, 5 のように posteroanterior（PA）像で 11°，側面像で 23°の傾斜をつけて撮影すると，橈骨手根関節が抜けるので関節内骨折の評価，また術後評価に有用[4]で，著者らは日常診療に役立てている．

（次ページに続く）

図4

図5

(図4, 5は文献4より一部改変して転載)

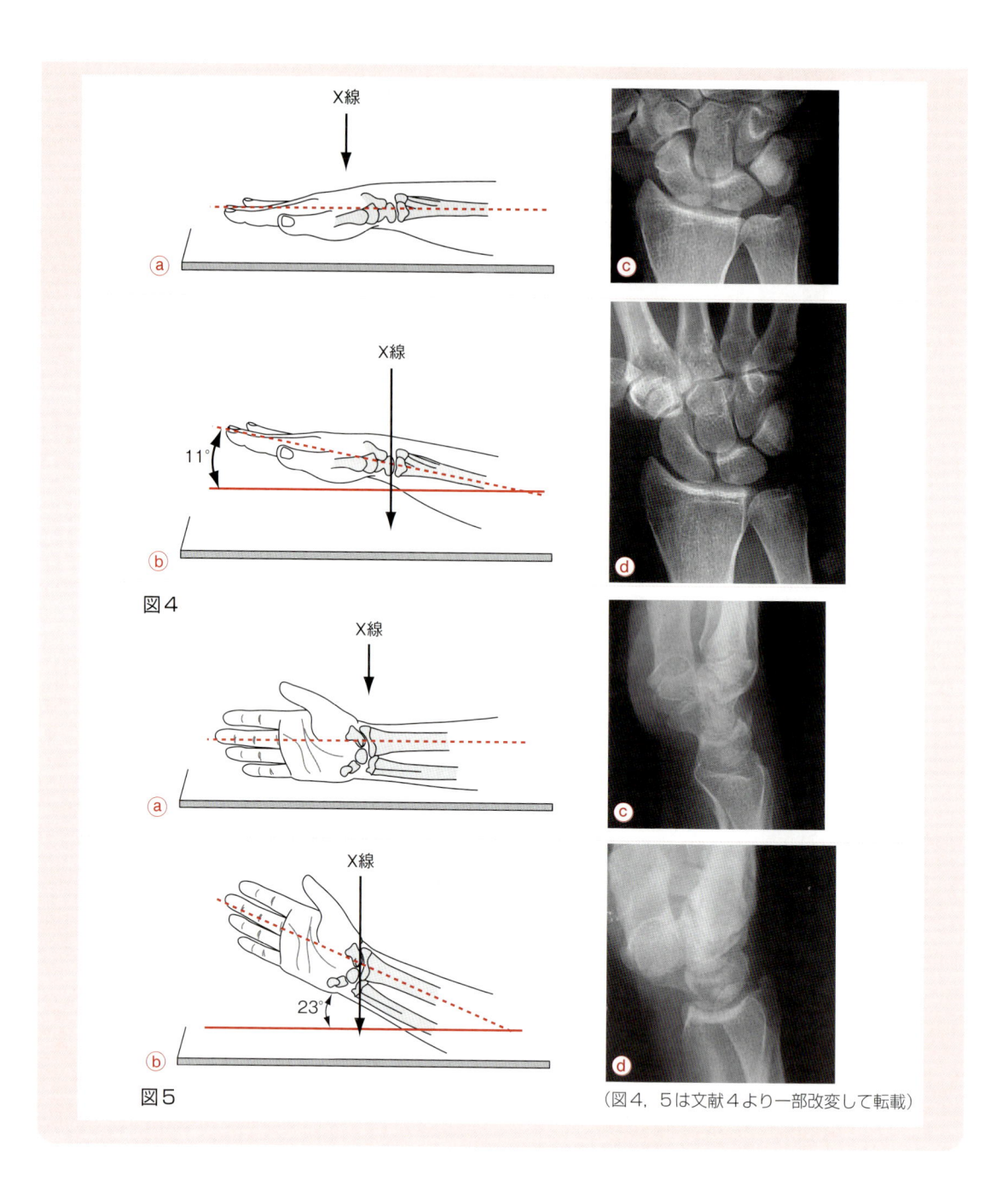

文 献

1) Fernandez, D. L.：部位別治療法　橈骨遠位部/手関節.「AO法骨折治療」, pp.279-294, 医学書院, 2003
2) Gartland, J. J., et al.：Evaluation of healed Colles' fractures. J. Bone & Joint Surg., 33-A：895-907, 1951
3) Hulten, O.：Uber anatomische Variationen der Hand-Gelenkknohen. Acta. Radiol., IX：155-169, 1928
4) Boyer, M. I.：Anatomic tilt X-rays of the distal radius：an ex vivo analysis of surgical fixation. J. hand surg., 29：116-122, 2004

<千野博之>

3. 舟状骨骨折

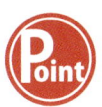

Point
- 手をついて転倒し，受傷することが多く，手根骨骨折のなかで頻度が高い．
- 受傷時の単純X線像で診断できないことも多いため，1～2週間後に再検査を行う．骨折を見逃して，骨癒合が得られないと後に障害を起こす可能性がある．
- 舟状骨結節，anatomical snuff box 部位に圧痛があれば，前後像，側面像に加え，両斜位像，尺屈位像などのX線撮影が必要で，詳細な骨折型を把握するためにCTは有用である．
- 本骨折の分類にはHerbert分類が用いられる．一般的に骨折部のずれ（1mm以上）があり，不安定性がみられる場合は手術が行われるが，安定している場合でも手術が選択されることもある．

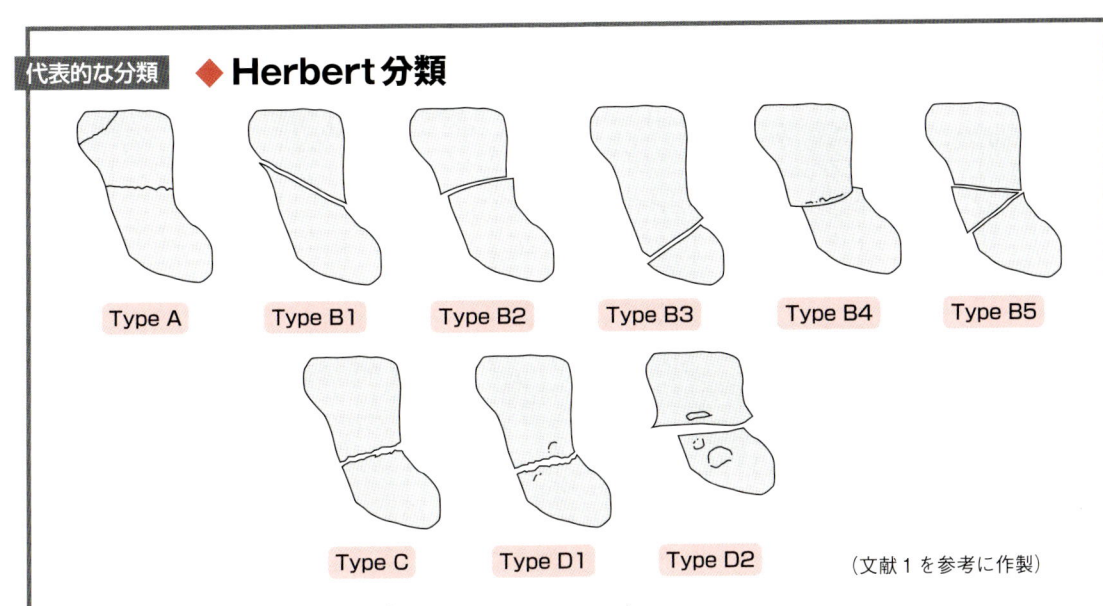

代表的な分類 ◆ Herbert 分類

Type A　Type B1　Type B2　Type B3　Type B4　Type B5

Type C　Type D1　Type D2

（文献1を参考に作製）

Type A：安定型新鮮骨折（Acute stable fractures）
　A1：結節部骨折（Fractures of the tubercle）
　A2：腰部不完全骨折（Undisplaced "crack" fracture of waist）

Type B：不安定型新鮮骨折（Acute unstable fractures）
　B1：遠位部斜骨折（Oblique fractures of distal third）
　B2：腰部完全骨折（Displaced or mobile fractures of waist）
　B3：近位部骨折（Proximal pole fractures）
　B4：脱臼骨折（Fracture dislocations of carpus）
　B5：粉砕骨折（Comminuted fractures）

Type C：遷延治癒（Delayed union）

Type D：偽関節（Established non-union）
　D1：線維性癒合（Fibrous non-union）
　D2：骨硬化性偽関節〔Sclerotic non-union（pseudarthrosis）〕

文献
1) Herbert, T. J. & Fisher, W. E.：Management of the fractured scaphoid using a new bone screw. J. Bone Joint Surg. Br. 66：114-123, 1984

症例　Herbert分類　Type A2

● 24歳，男性．サッカー中に転倒して受傷．手関節部痛のため来院した．

A：手関節単純X線斜位像

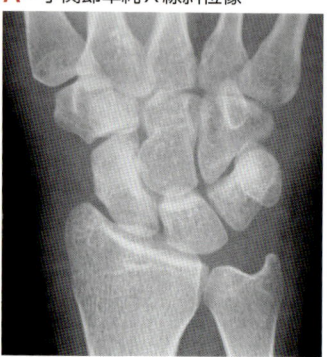

B：手関節単純X線斜位像

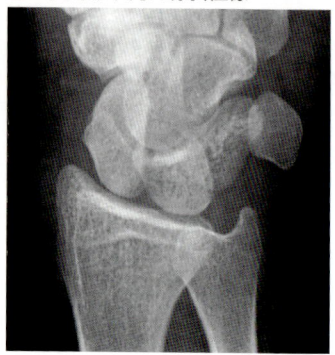

C：手関節単純X線正面像

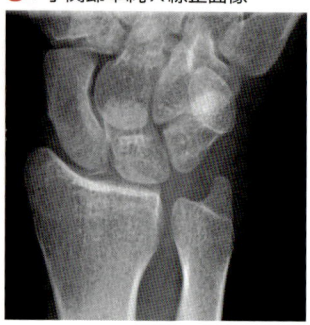

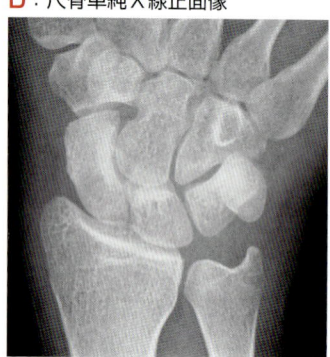

D：尺骨単純X線正面像

E：尺骨単純X線側面像

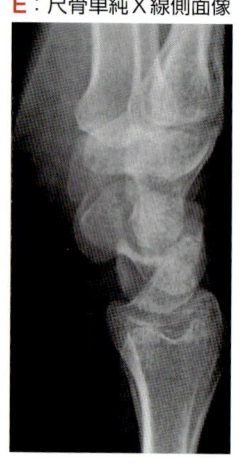

写真A〜E：anatomical snuff boxに圧痛を認め，舟状骨骨折を疑い，多方向単純X線撮影を施行したがはっきりした骨傷を認めない．

F：手関節CT前額断

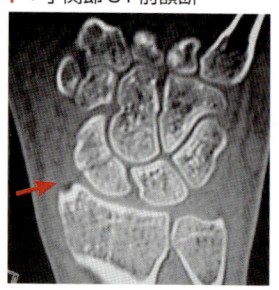

G：手関節CT矢状断

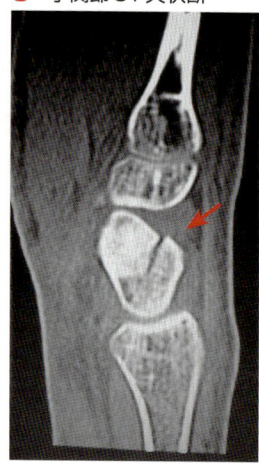

H：手関節CT冠状断

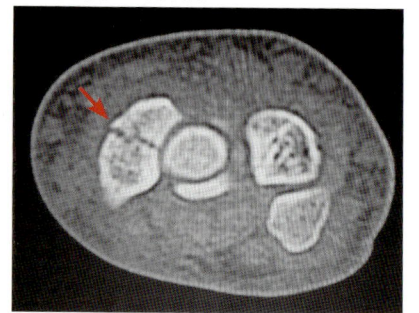

来院時X線像でははっきりした骨傷はみられなかったが，疼痛部位が舟状骨周囲であった．CTで骨折が判明した．

写真F〜H：CTで転位のない舟状骨腰部骨折を認める．Herbert分類Type A2である．なお，この症例は，受傷後2週の単純X線像においても骨折線は判然としなかった．

＜千野博之＞

第5章 手関節・手

4. 有鉤骨鉤骨折

> **Point**
> - 小指球部をバット，ラケット，ハンマーなどで強打し受傷することが多い．
> - 小指球部に圧痛がある場合が多い．
> - 陳旧例では，環小指の屈筋腱皮下断裂の合併がみられることがある．
> - 通常のX線撮影ではわかりにくいため，手関節回外位像，手根管撮影，CTなどを行う．

症例　有鉤骨鉤骨折

● 37歳，男性．工務店勤務．仕事でハンマーを使用する．右手小指球部の疼痛のため来院した．

A：手関節単純X線正面像

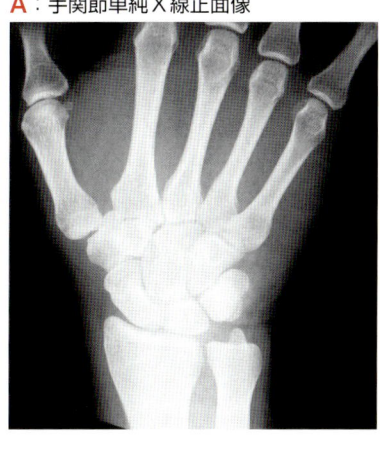

B：手関節単純X線側面像

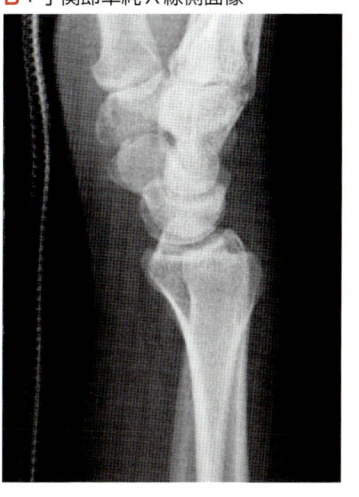

C：手根管撮影

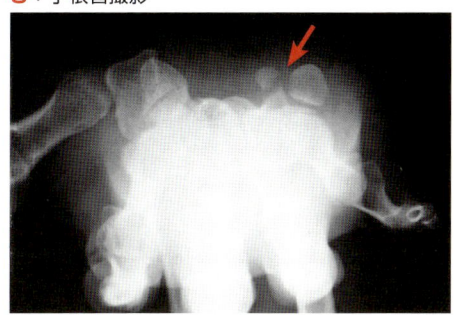

D：手関節CT冠状断

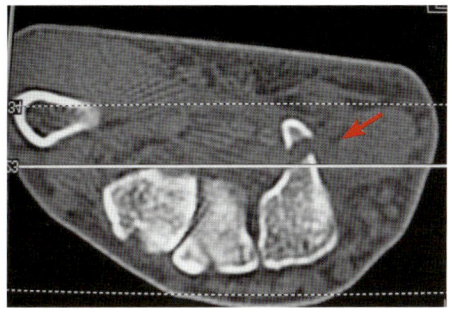

写真A，B：手関節単純X線正面像，側面像では，明らかな骨傷は認めない．
写真C：手根管撮影で有鉤骨鉤の骨折を認める．
写真D～F：CTでも骨折が明瞭に摘出されている（写真E・Fは次ページ参照）．

E：手関節CT矢状断

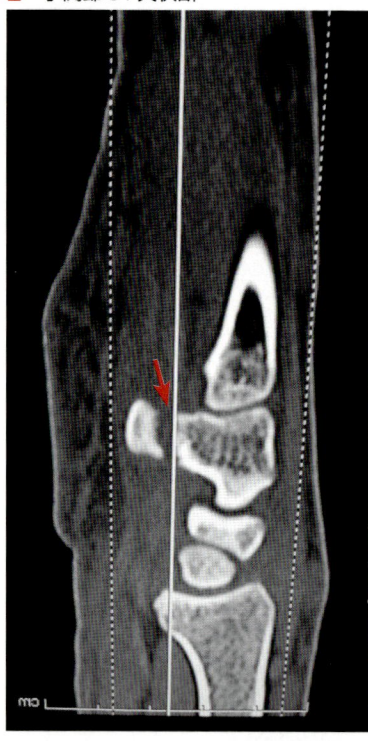

F：手関節3D-CT

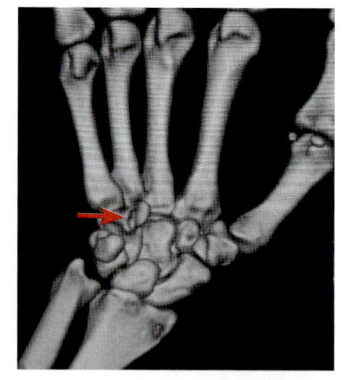

G：手術により摘出した有鉤骨鉤

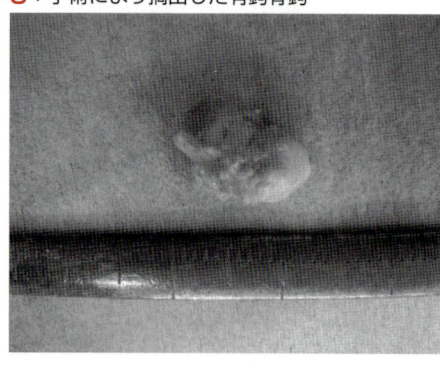

H：手根管撮影 術後

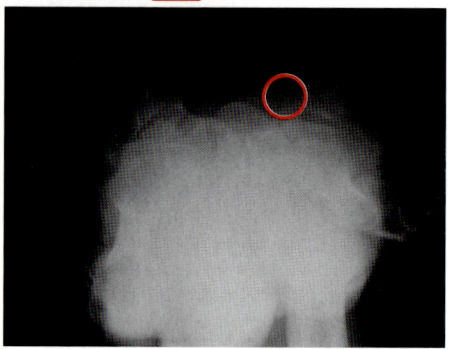

写真G：手術により摘出した有鉤骨鉤．
写真H：術後手根管撮影．

ここが診断のポイント！

- 有鉤骨鉤部の圧痛がみられる場合は，単線X線手根管撮影やCTなどで骨折の有無を確かめる．
- 手指の屈筋腱の損傷の有無も確認する．

＜千野博之＞

5. 月状骨脱臼・月状骨周囲脱臼

Point
- 手関節に強い背屈力が働いたときに発生する．手関節の手背全体に腫脹がある．
- 手関節単純正面像でGilula lineの乱れ，側面像で橈骨，月状骨，有頭骨の配列異常がある．初診時に見逃されることがあるので注意を要する．
- 治療はまず，脱臼の整復を試みる．その後，靱帯の修復や再建，骨折の整復固定を行う．

代表的な分類　◆ 月状骨脱臼／月状骨周囲脱臼[1]

＜Gilula line 正常像＞

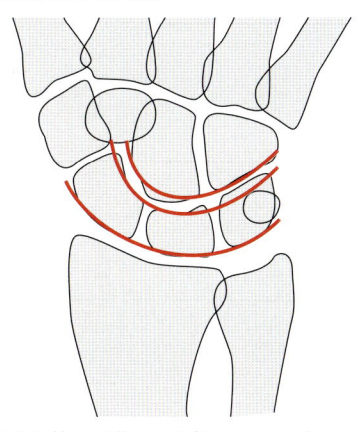

手根骨の関節面に沿って3本のスムースなarcが描ける（正常）．

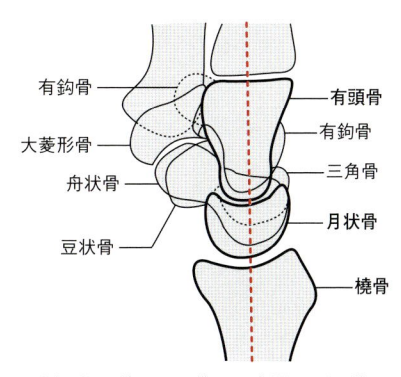

側面像で橈骨，月状骨，有頭骨は通常同じラインに揃う（正常）．

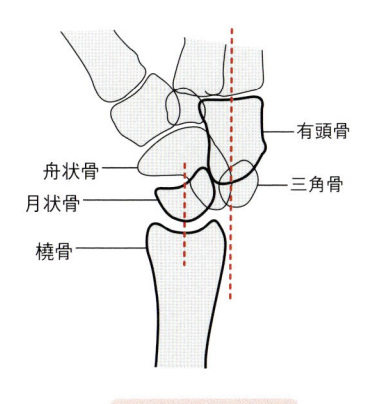

月状骨周囲背側脱臼

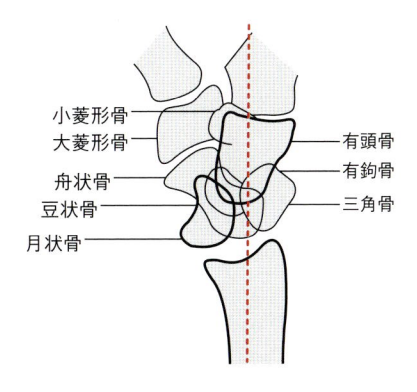

月状骨掌側脱臼

（文献1，2を参考に作製）

文献
1) Gilula, L. A.: Carpal injuries: analytic approach and case exercises Am. J. Roentgenol., 133: 503-517. 1979
2) Green, D. P. & O'Brien, E. T.: Open reduction of carpal dislocations: indications and operative techniques. J. Hand Surg. Am., 3: 250-265, 1978

症例1　経舟状骨月状骨周囲脱臼

● 36歳，男性．オートバイ走行中に転倒し受傷．

A：手関節単純X線正面像（受傷時） 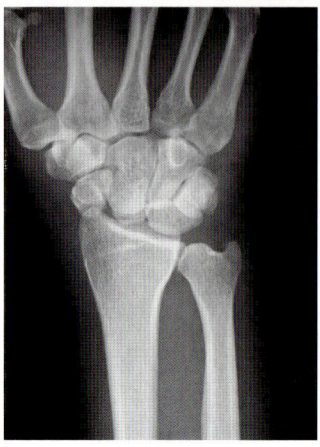
B：手関節単純X線側面像（受傷時）

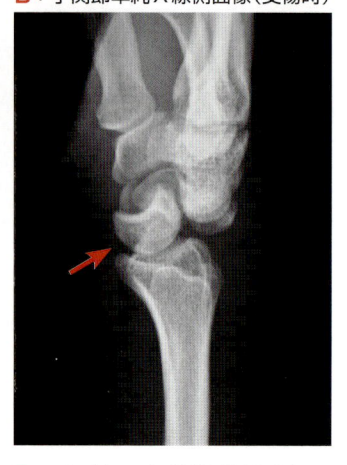

写真A，B：転位のある舟状骨骨折を伴った月状骨の掌側脱臼（→）を認める．

C：手関節CT前額断（整復後） 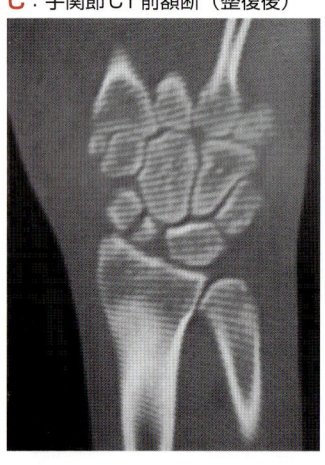
D：手関節CT矢状断（整復後）

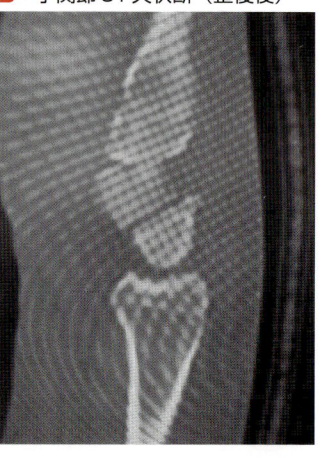

写真C，D：整復後CTにて舟状骨腰部骨折を認める．月状骨脱臼が整復されていることが確認される．

E：手関節単純X線正面像 術後 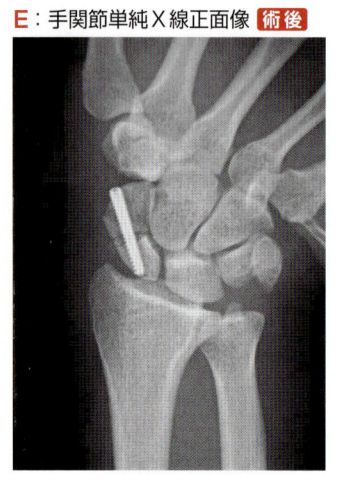
F：手関節単純X線側面像 術後

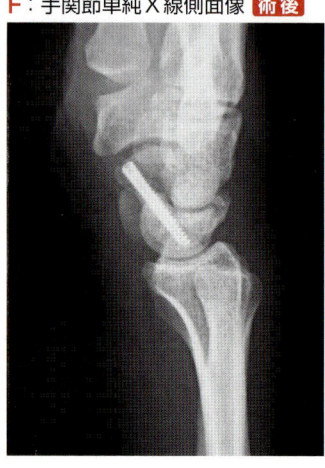

写真E，F：不安定な舟状骨骨折に対してヘッドレススクリューを用いて固定を行った．

症例2　陳旧性月状骨脱臼

● 34歳，男性．オートバイ走行中に転倒し受傷した．

A：手関節単純X線正面像（来院時） 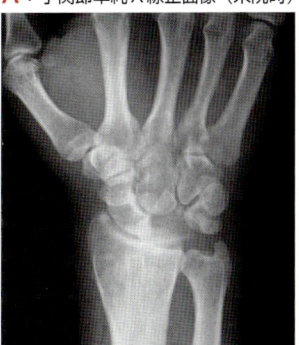
B：手関節単純X線側面像（来院時） 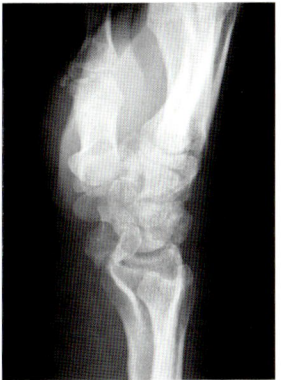
C：手関節CT前額断（来院時） 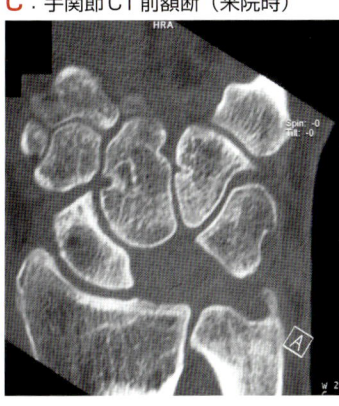
D：手関節CT矢状断（来院時） 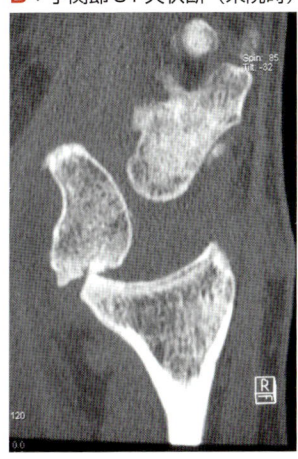
E：手関節単純X線正面像　術後半年 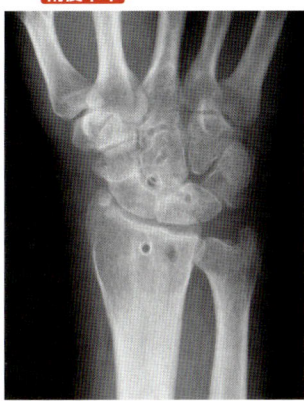
F：手関節単純X線側面像　術後半年

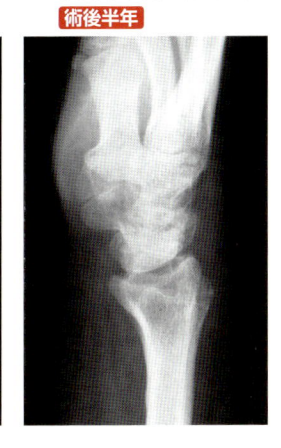

写真A～D：前医では骨傷なしとの診断であったが，疼痛が続いたため10カ月後に来院した．陳旧性月状骨脱臼の診断で，整復靱帯再建術を行った．

写真E，F：術後，手関節の可動域は健側の30％程度までしか改善しなかった．本症例のように月状骨脱臼は見逃されることがあり，急性期に適切な処置が必要である．

ここが診断のポイント！

● 手関節側面像にて有頭骨，月状骨，橈骨が同じラインにあるかどうかみることが大切である．

＜千野博之＞

6. 手根骨長軸脱臼

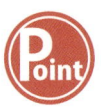

第5章 手関節・手

Point
- 高度の圧挫傷に伴うことが多く，ほかの組織の合併損傷を伴うことが多い．
- 緊急手術を考慮する．
- Gracia-Elias らの分類が用いられる．

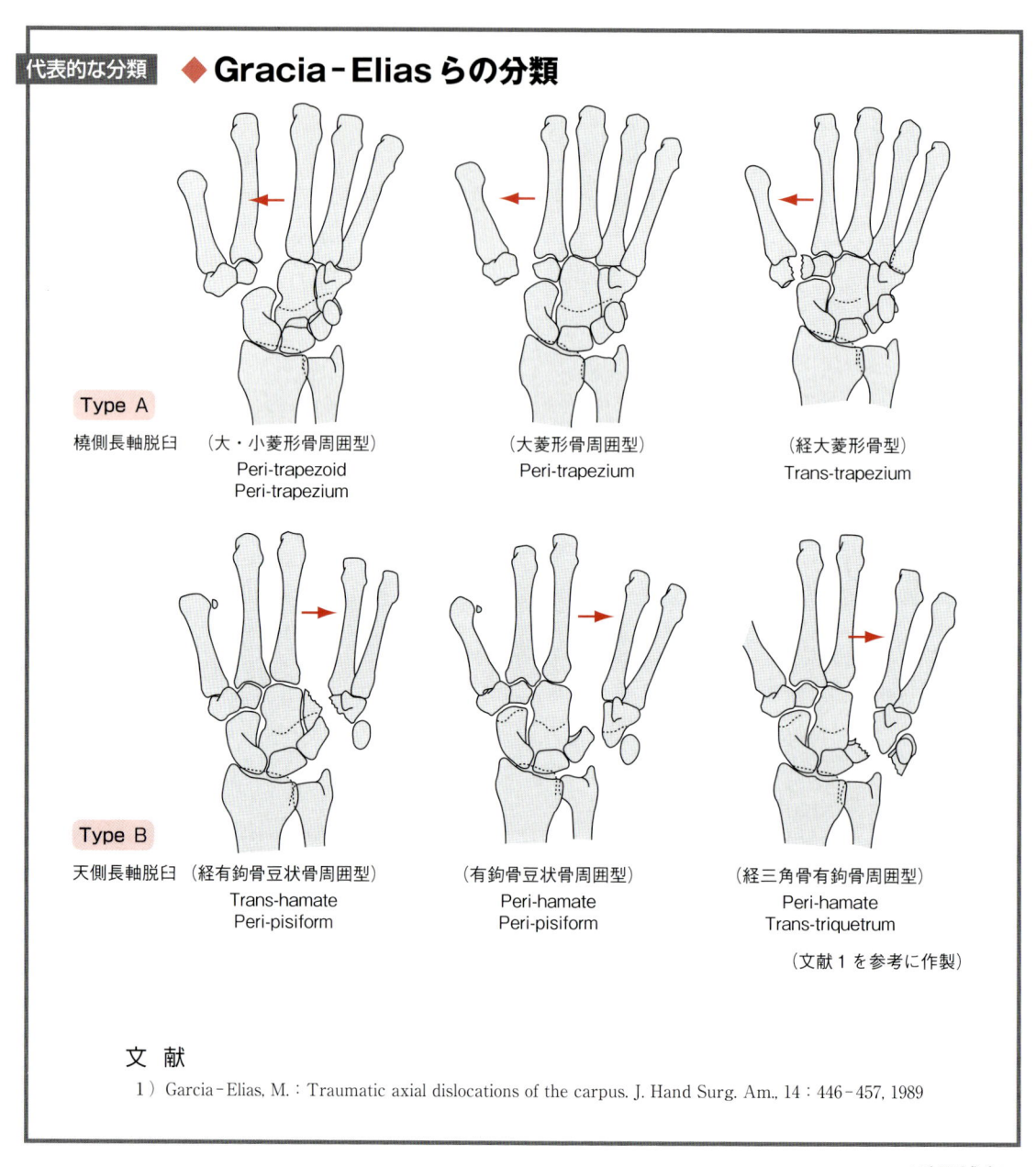

代表的な分類 ◆ Gracia-Elias らの分類

Type A
橈側長軸脱臼

（大・小菱形骨周囲型）
Peri-trapezoid
Peri-trapezium

（大菱形骨周囲型）
Peri-trapezium

（経大菱形骨型）
Trans-trapezium

Type B
尺側長軸脱臼

（経有鈎骨豆状骨周囲型）
Trans-hamate
Peri-pisiform

（有鈎骨豆状骨周囲型）
Peri-hamate
Peri-pisiform

（経三角骨有鈎骨周囲型）
Peri-hamate
Trans-triquetrum

（文献1を参考に作製）

文献
1) Garcia-Elias, M.：Traumatic axial dislocations of the carpus. J. Hand Surg. Am., 14：446-457, 1989

〈千野博之〉

7. 母指中手骨骨折（Bennett 骨折）

Point
- 長母指外転筋に引っ張られ，骨折部位の整復保持ができない．
- 徒手整復して，経皮ピンニングによる固定術を行うことが多い．

代表的な分類

◆ Green 分類

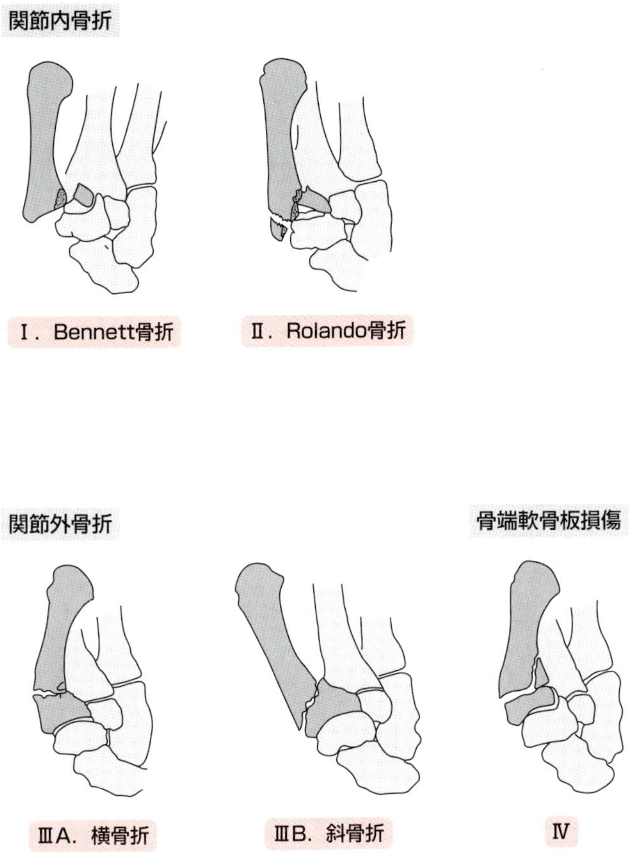

関節内骨折

Ⅰ．Bennett 骨折
Ⅱ．Rolando 骨折

関節外骨折

ⅢA．横骨折
ⅢB．斜骨折

骨端軟骨板損傷

Ⅳ

（文献1を参考に作製）

文献
1) Green, D. P. et al.：Fractures of the thumb metacarpal. Southern Med. J., 65：807-814, 1972

症例　Bennett骨折

● 35歳，男性．ボクシングにて受傷．

A：母指術中透視画像（術前）

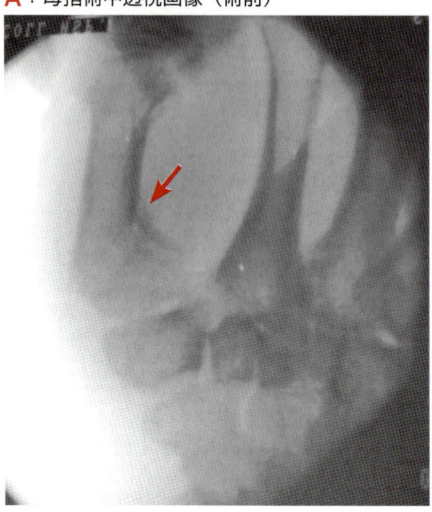

B：母指術中透視画像（徒手整復中）

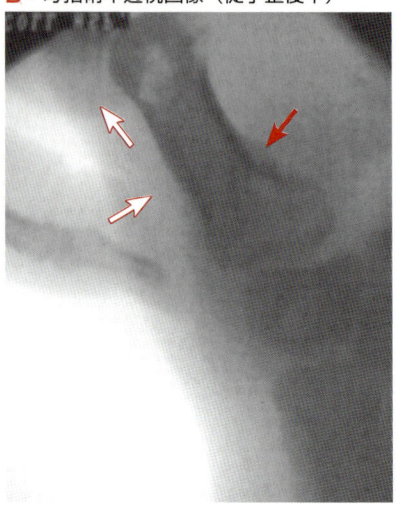

写真A：母指中手骨基部の関節内骨折（Bennett骨折）を認め，中手骨が橈側に亜脱臼している．
写真B：術中，母指を長軸方向に牽引し術者の母指で押して外転すると整復されるが手を放すとAのように転位した状態に戻ってしまうので，**外固定による治療は難しく手術による固定が必要である**．

ここが診断のポイント！

● 母指CM関節部に対して少なくとも3方向の単純X線撮影が重要である．

＜千野博之＞

8. 第5 CM関節脱臼骨折

第5章 手関節・手

> **Point**
> - 尺側手根伸筋腱に引っ張られて脱臼する．
> - 徒手整復して，経皮ピンニングによる固定術を行うことが多い（保存加療できないことが多い）．

症例　第5 CM関節脱臼骨折

● 24歳，男性．転倒し受傷．

A：第4・5 CM関節中心 単純X線正面像 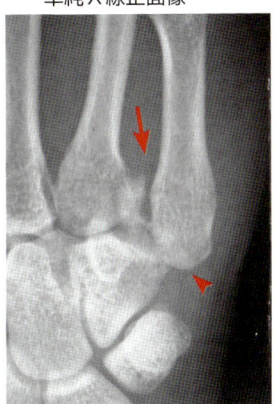
B：第4・5 CM関節中心 CT前額断 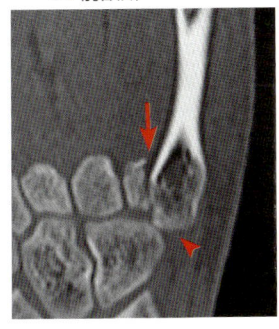
C：第4・5 CM関節中心 CT冠状断 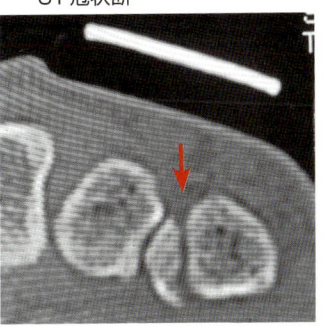
D：第4・5 CM関節中心 単純X線正面像 術後

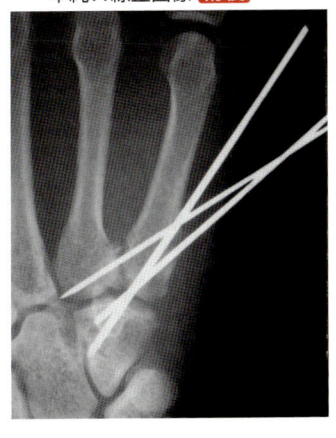

写真A：第5中手骨基部の脱臼骨折を認める．
写真B，C：CTにて第5 CM関節の脱臼骨折が明瞭に摘出されている．
写真D：徒手整復してKワイヤによる経皮ピンニングを行った．

＜千野博之＞

第6章 頸椎

1．基本撮影と正常解剖

単純Ｘ線写真

単純Ｘ線写真の基本撮影と正常解剖

- **頸椎正面像（図1）**
  重症外傷では背臥位で撮影し，頭部を安静に保つ．Ｘ線を頭側へ10°傾斜させる．

- **頸椎側面像（図2）**
  重症外傷では背臥位で撮影する．喉頭隆起の高さ（C4レベル）を中心に水平にＸ線を入射する．

- **環軸椎正面像（図3）**
  歯突起外側縁と環椎の両側外側縁までの距離が左右で等しく，環椎と軸椎の外側縁が平滑に繋がる．正常症例でも，首の軽度回旋で左右の距離は変化するが，平滑な外側縁が保持され段差が形成されない．この状態の持続が横靭帯損傷のない回旋位固定である（図4，第6章-2を参照）．

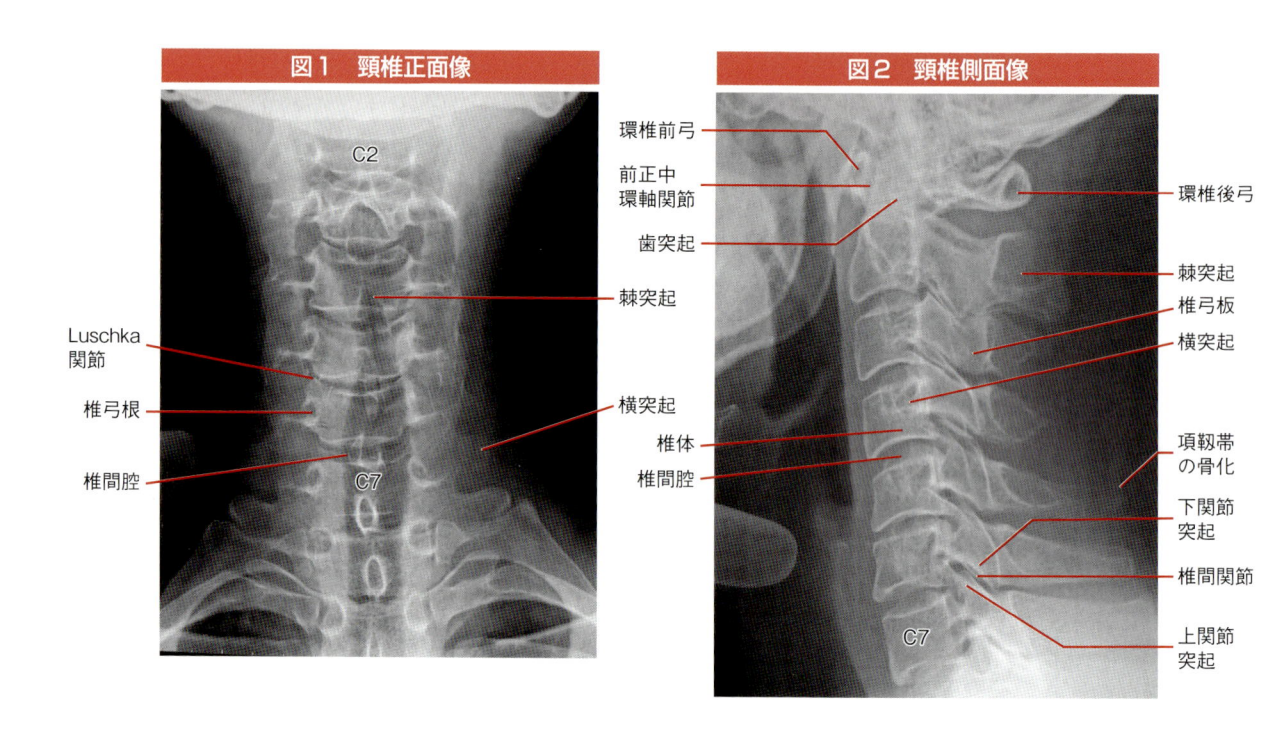

図1　頸椎正面像

図2　頸椎側面像

図3 環軸関節正面像

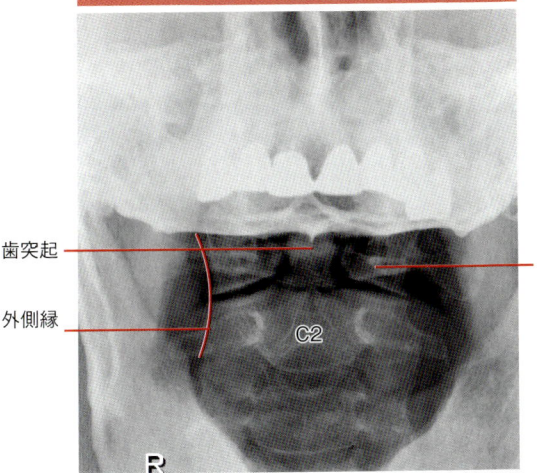

歯突起
環椎と軸椎の外側縁を結んだ線
外側塊

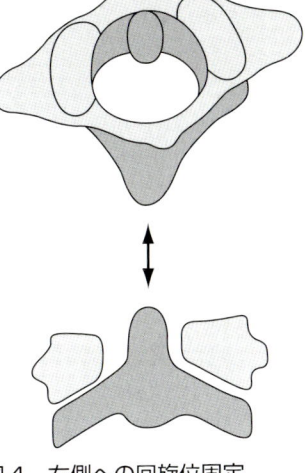

図4 右側への回旋位固定

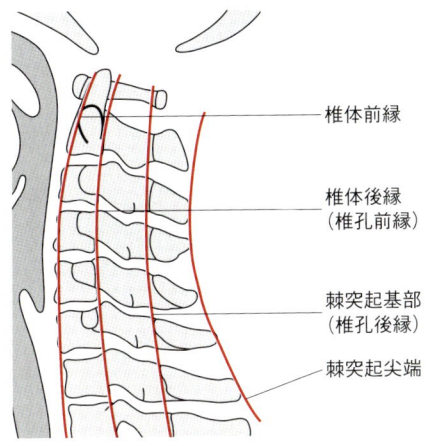

椎体前縁
椎体後縁（椎孔前縁）
棘突起基部（椎孔後縁）
棘突起尖端

図5 頸椎側面像の弧状線

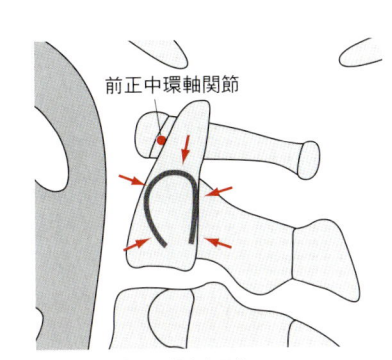

前正中環軸関節

図6 環軸関節側面像

読影の ABCs

■**頸椎側面像（図2）：まず側面像からチェック**
- □ T1椎体の上縁が含まれていること

Alignment 配列
- □ 椎体前縁線，椎体後縁線（椎孔前縁），棘突起基部を結ぶ線（椎孔後縁）が滑らかで段差がない（図5）

Bone 骨
- □ 軸椎椎体の後下方に開くリング．前縁は軸椎椎体から側方成分への移行部，上縁は軸椎椎体から上関節突起への移行部，後縁は軸椎椎体の後縁が投影されて形成される．後下縁は皮質骨の薄い横突起と横突孔が投影されるため不鮮明となる．歯突起TypeⅡ骨折でこのリングに破綻をきたす（図6）[1]
- □ 椎体，椎弓，棘突起の皮質骨，骨梁

Joint 関節
- □ 前正中環軸関節間距離は3mm以下（成人），5mm以下（小児）（図6：●）
- □ 椎間腔の高さ
- □ 椎間関節は平行

Soft tissue 軟部組織
- □ 椎体前軟部組織
- □ 咽喉頭気管のガス像

■**頸椎正面像（図1）**
- □ C3〜T1が含まれていること
- □ 骨，関節（椎間腔，椎間関節），軟部組織（喉頭気管のガス像）

Alignment 配列
- □ 棘突起の配列．突然の段差は片側椎間関節脱臼を示唆

第6章 頸椎

1．基本撮影と正常解剖

MRI

MRIの基本撮像と正常解剖

- **頸椎矢状断像**：T1強調像（図7a），T2強調像（図7b）
- **頸椎横断像**　：T2強調像（図8）

必要に応じて脂肪抑制像を加える．脂肪抑制像を追加することで，骨挫傷，骨髄浮腫，軟部組織損傷の描出能が向上する．

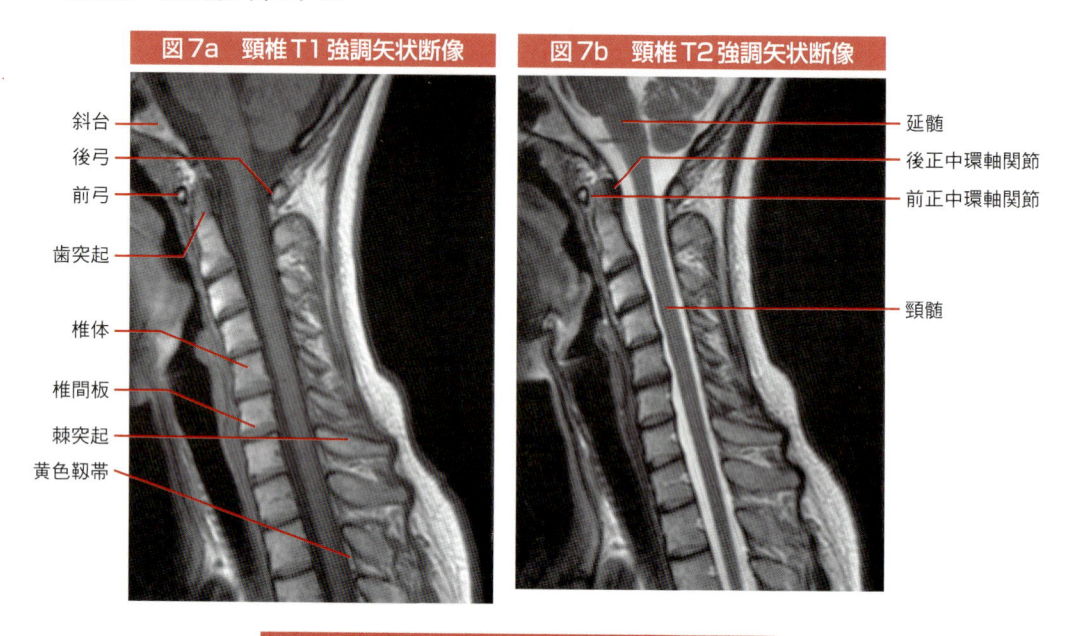

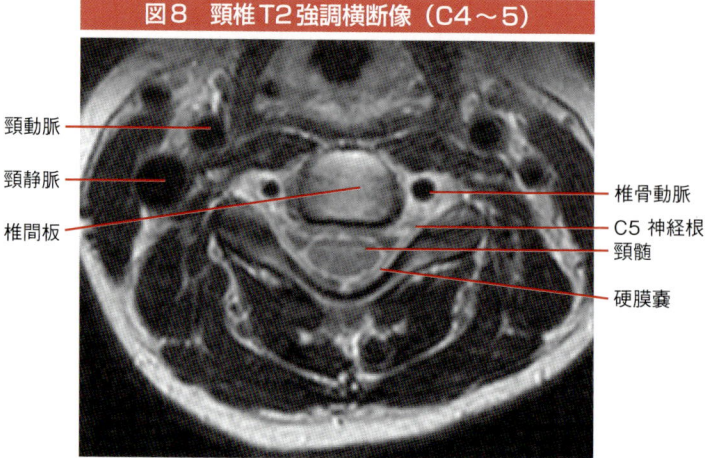

図7a　頸椎T1強調矢状断像

斜台
後弓
前弓
歯突起
椎体
椎間板
棘突起
黄色靱帯

図7b　頸椎T2強調矢状断像

延髄
後正中環軸関節
前正中環軸関節
頸髄

図8　頸椎T2強調横断像（C4～5）

頸動脈
頸静脈
椎間板
椎骨動脈
C5神経根
頸髄
硬膜嚢

文　献

1) Harris, J. H., et. al.：Low (type Ⅲ) odontoid fracture：a new radiographic sign. Radiology, 153：353-356, 1984

＜福田国彦＞

第6章 頸椎

2．回旋位固定

Point
- 12歳以下の幼・小児期（4〜8歳頃）に多い．
- スポーツや転倒・転落などの外傷により惹起されるが，原因不明のことも少なくない．
- 扁桃炎，咽頭炎などの鼻咽頭部の炎症による斜頸（鼻咽喉性斜頸），炎症性斜頸との鑑別が重要であるが，ときにオーバーラップすることがある．

代表的な分類 ◆ **Fielding 分類**[1)2)]

Type Ⅰ　Type Ⅱ　Type Ⅲ　Type Ⅳ

（文献2を参考に作製）

Type Ⅰ：環椎の前方転位を伴わない〔環椎歯突起間距離（ADD）3 mm 以内〕，歯突起を中心とした正常可動域内での回旋位固定．横靱帯損傷はない．最も多い変形である．

Type Ⅱ：環軸関節が3〜5 mm（正常の可動域を超える）前方転位した回旋位固定．片側の環椎外側塊が対側の関節軸に前方転位している．横靱帯が損傷されている．

Type Ⅲ：両側の環椎が5 mm 以上前方転位した回旋位固定．横靱帯のみならず，翼状靱帯も損傷されている．

Type Ⅳ：環椎が後方転位した回旋位固定．歯突起形成不全に伴うまれな脱臼．

文　献
1) Fielding, J. W., et al.：Atlanto-axial totatory fixation. J. Bone Joint Surg., 50-A：1663-1691, 1974
2) 里見和彦：上位頸椎の外傷．「新図説臨床整形外科講座／頸椎・胸椎・胸郭」（林 浩一郎 編），pp.184-198, 1995

症例　Fielding 分類 Type Ⅲ

●2歳6カ月，男児．1歳6カ月頃より鼻咽頭の炎症や外傷などの誘因なく，斜頸位が出現した．

A：頸椎単純X線正面像

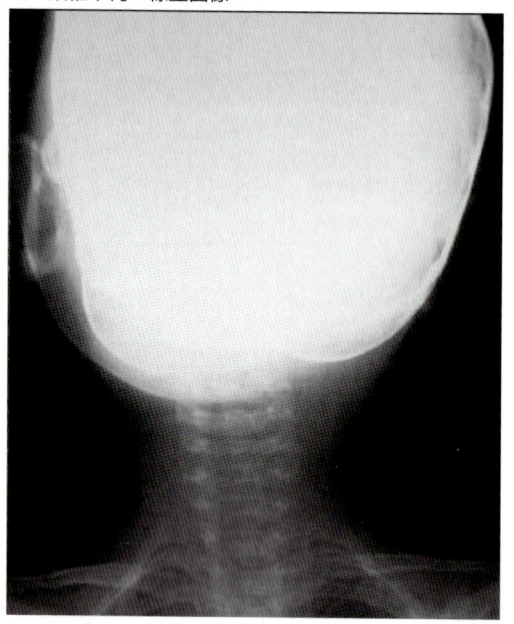

B：頸椎単純X線側面像

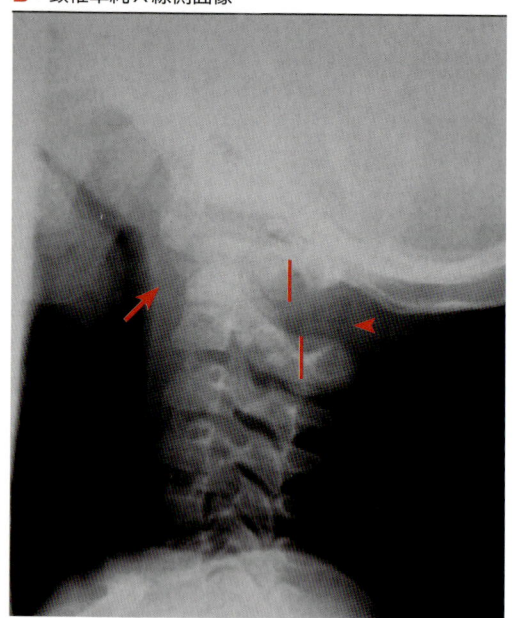

C：環軸関節CT横断像

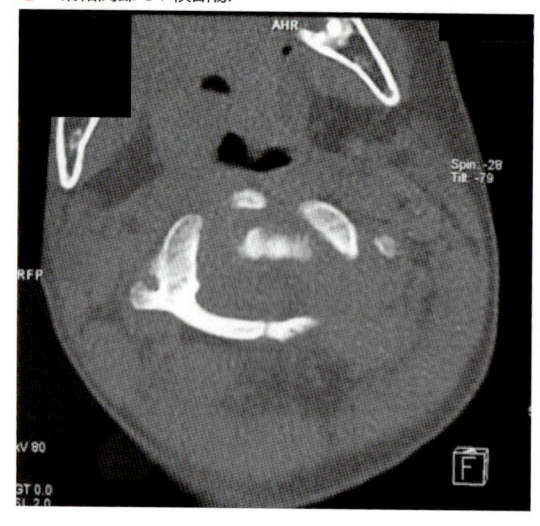

D：頸椎3D-CT

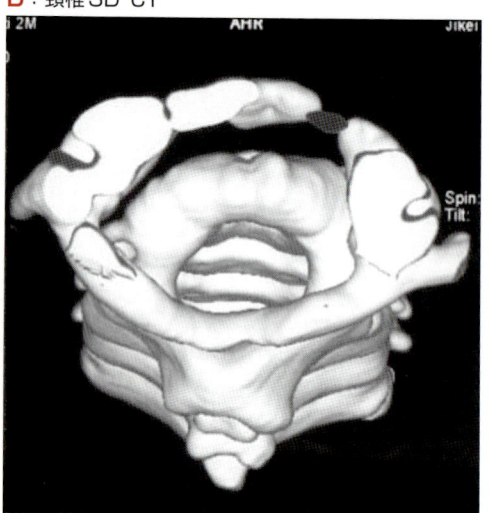

写真A：特徴的なCock robin position（斜頸位）を呈している．
写真B：環椎後弓と軸椎椎弓間の開大（▶），脊柱管後縁のずれ（―），ADDの開大（→）を認める．
写真C，D：CTでは軸椎の前方転位と回旋転位を認める．歯突起と環椎側塊との距離に左右差を認める．

ここが診断のポイント！

- 以下の症状は本疾患を疑う手がかりになるため，きわめて重要である．
  - 典型的な斜頸位（Cock robin position）
  - 激しい運動時痛，回旋制限
  - 弾発固定
- Cervicometry に精通すべきである（図）．
- 単純X線像では以下の点に注意する．

  開口位
  ① 外側環軸関節裂隙の非対称，消失
  ② 歯突起環椎外側塊距離の非対称
  ③ 環椎外側塊幅の非対称

  側面像
  ① 環椎歯突起間距離（ADD）の拡大
  ② 環軸椎間の脊柱管後縁の不整

- 単純X線像では，正面像は顎や歯と重なるため上位頸椎は写らない．開口位が必要となるが，小児では患者の協力が得られなかったり，斜頸位や疼痛のため適切な開口位撮影が困難な場合がある．したがって，臨床症状，単純X線像（開口位，側面像）などから，少しでも本疾患が疑われた場合には，積極的にCTの撮像を行うべきである．

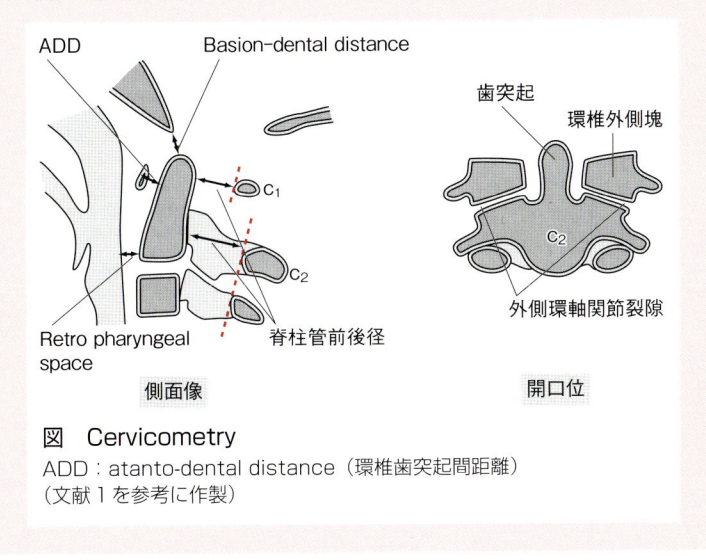

図 Cervicometry
ADD：atanto-dental distance（環椎歯突起間距離）
（文献1を参考に作製）

文 献

1) 里見和彦：上位頸椎の外傷．「新図説臨床整形外科講座／頸椎・胸椎・胸郭」（林 浩一郎 編），pp.184-198, 1995

〈曽雌 茂〉

第6章 頸椎

3. 環椎骨折

> **Point**
> - 環椎の骨折は，破裂骨折（Jefferson骨折），後弓骨折，粉砕骨折，外側塊骨折，前弓骨折，横突起骨折，下結節破裂骨折に分類される（下図）．
> - **頭部からの圧迫外力により受傷することが多く，頭部外傷に目を奪われがちになりやすい．**
> - 骨折があっても，神経症状を呈することが少なく，見過ごされやすい．
> - 側面像では後弓骨折は判断できるが，前弓骨折の判断は困難である．また，開口位では環椎側塊の側方転位の有無に注意する．確定診断には，CTが必要である．

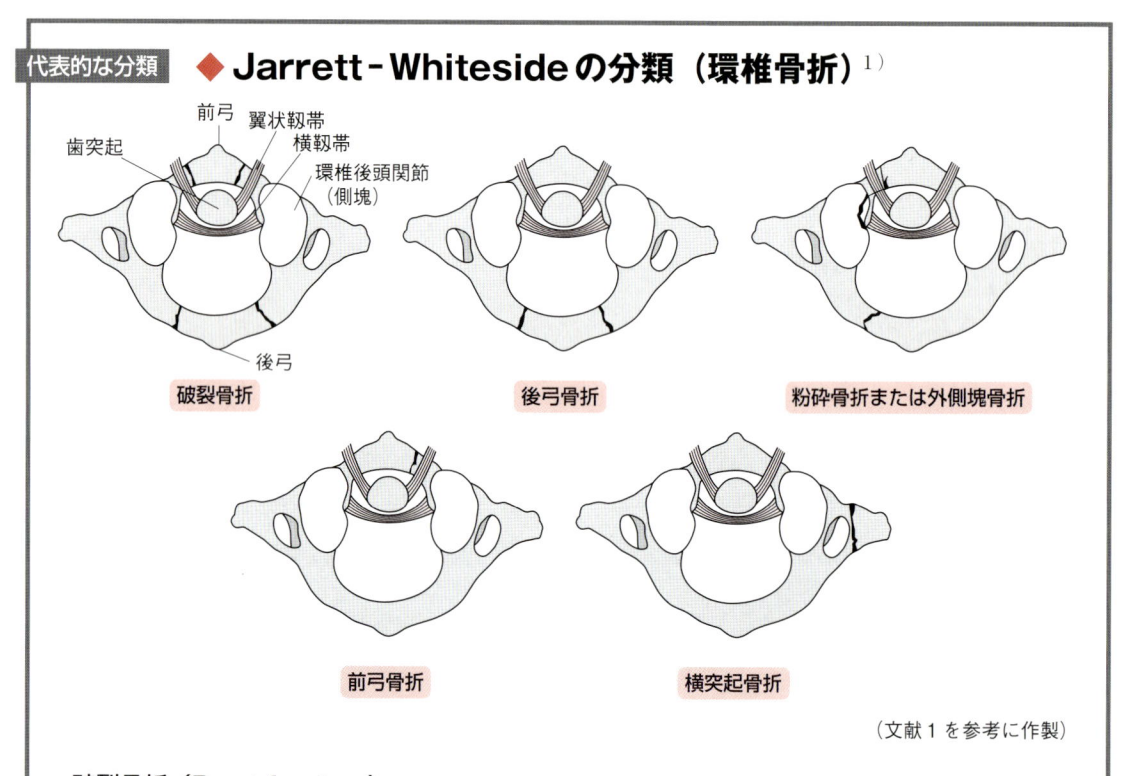

代表的な分類 ◆ Jarrett-Whitesideの分類（環椎骨折）[1]

破裂骨折　　　　後弓骨折　　　　粉砕骨折または外側塊骨折

前弓骨折　　　　横突起骨折

（文献1を参考に作製）

破裂骨折（Burst fracture）
　軸圧外力により生じる．環椎前弓，および後弓がそれぞれ数カ所で骨折し，環椎の脊柱管は骨折により放射線状に広がる．そのため，神経症は生じにくい．破裂骨折はJefferson骨折ともいう．

後弓骨折（Posterior arch fracture）
　頸椎の過伸展により生じる．歯突起骨折や軸椎椎弓骨折を合併することがある．

粉砕骨折（Comminuted fracture）
　前弓から後弓に及ぶ骨折であり，軸圧方向と側屈方向の外力が同時に加わることにより生じる．横靱帯の断裂（付着の裂離骨折を含む）を合併することが多く，偽関節になりやすい．

外側塊骨折（Lateral mass fracture）
　受傷機転は粉砕骨折と同じ．

前弓骨折（Anterior arch fracture）
　頸椎の過伸展により生じる．

横突起骨折（Transverse process fracture）

下結節裂離骨折（Inferior fuberele avulsion fracture）
頸椎の過伸展により生じる．頸長筋の過牽引による裂離骨折．

文　献
1) Jarret, P. F. & Witeside, T. E. : Injuries of cervicocranium. "Skeletal trauma"（Browner, B. D. et al. eds.）, pp.665–698, WB Saunders, 1992

症例　環椎破裂骨折（Jefferson骨折）

● 81歳，女性．屋内で転倒して後頭部を強打し，受傷した．

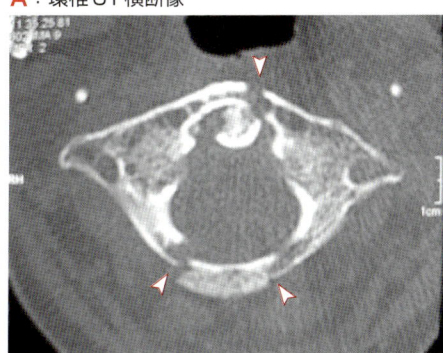

A：環椎CT横断像
B：環椎CT矢状断像
C：環椎CT冠状断像

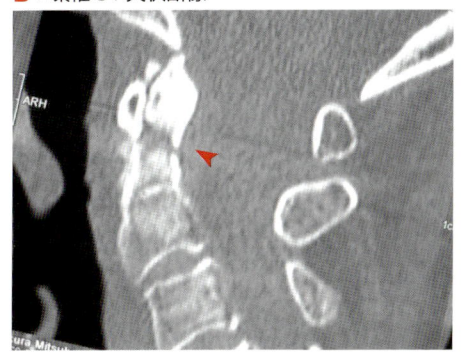

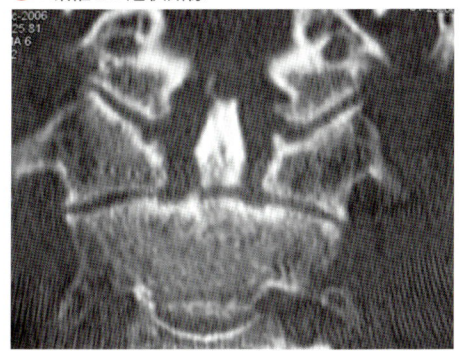

写真A：前弓および後弓の骨折を認める（▷）．
写真B：歯突起の骨折も合併している（▶）．
写真C：側塊の側方転位はなく，横靱帯の断裂はない．

ここが診断のポイント！

- 他の上位頸椎の外傷と同様で，下記のような症状は本疾患を疑う手がかりになる．
  - 疼痛のため坐位がとれない
  - 激しい運動時痛
  - 両手で頭，頸部を支えるような姿勢
- Cervicometryに精通すべきである（p.157 第6章-2 図参照）．
- 特に，後咽頭腔前後径（retropharyngeal space，軸椎椎体前下縁高位での正常値／成人：1～7 mm，平均3.4 mm，小児：2～7 mm，平均3.5 mm），環椎歯突起間距離（ADD），脊柱管後縁のアライメントなどには注意する．
- 側面像で前正中環軸関節（atlanto-dental joint）が頭側にV字に開いていれば，本疾患を疑う．
- 開口位での側方転位は本疾患を疑う．Spenceら[2]は，側方転位の程度が6.9 mm以上であった場合，横靱帯が断裂しており，環軸関節の不安定性が生じるため注意をすべきであると述べている（図）[3]．
- 確定診断には，CTは不可欠である．

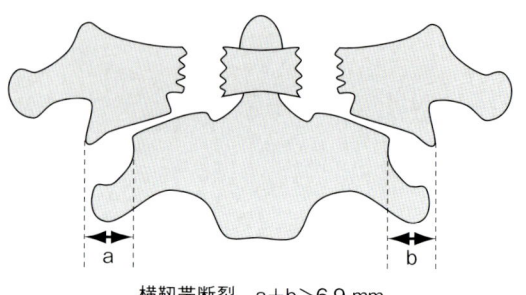

横靱帯断裂　a+b＞6.9 mm
横靱帯伸長　a+b＞5.7 mm

図　環椎側塊の転位
環椎側塊の転位が6.9 mm以上であれば，横靱帯の断裂が疑われ，将来的に不安定性を残す可能性が高い．
（文献1，2を参考に作製）

文献

1) Jefferson, G.：Fractures of the atlas vertebra. Report of four cases and review of those previous recorded. J. Bone Joint Surg., 7-B：407-422, 1920
2) Spence, F. K. Jr, et al.：Bursting atlantal fracture associated with rupture of the transeverce ligament. J. Bone Joint Surg., 52-A：543-549, 1970
3) 朝妻孝仁：上位頸椎損傷．「New Mook 整形外科 4 脊椎・脊髄損傷」（越智隆弘 ほか 編），pp.144-156, 金原出版，1998

＜曽雌　茂＞

第6章 頸椎

4. 歯突起骨折

Point
- 歯突起骨折は上位頸椎の骨傷のなかでは最も多い．
- 青壮年に多いが，10歳以下の若年者でもみられる．
- 交通事故，転落などにより起こることが多い．そのため，合併する頭部外傷に目を奪われ，見逃されやすい．
- 骨折があっても，神経症状を呈することが少なく，見過ごされやすい．
- 単純X線像では，顎や歯と重なるため正面像では上位頸椎は写らない．開口位が必要となるが，小児や意識障害のある症例では撮影が困難な場合がある．
- 本症例が疑われる場合には，CTによる評価が必要．

代表的な分類 ◆ Anderson 分類[1)2)]

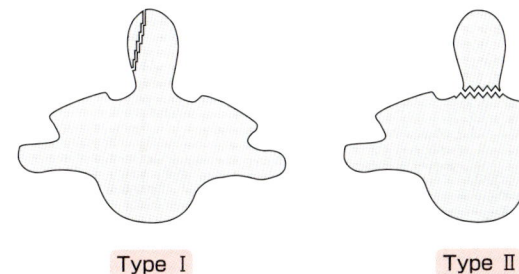

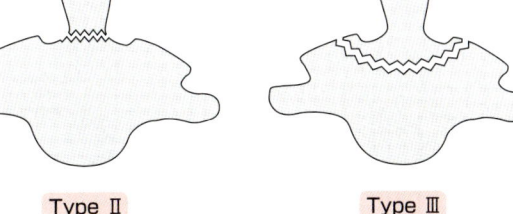

Type I	Type II	Type III
Avulsion type	Body type	Basilar type

（文献2を参考に作製）

Type I（Avulsion type），Type II（Body type），Type III（Basilar type）の3型に分類され，頻度はType II，III，Iの順で多い．小林は[3)]上記の3型に小児の軟骨結合離開（Epiphysiolysis dentis）を加え4型に分類している．

・Type Iでは装具などの保存療法でよい．
・Type IIは偽関節になる確率が高いため，手術が考慮される．
・Type IIIは基本的には保存療法でよいが，不安定なものでは手術となる．

文 献

1) Anderson, L. D., et al.：Fractures of the odontoid process of the axis. J. Bone Joint Surg., 56-A：1663-1691, 1974
2) 朝妻孝仁：上位頸椎損傷．「New Mook 整形外科 4 脊椎・脊髄損傷」（越智隆弘 ほか 編），pp.144-156, 金原出版, 1998
3) 小林慶二：上位頸椎損傷．日整会誌, 54：1751-1785, 1980

症例　Anderson分類 Type II

● 15歳，男性．サッカーの試合中に転倒，頭を強打する．

A：頸椎単純X線側面像 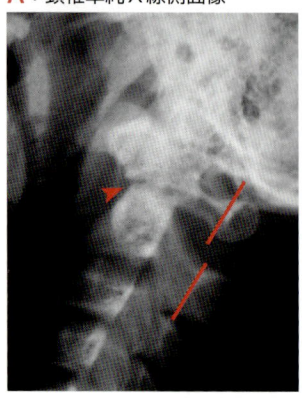
B：頸椎単純X線開口位 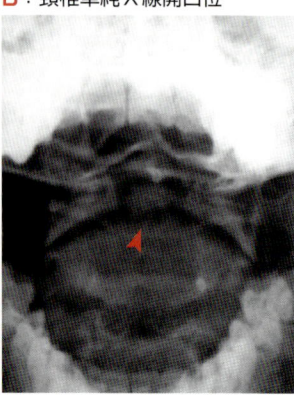
C：頸椎CT矢状断像 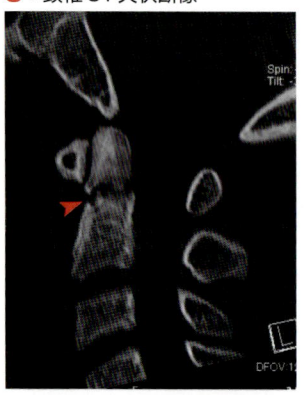
D：頸椎CT冠状断像 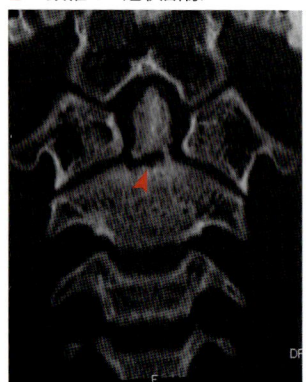
E：頸椎単純X線像 術後

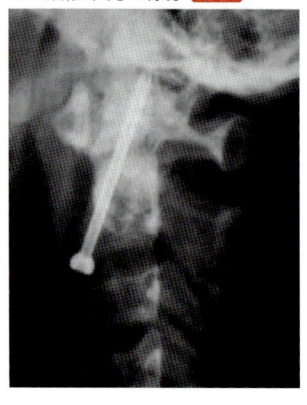

写真A：環椎後弓の軽度の前方転位（━）を認める．
写真B：歯突起基部に骨折線を認める（▶）．
写真C，D：CTで歯突起基部の骨折線がより明瞭に描出されている（▶）．
写真E：歯突起スクリューによる整復固定術が行われている．

ここが診断のポイント！

- 以下の症状は本疾患を疑う手がかりになるため，きわめて重要である．
  - 斜頸位
  - 疼痛のため坐位がとれない
  - 激しい運動時痛
  - 両手で頭，頸部を支えるような姿勢

  上記の症状が認められた場合には，本疾患を含め，上位頸椎の損傷を疑う
- Cervicometry に精通すべきである（p.157 第6章-2 図参照）．
- 特に，後咽頭腔前後径（retropharyngeal space, 軸椎椎体前下縁高位での正常値／成人：1〜7 mm，平均3.4 mm，小児：2〜7 mm，平均3.5 mm），ADD，脊柱管後縁のアライメントなどには注意する．
- 歯突起は軸椎椎体上面から垂直に，あるいはわずかに後方へ傾斜して伸びる．歯突起がわずかでも前方に傾斜している場合は歯突起，あるいは軸椎椎体骨折を疑う．
- 開口位，動態撮影は可能な限り行うべきであるが，患者の意識がないときには，無理に行わない．
- 少しでも骨折が疑われた場合には，積極的にCT（特にMPR画像），MRIによる精査を行うべきである．
- Congenitally separate odontoid process／Os odontoideum（図）との鑑別は重要である．
- 高齢者では比較的軽微な外傷でも歯突起骨折を生じる場合があり、注意する．

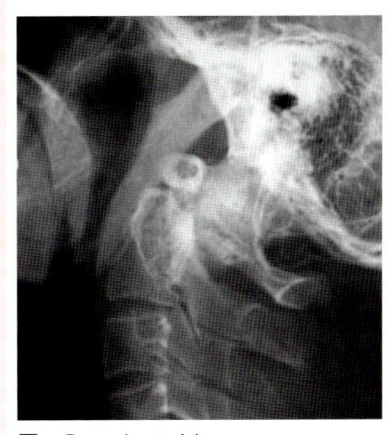

図　Os odontoideum

<曽雌　茂>

第6章 頸椎
5．中下位頸椎損傷

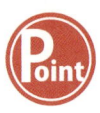

> **Point**
> ● 中下位頸椎損傷は全脊椎損傷の20〜30％といわれ，胸腰椎移行部損傷についで多い．

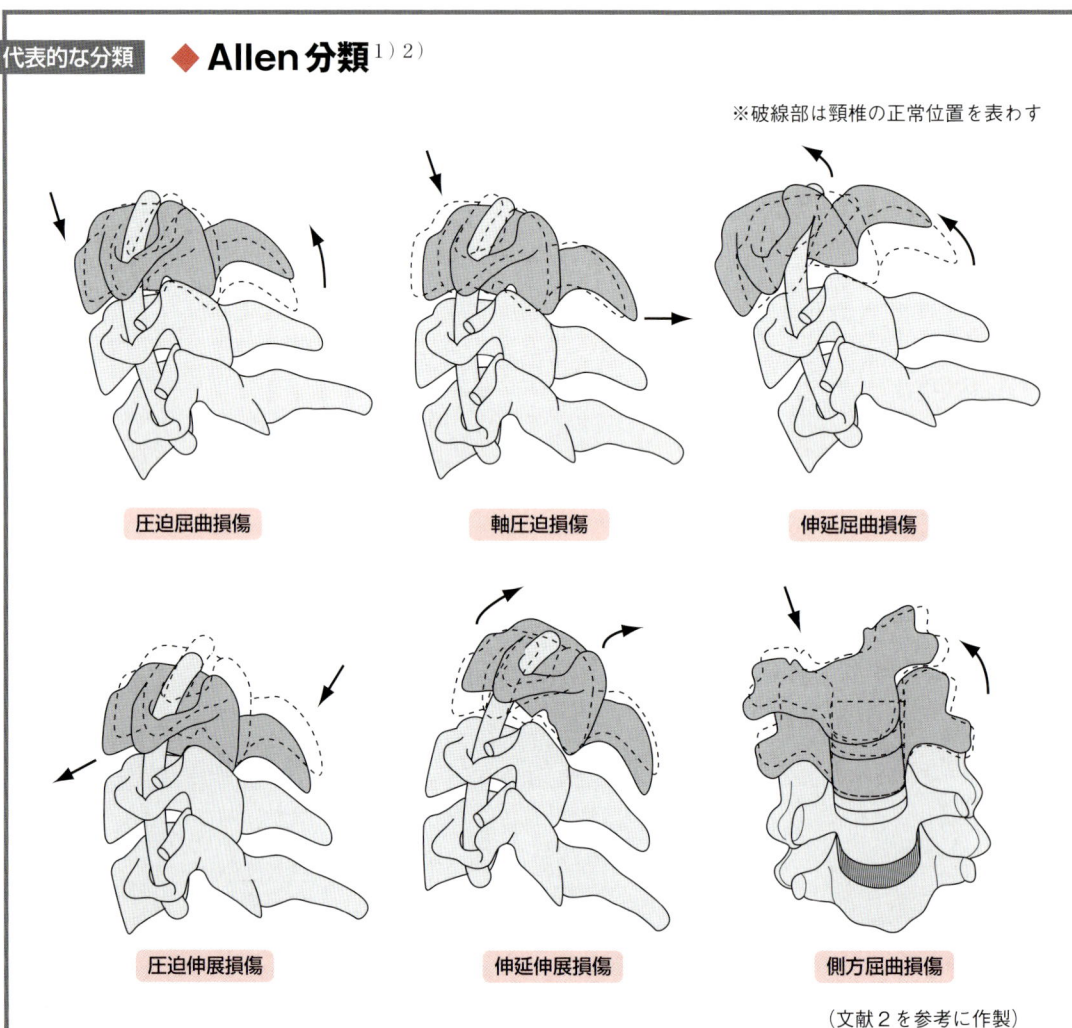

代表的な分類

◆ **Allen分類**[1)2)]

※破線部は頸椎の正常位置を表わす

圧迫屈曲損傷 　　　軸圧迫損傷 　　　伸延屈曲損傷

圧迫伸展損傷 　　　伸延伸展損傷 　　　側方屈曲損傷

（文献2を参考に作製）

　現時点では，最も使用される頻度の高い分類である．頸椎に加わった外力により上図，次頁の表に示すよう6つに分類される[1)2)]．

圧迫屈曲損傷（Compressive flexion）
　椎体の圧迫骨折や脱臼骨折を生じる．

軸圧迫損傷（Vertical compression）
　頭頂部からの軸圧により生じる．Stage3では椎体の破裂骨折となる．

伸延屈曲損傷（Distractive flexion）
　後頭部に下方から突き上げられるような外力が加わった場合に生じる．椎間関節の脱臼・亜脱

臼は受診時には整復されていることがあり，注意を要する．

圧迫伸展損傷（Compressive extension）
頭部を後方へ押しやるような外力により生じる．

伸延伸展損傷（Distractive extension）
ボクシングでいうアッパーカットのような外力により生じる．椎体前縁の小さな裂離骨折や椎間板腔の開大などを認めることもある．

側方屈曲損傷（Lateral flexion）
側頭部の外力で生じ，椎体の側方楔状化，鉤状突起，横突起などの骨折を認める．

損傷型		特徴
圧迫屈曲損傷 （Compressive flexion）	Stage 1 2 3 4 5	椎体上前方の鈍化 椎体上前方の鈍化，前方椎体高減少，終板の陥凹 Beak fracture，椎体前面から下の終板に至る骨折線 Stage 3 + 3mm以下の椎体後方転位 Stage 3 + 3mm以上の椎体後方転位，椎弓骨折なし
軸圧迫損傷 （Vertical compression）	Stage 1 2 3	上または下の終板の陥凹を伴った骨折 上下ともに終板の陥凹を伴った骨折 椎体中央部の分節化，多方面への転位，後方にも骨折
伸延屈曲損傷 （Distractive flexion）	Stage 1 2 3 4	屈曲位で棘突起間の開大を伴う椎間関節亜脱臼 片側性椎間関節脱臼 50%以上の椎体転位を伴う両側性椎間関節脱臼 椎体の完全な転位，floating vertebra
圧迫伸展損傷 （Compressive extension）	Stage 1 2 3 4 5	片側椎弓骨折 両側椎弓骨折 椎体の転位を伴わない椎間関節，椎弓根部などの骨折 Stage 3 + 椎体転位 椎体の完全転位
伸延伸展損傷 （Distractive extension）	Stage 1 2	変形のない椎体中央の横骨折 Stage 1 + 後方靱帯要素破綻による椎体の後方転位
側方屈曲損傷 （Lateral flexion）	Stage 1 2	前後像で転位のない椎体・椎弓の片側非対称性骨折 転位を伴う，もしくは反対側の椎間関節の開大を伴う

文献
1）Allen, B. L., et al.：A mechanistic classification of closed, indirect fractures and dislocation of the lower cervical spine. Spine, 7：1-28, 1982
2）鐙邦芳 ほか：前方脱臼骨折-後方法／頸椎椎弓根スクリュー固定法．新OS NOW, 3：40-49, 1999
3）前川慎吾 ほか：中・下位頸椎外傷（骨折・脱臼）．M. B. Orthop, 15：16-22, 2002

症例　Allen分類　伸延屈曲損傷　Stage 2

● 71歳，男性．自動車を運転中，壁に衝突し，受傷した．

A：頸椎単純X線側面像　　B：頸椎CT矢状断像 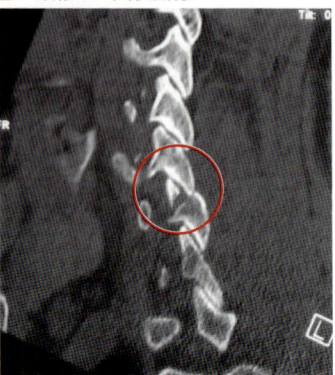　　C：頸椎MRI T2強調矢状断像

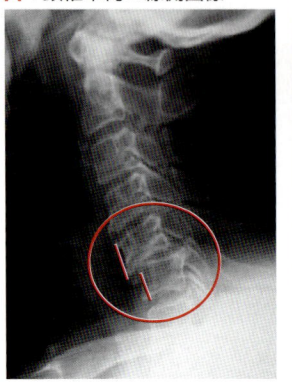

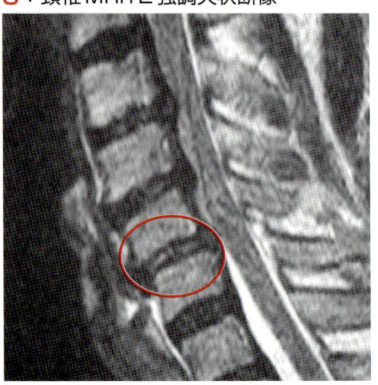

D：頸椎単純X線側面像　術後

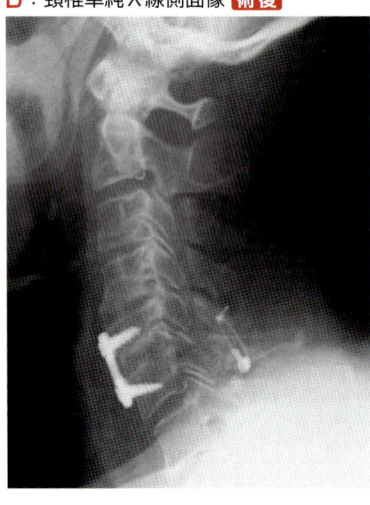

写真A：C5頸椎の前方脱臼を認める．
写真B：椎間関節の骨折と脱臼を認める．
写真C：C5前方偏位とC5／6椎間板の信号上昇があり，同椎間板の損傷を認める．
写真D：C5／6前方プレートによる整復固定術と棘突起ワイヤリングが行われている．

ここが診断のポイント！

- 受傷機転を詳細に聴取する．
- 頸椎に加わる外力には，屈曲，伸展，側屈，回旋に加えて，圧縮，伸延がある．実際には，これらの外力が単独で作用することはきわめてまれであり，受傷時にはこれらの力の合力が作用している．この点をふまえて，受傷機転からAllen分類との整合性を考える．
- 下位頸椎では側面像が肩と重なるため，異常が見逃されやすく，注意が必要である．
- 本疾患が疑われた場合には，CTはぜひとも撮影すべきである．
- MRIは椎間板の損傷，靱帯損傷・断裂の診断に有用であり，状況が許せば行うべきである[1]．

文　献
1) 前川慎吾 ほか：中・下位頸椎外傷（骨折・脱臼）．M. B. Orthop, 15：16-22, 2002

＜曽雌　茂＞

第7章　胸腰椎

1．基本撮影と正常解剖

単純X線写真

単純X線写真の基本撮影と正常解剖

- **胸椎正面像（図1）**
  重症外傷では背臥位で撮影する．X線の中心を胸骨上窩と剣状突起との中点（T7）にする．

- **胸椎側面像（図2）**
  重症外傷では背臥位で撮影する．X線の中心を胸骨上窩と剣状突起との中点（T7）で，背側面から6cm前方にする．

- **腰椎正面像（図3）**
  重症外傷では背臥位で撮影する．X線の中心を剣状突起と恥骨結合の中点（L3）にする．

- **腰椎側面像（図4）**
  重症外傷では背臥位で撮影する．X線の中心を剣状突起と恥骨結合の中点（L3）で，背面から7cm前方にする．

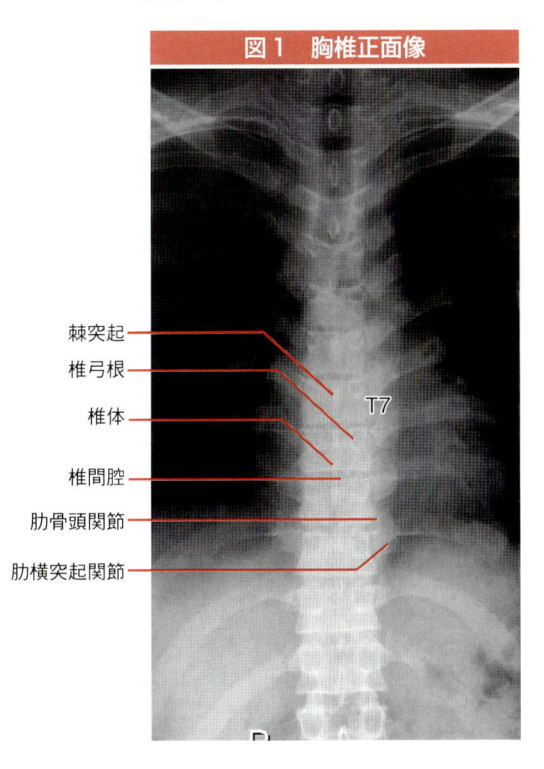

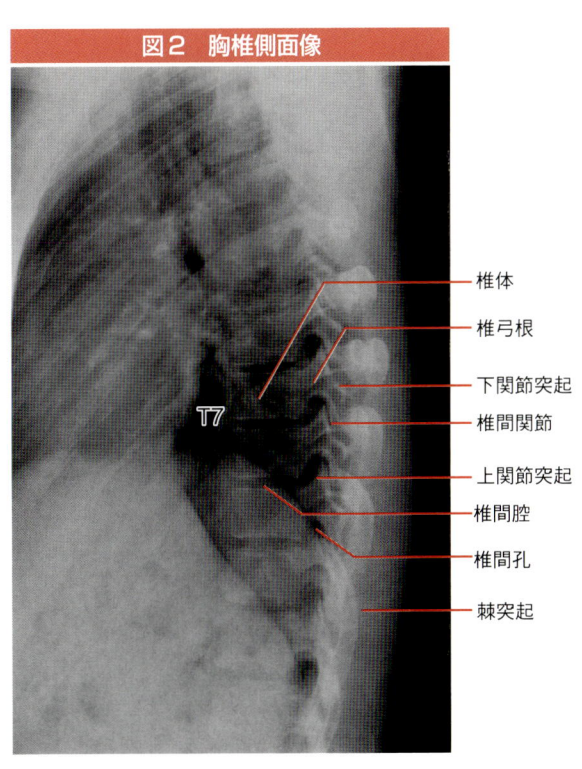

図1　胸椎正面像

図2　胸椎側面像

図3 腰椎正面像

- 第12肋骨
- 横突起
- 棘突起
- 椎間腔
- 椎体
- 仙腸関節
- 椎弓根
- 下関節突起
- 椎間関節
- 上関節突起
- 腸骨翼
- 仙骨翼
- 仙骨孔

図4 腰椎側面像

- 第12肋骨
- 椎体
- 椎間腔
- 椎間孔
- 腸骨翼
- 椎弓根
- 下関節突起
- 椎間関節
- 上関節突起
- 棘突起

読影のABCs

■側面像：まず側面像からチェック（図2，4）

Alignment 配列
- □ 緩やかな胸椎の後弯と腰仙椎の前弯
- □ 椎体前縁線，椎体後縁線（椎孔前縁），棘突起基部を結ぶ線（椎孔後縁），棘突起先端を結ぶ線が滑らかで段差がない

Bone 骨
- □ 脊椎の前柱，中央柱，後柱（図5）
- □ 椎体，椎弓，棘突起の皮質骨，骨梁
- □ 椎間孔

Joint 関節
- □ 椎間腔の高さ
- □ 椎間関節は平行

Soft tissue 軟部組織
- □ 椎体前軟部組織

■正面像（図1，3）

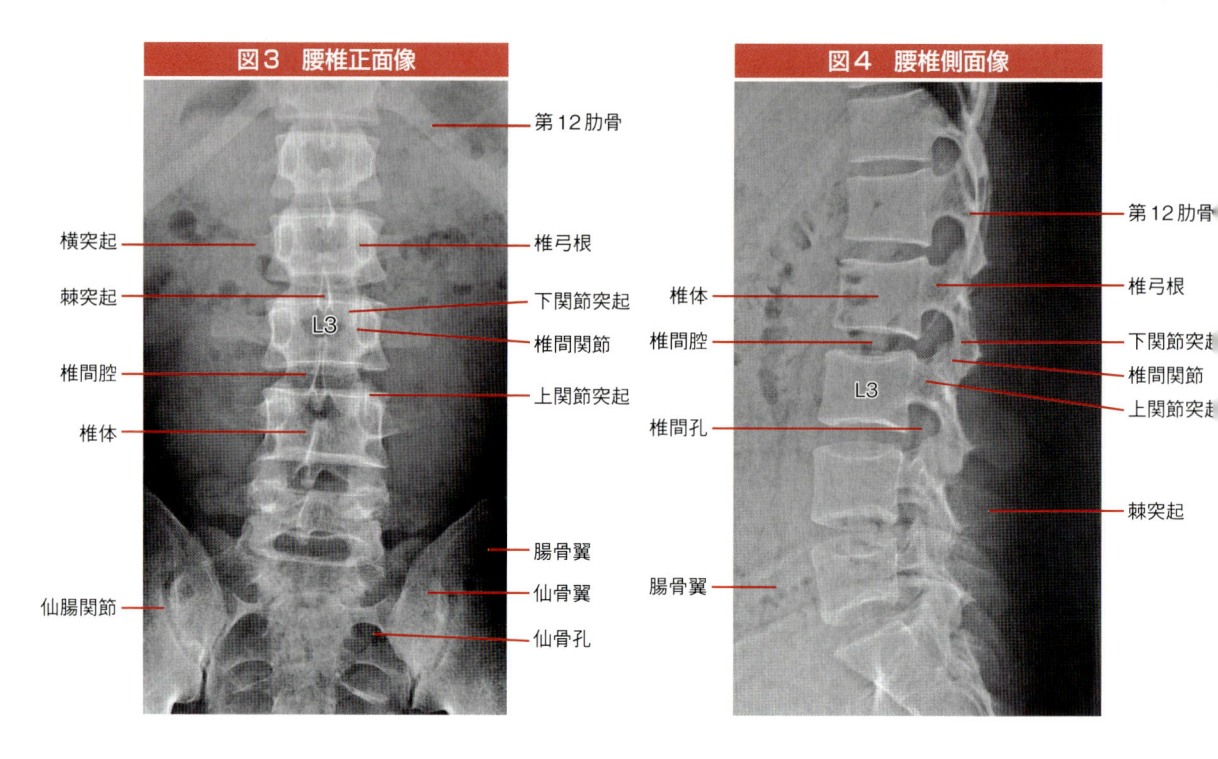

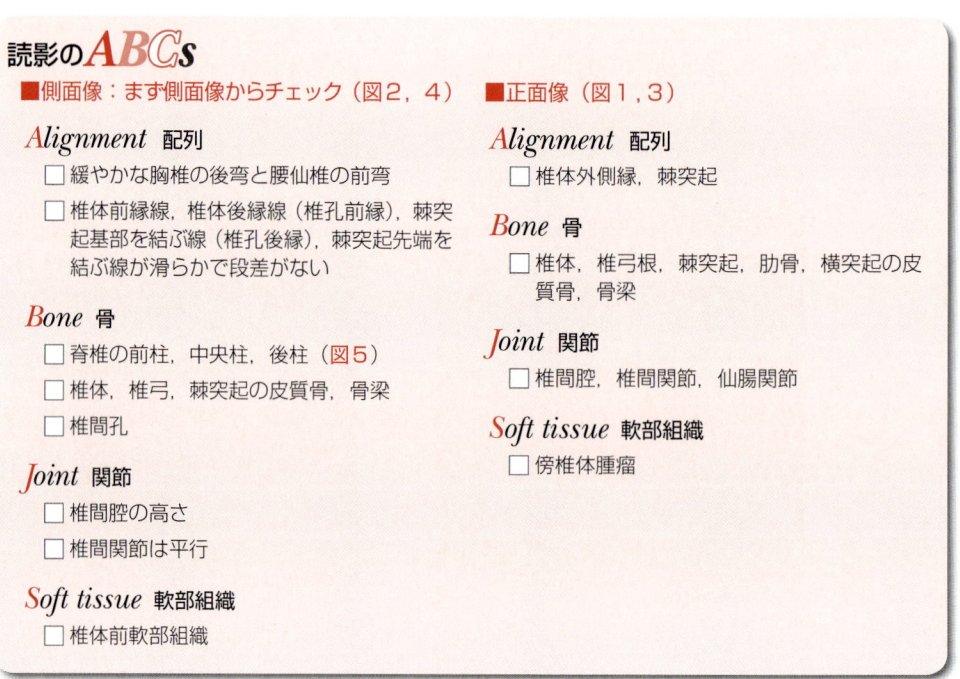

Alignment 配列
- □ 椎体外側縁，棘突起

Bone 骨
- □ 椎体，椎弓根，棘突起，肋骨，横突起の皮質骨，骨梁

Joint 関節
- □ 椎間腔，椎間関節，仙腸関節

Soft tissue 軟部組織
- □ 傍椎体腫瘤

読影のポイント

●Denisの脊椎3柱（図5）

　Denisの脊椎3柱は脊椎骨折における安定性の評価で重要である．3柱のうち2つ以上が損傷を受ければ不安定型脊椎骨折である．

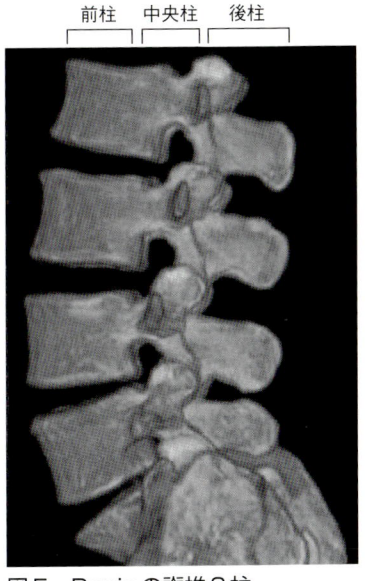

図5 Denisの脊椎3柱

前柱	前縦靱帯 椎体の前方1/2 前方線維輪
中央柱	椎体の後方1/2 後方線維輪 後縦靱帯
後柱	後方の骨成分と靱帯

MRI

MRIの基本撮像と正常解剖

- **胸腰椎矢状断像**：T1強調像，T2強調像（胸椎を図6，腰椎を図8に示す）
- **胸腰椎横断像**　：T2強調像（胸椎を図7，腰椎を図9に示す）

必要に応じて脂肪抑制像を加える．脂肪抑制像を追加することで，骨挫傷，骨髄浮腫，軟部組織損傷の描出能が向上する．

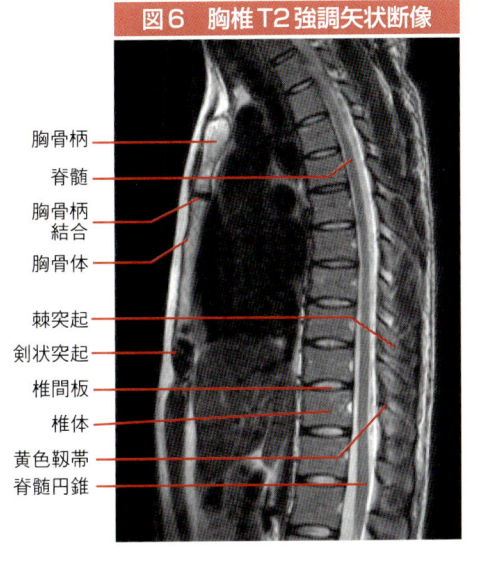

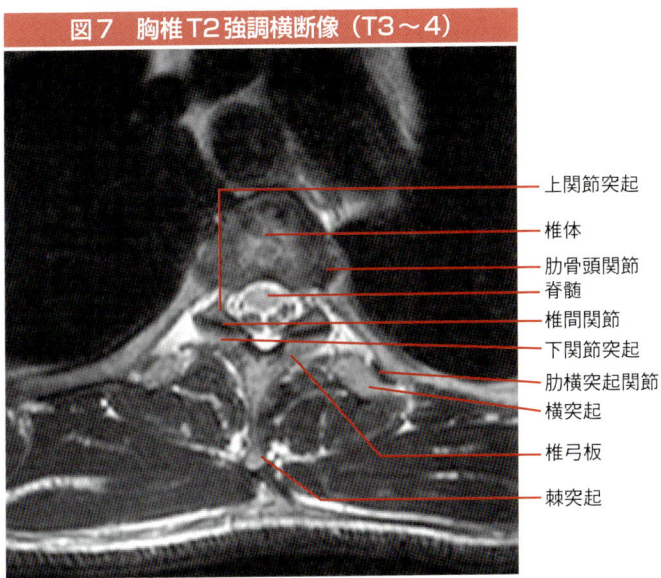

図6 胸椎T2強調矢状断像

胸骨柄／脊髄／胸骨柄結合／胸骨体／棘突起／剣状突起／椎間板／椎体／黄色靱帯／脊髄円錐

図7 胸椎T2強調横断像（T3〜4）

上関節突起／椎体／肋骨頭関節／脊髄／椎間関節／下関節突起／肋横突起関節／横突起／椎弓板／棘突起

第7章 胸腰椎

1．基本撮影と正常解剖

図8 腰椎T2強調矢状断像

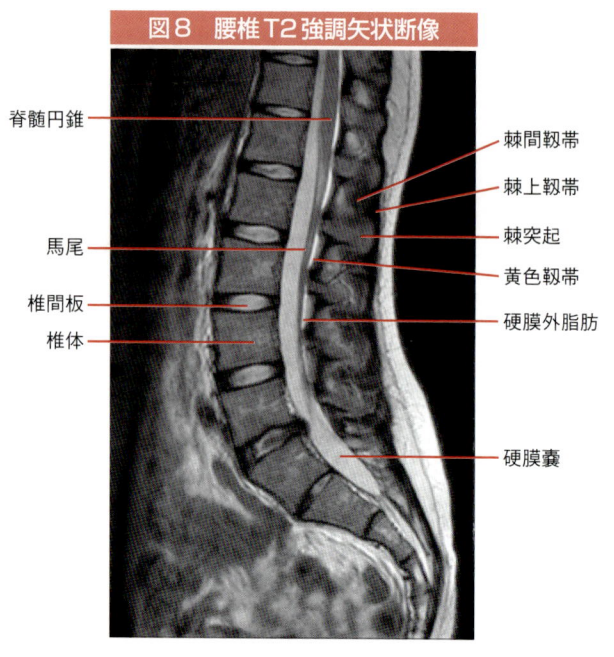

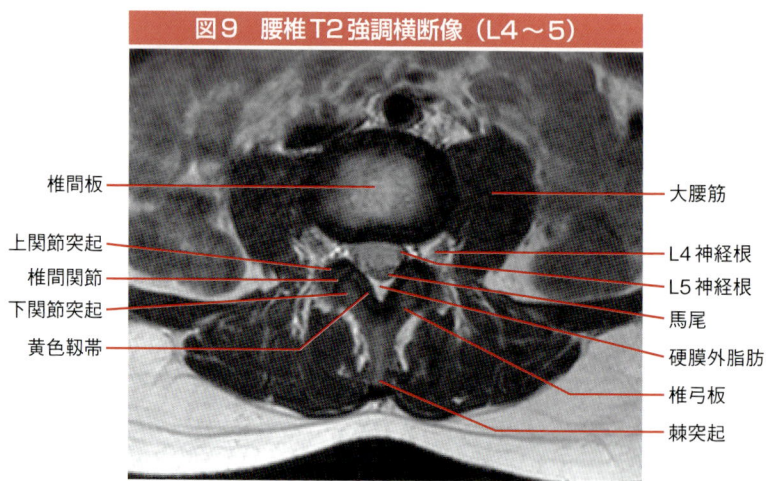

- 脊髄円錐
- 馬尾
- 椎間板
- 椎体
- 棘間靱帯
- 棘上靱帯
- 棘突起
- 黄色靱帯
- 硬膜外脂肪
- 硬膜嚢

図9 腰椎T2強調横断像（L4〜5）

- 椎間板
- 上関節突起
- 椎間関節
- 下関節突起
- 黄色靱帯
- 大腰筋
- L4神経根
- L5神経根
- 馬尾
- 硬膜外脂肪
- 椎弓板
- 棘突起

〈福田国彦〉

2. 胸腰椎移行部骨折

Point
- 胸腰椎移行部（Th11～L2）は力学的に脆弱で，脊椎外傷の好発部位である．
- 治療方法を選択する際には，骨折が安定型か不安定型かを評価することが重要である．いくつかの分類があるが，日本では金田分類が広く用いられている（各Columnについてはp.174 図を参照）．

代表的な分類

◆ **金田分類**[1]

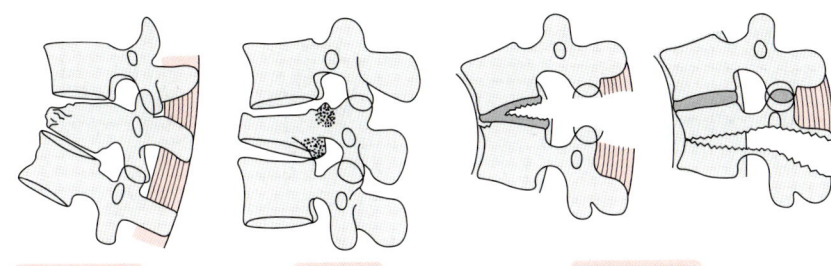

楔状圧迫骨折　　破裂骨折　　屈曲伸展損傷

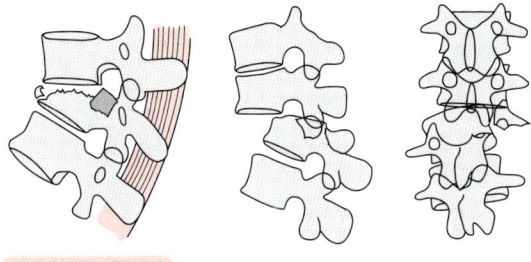

屈曲伸延損傷と破裂骨折の複合損傷　　脱臼骨折

（文献2を参考に作製）

1. **楔状圧迫骨折（Wedge compression fractures）**
   垂直圧縮力により発生する．Anterior columnのみが損傷される安定型損傷である．

2. **破裂骨折（Burst fractures）**
   本骨折は軸圧によって生じるAnterior columnおよびMiddle columnの圧縮型損傷である．椎体終板が破断し，椎間板が椎体内に陥入することで椎体内圧が上昇し，椎体が破裂する．神経合併症のあるもの，Posterior column（特に椎間関節）の著しい損傷を伴うもの，高度の脊柱管内陥入骨片を伴うもの，椎体圧縮が高度のもので後弯変形や側弯変形が著明なものでは手術が必要である．

3. **屈曲回旋脱臼骨折（Flextion-rotation dislocation fractures）**
   屈曲に回旋が加わり，すべてのColumnが損傷されたタイプで非常に不安定であり，神経障害の合併頻度も高い．完全麻痺患者であっても手術的に支持性の獲得が必要である．

4. 屈曲伸延損傷（Flexion-distraction injuries）

Chance骨折，シートベルトタイプ損傷，屈曲伸展脱臼骨折に大別できるが，いずれも前屈モーメントにより生じる．

1）Chance骨折（Chance fracture）

前屈モーメント軸が前縦靱帯より前方にあると，脊椎に伸展力が働く．椎体から椎弓根，椎弓，棘突起にわたる純粋な骨性部分に水平断裂が起こったものが本損傷であり，後方の靱帯や椎間関節などに損傷がないため，整復と外固定で骨癒合が獲得できる安定型損傷である．

2）シートベルトタイプ損傷（Seat-belt type injuries）

前屈モーメントの軸が前縦靱帯よりやや後方にあるタイプである．Anterior columnに圧迫力が加わると考えられる．Posterior columnでは椎間関節，棘間靱帯の損傷があり，不安定型損傷であるため手術適応がある．

3）屈曲伸展脱臼骨折（Flexion-distraction dislocation fracture）

主に伸展力による損傷であるが，Three columnすべてに損傷が及び，屈曲伸展とともに上位椎は前方に転位し不安定性がきわめて高い．

5. 屈曲伸延損傷と破裂骨折の複合型損傷（Combined flexion-distraction injury and burst fracture）

前述した破裂骨折と屈曲伸展損傷が同一高位に同時に発生する損傷型である．Denisらのオリジナルの分類[3]には記載がなく，新しい損傷の型である．正確な受傷機転は不明であるが，Three columnすべてに損傷が及び，きわめて不安定である．

6. 剪断脱臼骨折（Shear dislocation fractures）

後方剪断（Posterior shear）と前方剪断（Anterior shear）があり，どちらもThree columnの損傷で，きわめて不安定である．

7. 後方要素単独損傷（Isolated posterior element injuries）

まれではあるが，安定型損傷である．棘突起裂離骨折，横突起骨折などが含まれるが，脊柱安定性が損なわれることはない．

文 献

1）金田清志：胸腰椎損傷の分類と手術適応．整形外科MOOK，60：57-65，1990
2）種市　洋：金田の脊椎損傷分類．脊椎脊髄，20：158，2007
3）Desis, F.: the three column spine and its significance in the classification of acute thoracolumbar spinal injuries. Spine, 8：817-831, 1983

症例1　金田分類　シートベルトタイプ損傷

● 29歳，男性．座っていたところ，背部に鉄筋が落ちてきて受傷した．

A：胸腰椎単純X線側面像

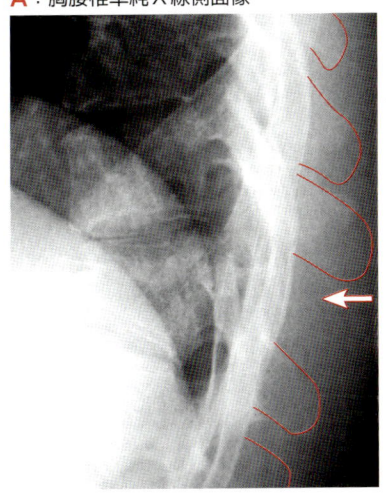

B：胸腰椎CT矢状断像

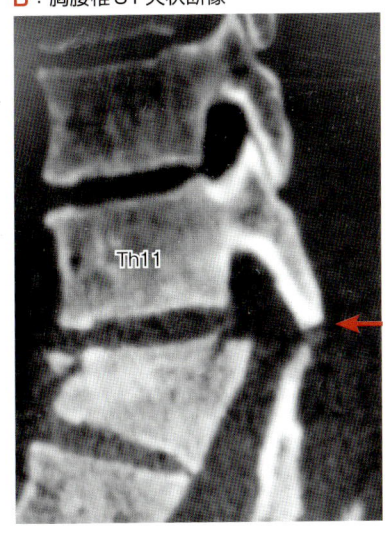

写真A，B：anterior column の損傷に加え，posterior column の損傷〔A：棘突起間の開大（⇨），B：椎間関節の脱臼（→）〕を認める．不安定型損傷である．

症例2　金田分類　破裂骨折

● 44歳，女性．高所より飛び降り受傷した．

A：腰椎単純X線正面像

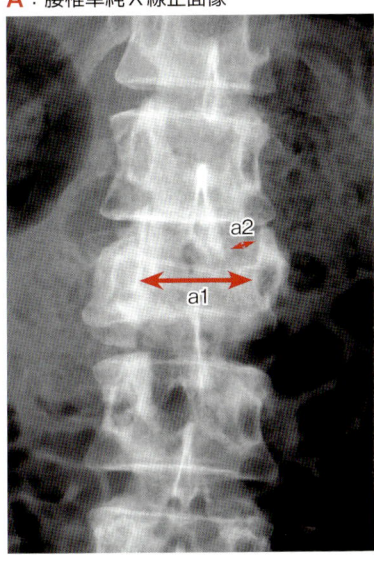

B：腰椎CT横断像

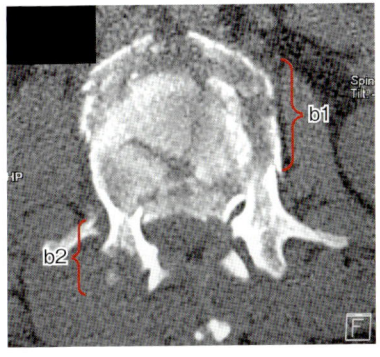

第2腰椎破裂骨折．

写真A：椎弓根間の開大（a1）と椎間関節の脱臼（a2）を認める．

写真B：椎体（b1）と椎弓の損傷（b2）を認める．全Columnの損傷であり，非常に不安定な損傷である．

ここが診断のポイント！

- 受傷機転を詳細に聴取し，X線所見と合わせて分類を試みる．骨折のタイプが安定型か不安定型か，すなわち脊椎3柱（図）のうちの，どのColumnに損傷が及んでいるかを見極めることが重要である（解剖：第7章-1を参照）．

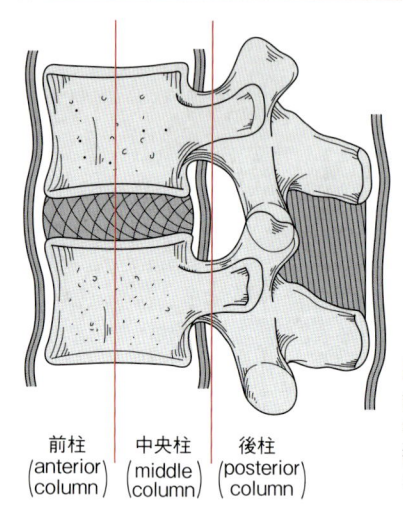

図　Denisの脊椎3柱
前　柱：前縦靱帯，椎体および椎間板の前方1/2
中央柱：椎体および椎間板の後方1/2
後　柱：椎弓，椎間関節，棘突起，棘上・棘間靱帯
（文献1を参考に作製）

文献

1) Denis, F. : The three column spine and its significance in the classification of acute thoracolumbar spinal injuries. Spine, 8：817-831, 1983

＜中村陽介＞

第8章　骨盤・股関節・大腿

1．基本撮影と正常解剖

骨盤：単純X線写真

単純X線写真の基本撮影と正常解剖

- **骨盤正面像（図1）**

仰臥位．X線の中心線を両側上前腸骨棘の中間点と恥骨結合との中間点とする．

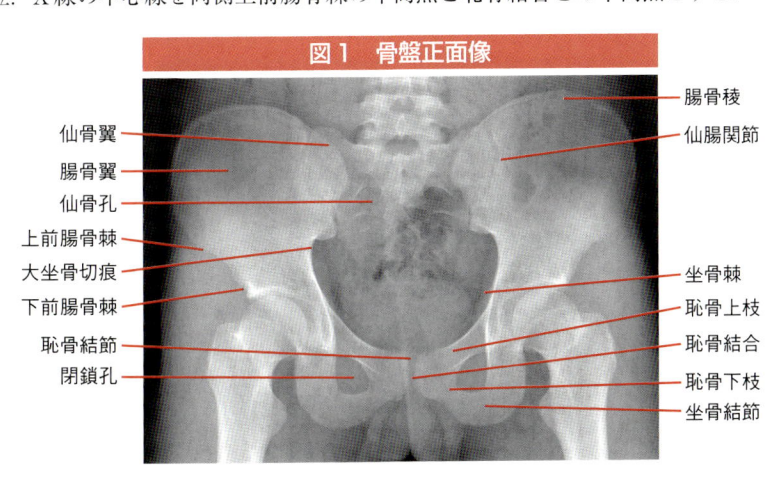

図1　骨盤正面像

（ラベル：仙骨翼，腸骨翼，仙骨孔，上前腸骨棘，大坐骨切痕，下前腸骨棘，恥骨結節，閉鎖孔，腸骨稜，仙腸関節，坐骨棘，恥骨上枝，恥骨結合，恥骨下枝，坐骨結節）

読影のABCs

Alignment　配列

- 骨盤縁（図2）
  - □ 腸骨弓状線に沿った円．仙腸関節下縁と恥骨結合上縁が含まれる
- 閉鎖孔（図2）
  - □ 恥骨と坐骨によって形成される円．左右2個
- 仙骨孔（図3）
  - □ 仙骨孔で形成される円弧状の線．左右対称性の描出
- Shenton線（図2）
  - □ 大腿骨頸部内側縁から閉鎖孔上縁に至る線
- 涙滴線（図3）
  - □ 外側が臼蓋関節面，下縁が臼蓋切痕，内側が臼蓋内側壁（quadrilateral surface）前縁で形成されるU字状線
- 腸骨恥骨線（図3）
  - □ 大坐骨切痕から恥骨結節に至る線
- 腸骨坐骨線（図3）
  - □ 臼蓋内側壁（quadrilateral surface）後縁で形成される線

Bone　骨

- □ 皮質骨，骨梁の連続性
- □ 裂離骨折の好発部位
  思春期には突発的な筋収縮力により相対的に脆弱な二次仮骨中心が裂離骨折をきたすことがある（図4）．
  - ● 腸骨稜：腹壁筋
  - ● 上前腸骨棘：縫工筋，大腿筋膜張筋
  - ● 下前腸骨棘：大腿直筋
  - ● 小転子：腸腰筋
  - ● 恥骨下枝：内転筋，薄筋
  - ● 坐骨結節：ハムストリング

Cartilage　軟骨

- □ 仙腸関節
- □ 股関節
- □ 恥骨結合：5 mm以下

Soft tissue　軟部組織

- □ 内閉鎖筋の脂肪層
- □ 膀胱周囲の脂肪層

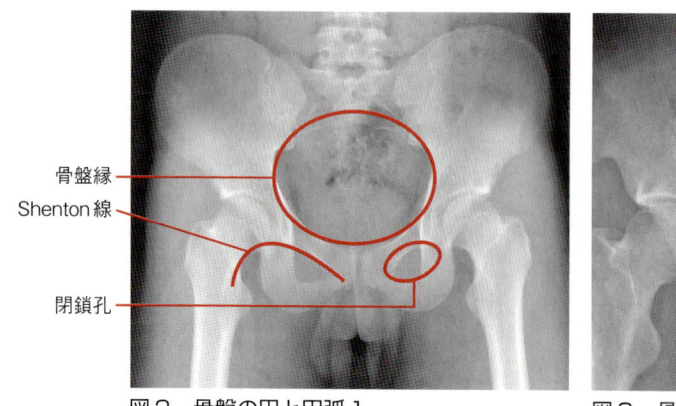

図2　骨盤の円と円弧1

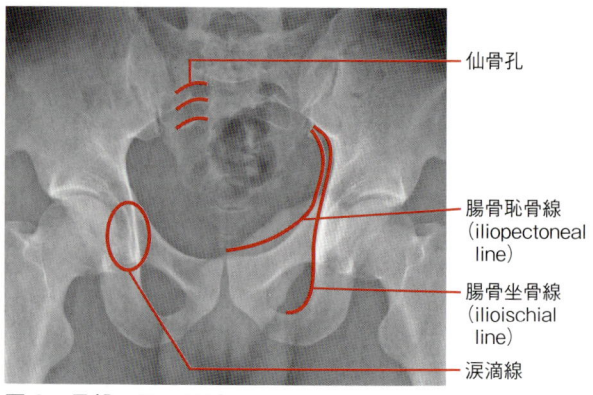

図3　骨盤の円と円弧2

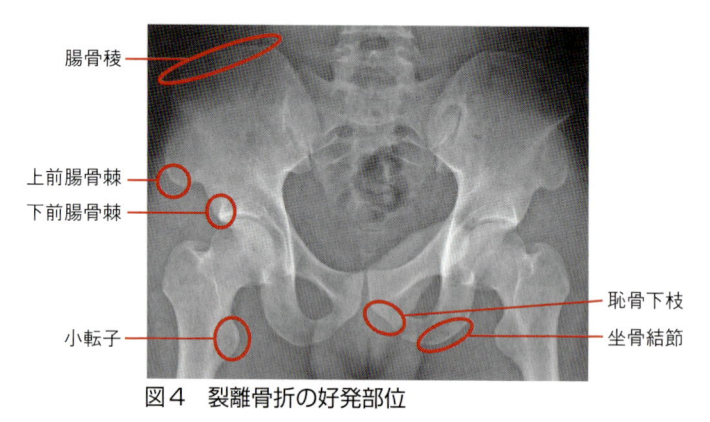

図4　裂離骨折の好発部位

骨盤：MRI

MRIの基本撮像と正常解剖（仙腸関節）

- **骨盤横断像**：T1強調像，T2強調像（図5）
- **骨盤冠状断像**：T1強調像（図6）／プロトン密度強調像，T2*強調像

　必要に応じて任意断面での脂肪抑制像を加える．脂肪抑制像を追加することで，仙腸関節炎，骨髄浮腫，骨挫傷，軟部組織損傷の描出能が向上する．また，冠状断を仙骨の傾斜に沿った斜冠状断像とすることで，仙腸関節の描出能を向上できる．

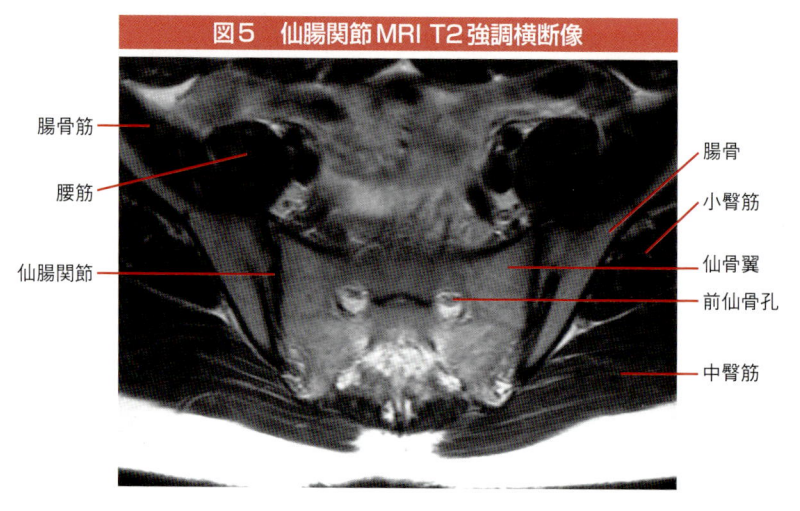

図5　仙腸関節MRI T2強調横断像

176 ●骨折の画像診断 改訂版

図6 仙腸関節MRI T1強調冠状断像

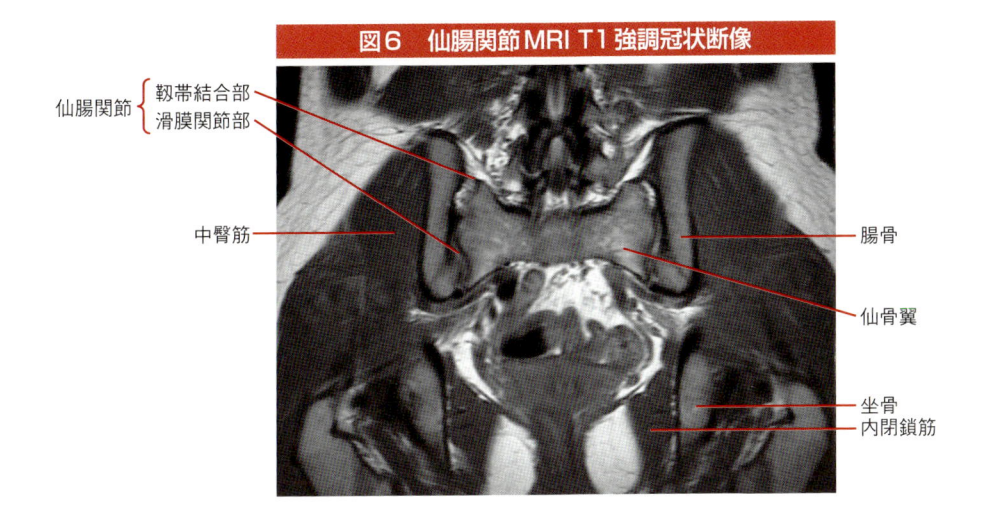

仙腸関節 { 靱帯結合部 / 滑膜関節部
中臀筋
腸骨
仙骨翼
坐骨
内閉鎖筋

股関節：単純X線写真

単純X線写真の基本撮影と正常解剖

● 股関節正面像（図7）

背臥位．原則的に両側を撮影（左右のマークを必ず入れること）．両脚を伸ばし足先をそろえる．中心は恥骨結合上縁の2～3 cm上．

● 股関節側面像（Lauenstein肢位）（図8）

撮像側を下にした側臥位．両側の下腿の間に砂嚢などをはさみ，両脚を平行にする．中心は大腿骨頸部．

図7 股関節正面像

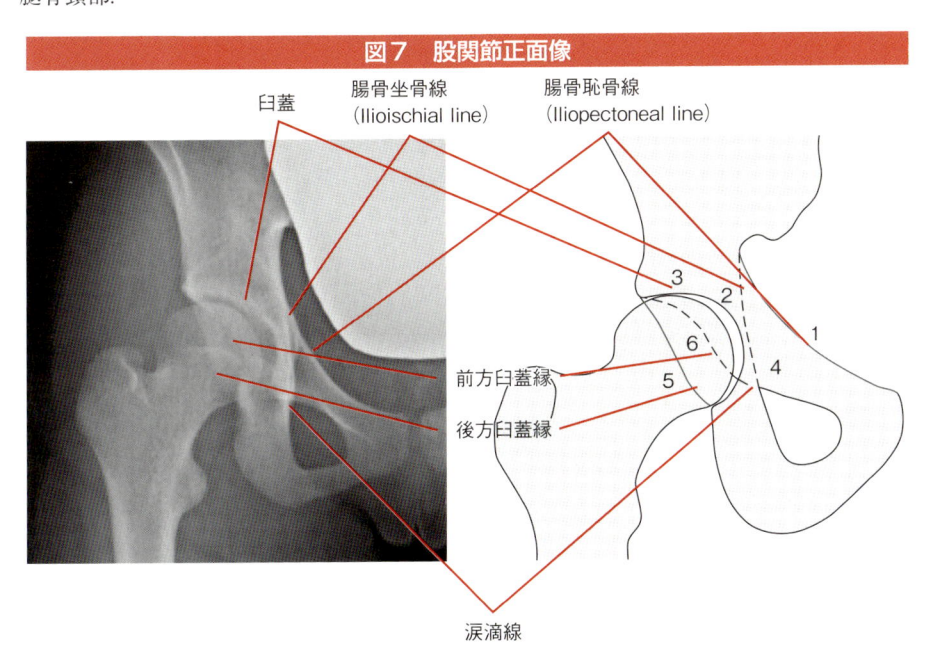

臼蓋
腸骨坐骨線（Ilioischial line）
腸骨恥骨線（Iliopectoneal line）
前方臼蓋縁
後方臼蓋縁
涙滴線

1. 基本撮影と正常解剖 ● 177

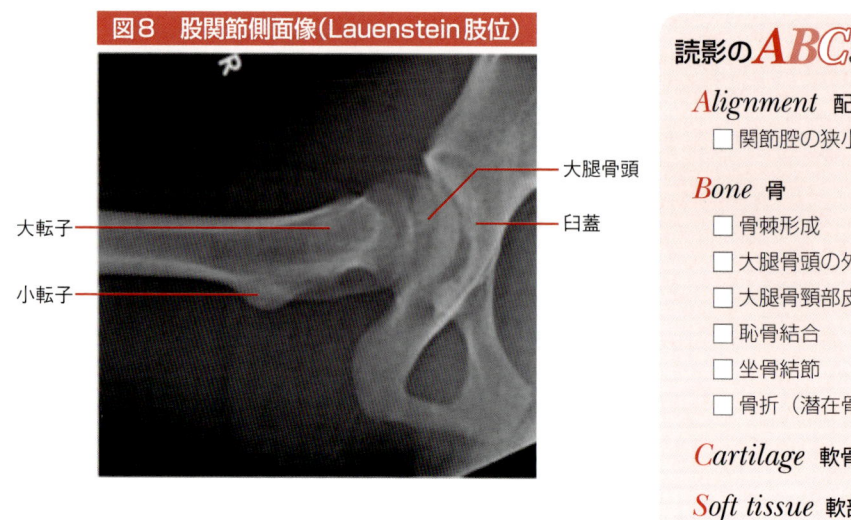

図8　股関節側面像（Lauenstein肢位）

大転子
小転子
大腿骨頭
臼蓋

読影のABCs

Alignment 配列
□ 関節腔の狭小／開大

Bone 骨
□ 骨棘形成
□ 大腿骨頭の外側偏位
□ 大腿骨頸部皮質の連続性
□ 恥骨結合
□ 坐骨結節
□ 骨折（潜在骨折，ストレス骨折含む）

Cartilage 軟骨

Soft tissue 軟部組織

チェックポイント

● 大腿骨の頸体角（図9）

大腿の頸部軸と骨幹部軸が成す角度．

● 大腿骨の前捻角：CTによる計測（図10）

大腿骨頸部軸は大腿骨遠位部の顆部横軸よりも前方に捻れている．前捻角は大腿骨頸部と顆部のCTから，大腿骨頸部軸と顆部横軸の成す角度として計測できる．

● 前方臼蓋縁と後方臼蓋縁（図11）

股関節正面像において，前方臼蓋縁は臼蓋外側縁から恥骨上枝下縁に至る線，後方臼蓋縁は臼蓋外側縁から恥骨下枝下縁に至る線として描出される．通常，臼蓋は前捻しているため，前方臼蓋縁は後方臼蓋縁の内側に投影される．

● クロスオーバー徴候（図12）

正面像で前方臼蓋縁と後方臼蓋縁が交叉し，8の字型ないしプロペラ状の形態を示すものである．この時臼蓋は後捻しており，PincerタイプのFemoroacetabular impingement（FAI）の原因となることがある．

● Coxa profundaとProtrusio acetabuli（図13）

Coxa profundaは臼蓋底が深い状態で腸骨坐骨線（Ilioischial line）よりも臼蓋底が内側に存在する．Protrusio acetabuliは臼蓋底と共に大腿骨頭も腸骨坐骨線よりも内側に存在する．いずれも，PincerタイプのFAIの原因になることがある．

図9　頸体角

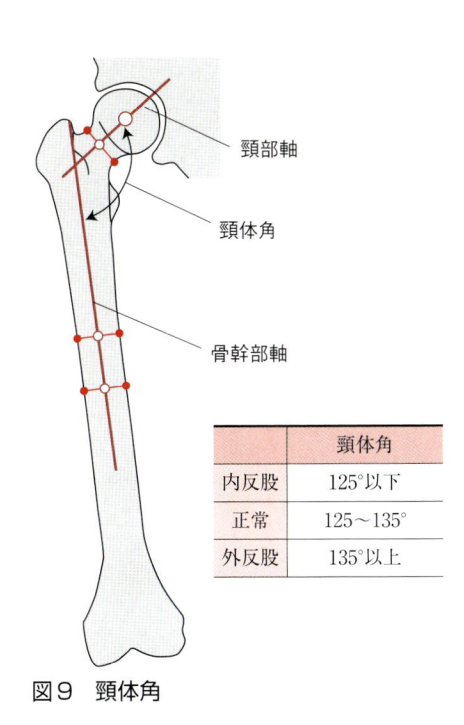

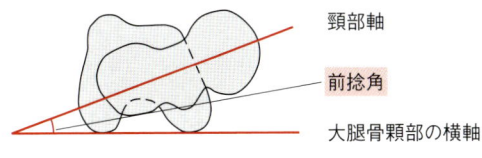

	頸体角
内反股	125°以下
正常	125〜135°
外反股	135°以上

成人では平均 12〜15°

図10　大腿骨の前捻角：CTによる計測

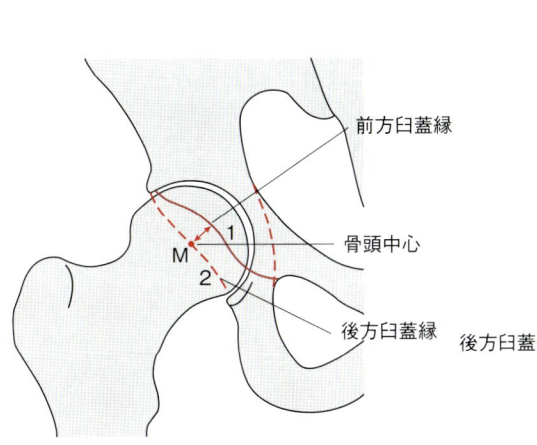

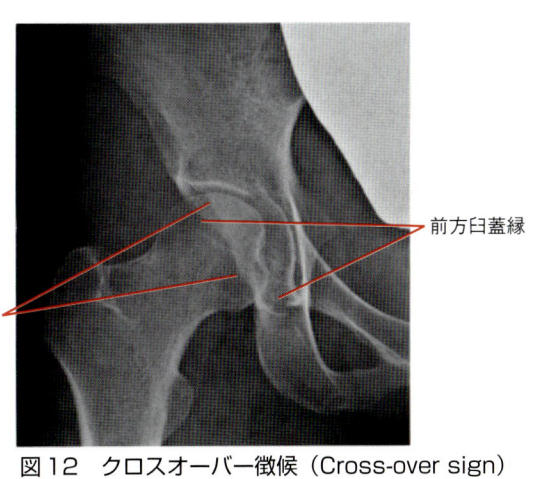

図11　前方臼蓋縁と後方臼蓋縁

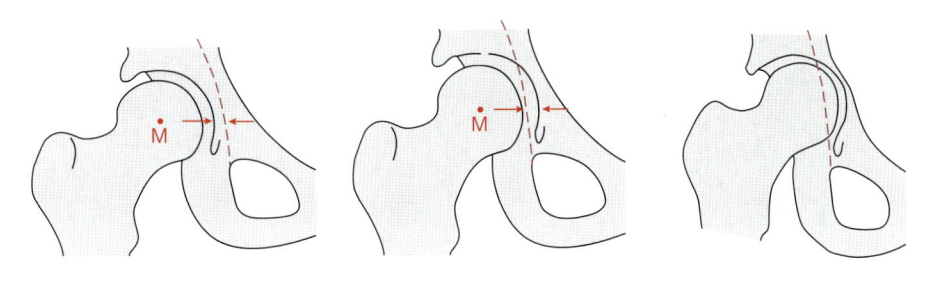

図12　クロスオーバー徴候（Cross-over sign）

正常　　　　　Coxa profunda　　　　Protrusio acetabuli

図13　Coxa profundaとProtrusio acetabuli

第8章　骨盤・股関節・大腿

1．基本撮影と正常解剖　179

股関節：MRI

MRIの基本撮像と正常解剖

〈両側股関節〉
- 股関節冠状断像：T1強調像（図14）（またはプロトン密度強調像），脂肪抑制T2強調像（またはSTIR像）
- 股関節横断像　：T1強調像（図15）（またはプロトン密度強調像），T2強調像．

読影のポイント

- 大腿骨頸部疲労骨折（図16）
  単純写真（図16a）で骨折を指摘できない．脂肪抑制冠状断像（図16b）では頸部を横走する帯状の高信号を認める（→）．

図14　股関節T1強調冠状断像

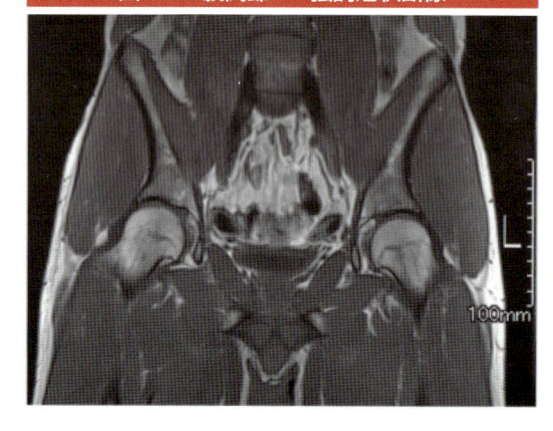

図15　股関節T1強調横断像

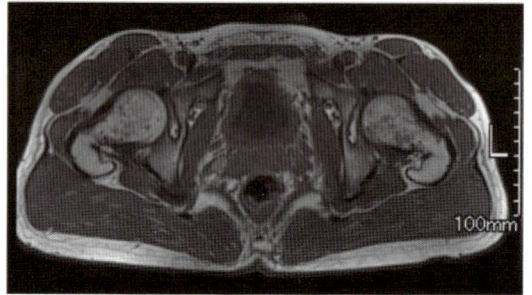

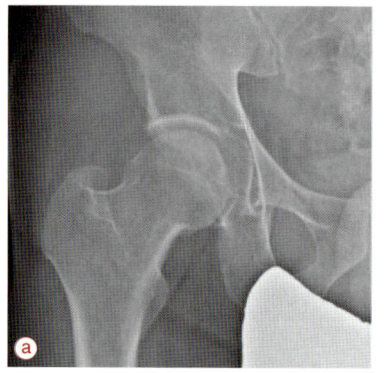

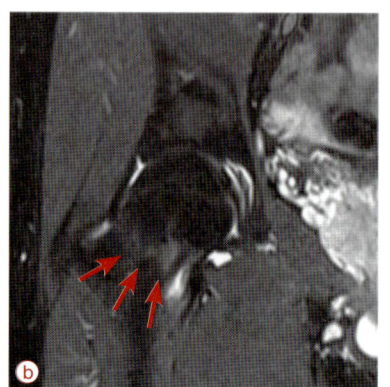

図16　36歳男性　大腿骨頸部疲労骨折

＜福田国彦＞

2. 骨盤骨折

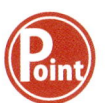

> **Point**
> - 骨盤骨折には軽症の単独骨折から骨盤輪の複合骨折，さらには臼蓋骨折を合併するものまでさまざまなものが含まれる．患者の生命予後，機能予後の両面から，迅速に，そして的確に骨折を評価することが重要である．
> - 骨盤骨折については，骨盤の安定性による分類，骨盤に加わった外力の方向による分類，重症度による分類など，さまざまな観点から分類がなされている[1)2)]．そのなかで，Tile の分類[3)]は骨盤輪の不安定性とその方向性を重視した分類である[4)]．

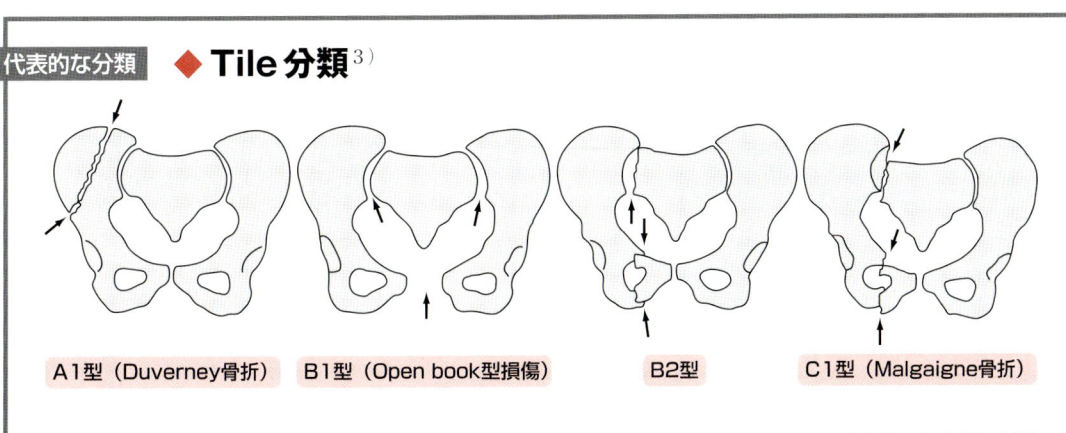

代表的な分類 ◆ Tile 分類[3)]

A1型（Duverney骨折）　B1型（Open book型損傷）　B2型　C1型（Malgaigne骨折）

（文献5を参考に作製）

Type A：回旋，垂直方向ともに安定（Stable, Minimally displaced）
　A1：骨盤輪を含まない骨盤骨折であり，腸骨翼の単独骨折（Duverney骨折）や，上・下前腸骨棘，坐骨結節の裂離骨折（第8章-4を参照）などが含まれる．
　A2：骨盤輪の骨折で，転位がなく安定型のもの．

Type B：回旋は不安定，垂直方向は安定（Rotationally unstable, Vertically stable）
　B1：いわゆる Open book 型損傷であり，骨盤の前後方向の圧迫力により，恥骨結合が離開または恥骨枝が骨折して片側骨盤が外側へ回旋（図1a）するような変形を生じるとともに仙腸関節前方が開く（図1b）ように障害を受ける．この片側骨盤は外旋方向に不安定となるが，仙腸関節後方構造が保たれている（図1c）ため垂直方向には安定である．障害は片側のみに，あるいは両側同時に生じうる．
　B2：骨盤の側方の圧迫力により，片側骨盤には内側へ回旋（図1d）するような変形が加わり仙腸関節前方が圧潰される（図1e）とともに，同側の恥骨枝に骨折を生じる（図1f）．仙腸関節後方構造が保たれている（図1g）ため垂直方向には安定である．
　B3：Type B2同様，片側骨盤は内側へ回旋する．前方の骨折は主として反対側の恥骨枝に生じるが，両側の4枝に生じることもある．片側骨盤は内旋すると同時に上方回旋も加わるため下肢短縮を生じることがある．仙腸関節後方構造が保たれているため垂直方向には安定している．

Type C:回旋方向,垂直方向ともに不安定(Rotationally and Vertically unstable)
　C1:前方骨折(図2a)とともに,後方仙腸構造(図2b),仙棘靱帯,仙結節靱帯(図2c)を含めた広範な骨盤損傷により,回旋不安定性とともに垂直方向の不安定性を生じる.
　C2:Type C1の損傷が両側性に生じたもの.
　C3:Type C1またはC2の骨盤輪損傷に臼蓋骨折を合併したもの.

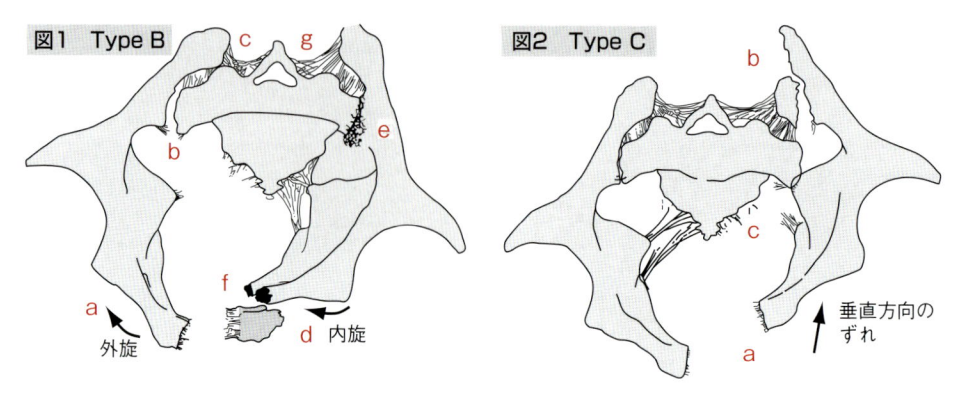

図1　Type B

図2　Type C

(図1,2いずれも文献3を参考に作製)

文　献

1) 伊藤博元:骨盤骨折の分類.「新OS NOW　NO.19　骨盤手術の最新手技」pp.120-125, メジカルビュー社, 2003
2) 雅楽十一, 井上幸雄:骨盤部の外傷.「Atlas Now 骨・関節疾患の画像診断　2. 外傷」(今泉 司, 江原 茂 編), pp. 147-172, 診断と治療社
3) Tile, M.:Pelvic ring fractures:Should they be fixed? J. Bone Joint Surg., 70-B:1-12, 1988
4) 澤口 毅:骨盤輪骨折. 骨折, 31 (suppl):5022, 2009
5)「プチ整形外科−外傷・障害の分類と治療」(亀山 修 著), 南江堂, 2000

症例　Tile分類 Type B1　骨盤骨折

● 24歳，男性．交通事故にて受傷．

A：骨盤単純X線正面像

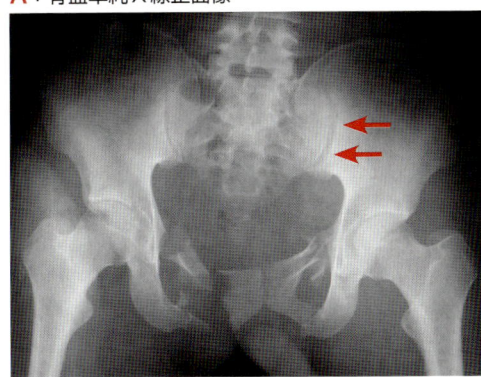

B：骨盤入口像（Pelvic inlet view）

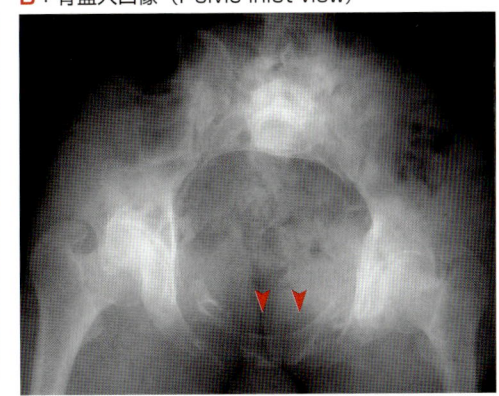

C：骨盤出口像（Plevic outlet view）

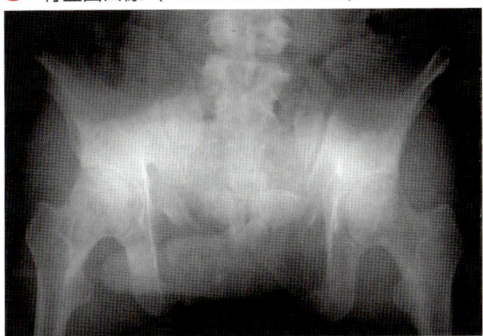

D：骨盤単純X線正面像　術後

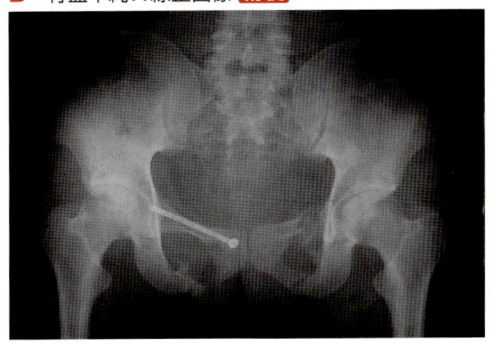

写真A：Tile分類ではType B1に分類されるOpen book型損傷である．骨盤正面像では，両側恥骨枝骨折と左仙腸関節の軽度の開大（→）が認められる．

写真B，C：Bに骨盤入口像（Pelvic inlet view），Cに骨盤出口像（Plevic outlet view）を示す．inlet撮影では，骨折した恥骨骨片が大きく後方へ転位（▶）していることがわかる．

写真D：Ilioinguinal approach（腸骨鼠径アプローチ）で右恥骨上枝骨片を整復し，5 mm径キャニュレーテッドキャンセラススクリューで固定した．

ここが診断のポイント！

● 骨盤の回旋変形の方向（外旋か内旋か），後方の仙腸構造の破壊状況などを詳細に把握し，回旋不安定性，垂直不安定性を評価するためには，単純X線像に加えてCTがきわめて有用である．CTでは，骨折の評価と同時に，生命予後を左右する骨盤内出血の状況についても情報を得ることができる．

＜大谷卓也＞

3. 寛骨臼骨折

第8章 骨盤・股関節・大腿

Point
- 寛骨臼骨折は股関節の関節内骨折であり，機能的予後に関して重要な問題を含んだ骨折である．
- 本骨折に対しては，寛骨臼は腸骨稜前部から恥骨に至る前柱（Anterior column）と，腸骨下部から坐骨に至る後柱（Posterior column）から構成されている（図1）という概念[1]を基にした Judet & Letournel の分類[2]がしばしば用いられる．

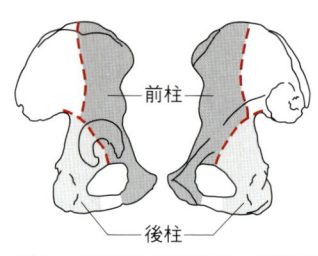

図1 寛骨臼の前柱および後柱
（文献2，3を参考に作製）

代表的な分類 ◆ **Judet & Letournel 分類**[2]

基本骨折（Elementary fractures）

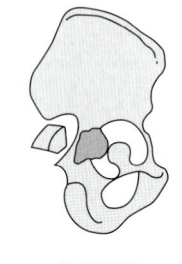

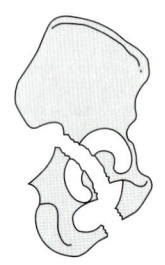

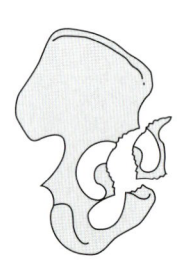

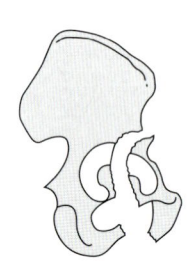

| 後壁骨折 | 後柱骨折 | 前壁骨折 | 前柱骨折 | 横骨折 |

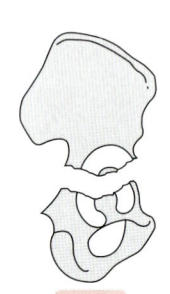

複合骨折（Associated fractures）

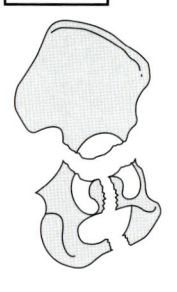

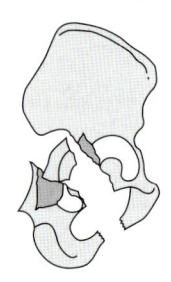

| T字状骨折 | 後柱骨折+後壁骨折 | 横骨折+後壁骨折 | 前方骨折+後方半横骨折 | 両柱骨折 |

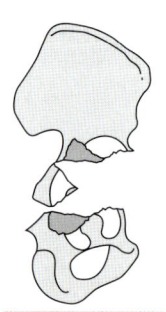

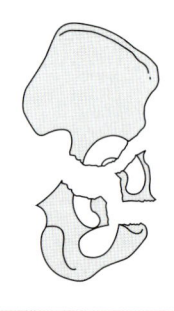

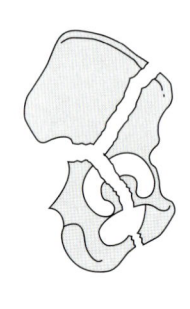

（文献3を参考に作製）

　寛骨臼骨折を，5つの基本骨折（Elementary fracture）と，基本骨折が2つ以上組合わさった5つの複合骨折（Associated fracture），合計10の型に分類している．

基本骨折（Elementary fractures）
1. 後壁骨折（Posterior wall fractures）
   (1) 純粋な臼後壁骨折 (2) 後上部骨折 (3) 後下部骨折
2. 後柱骨折（Posterior column fractures）
3. 前壁骨折（Anterior wall fractures）

4. 前柱骨折（Anterior column fractures）
    (1) 極低位骨折　(2) 低位骨折　(3) 中間位骨折　(4) 高位骨折
5. 横骨折（Pure transverse fractures）

複合骨折（Associated fractures）

1. T字状骨折（T-shaped fractures）
2. 後柱骨折＋後壁骨折（posterior column and posterior wall fractures）
3. 横骨折＋後壁骨折（transverse and posterior wall fractures）
4. 前方骨折（前柱または前壁骨折）＋後方部分の横骨折（anterior and hemi transverse fractures）
5. 両柱骨折（fractures of both columns）

文　献

1) Judet, R., et al.: Fractures of the acetabulum: Classification and surgical approaches for open reduction. J. Bone Joint Surg., 46-A: 1615-1646, 1964
2) Letournel, E.: Acetabulum fractures: Classification and management. Clin. Orthop., 151: 81-106, 1980
3) 澤口　毅：寛骨臼骨折の手術．骨・関節・靱帯, 14: 425-434, 2001

症例　Judet & Letournel 分類　前方骨折＋後方半横骨折

● 31歳, 男性. 高所より転落して受傷.

A：骨盤単純X線正面像

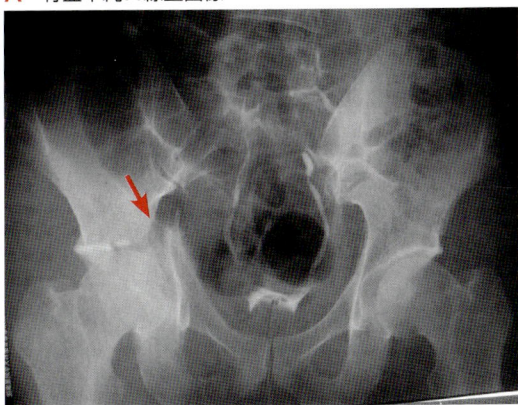

B：骨盤3D-CT

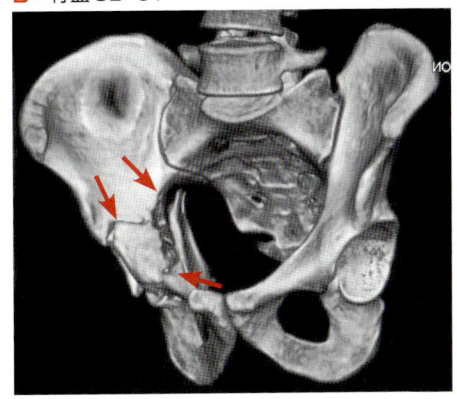

C：骨盤3D-CT

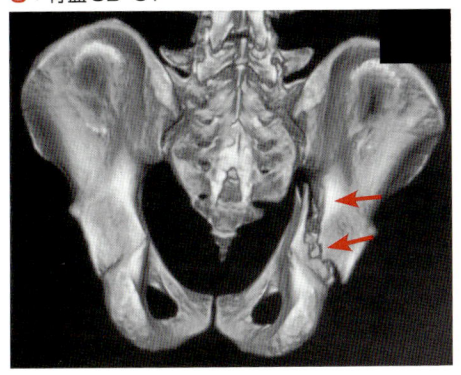

D：骨盤3D-CT

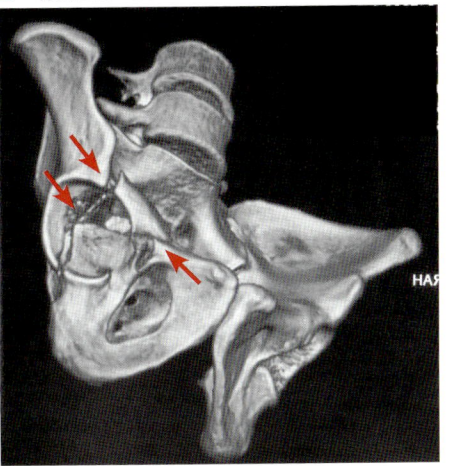

E：骨盤単純X線正面像 術後

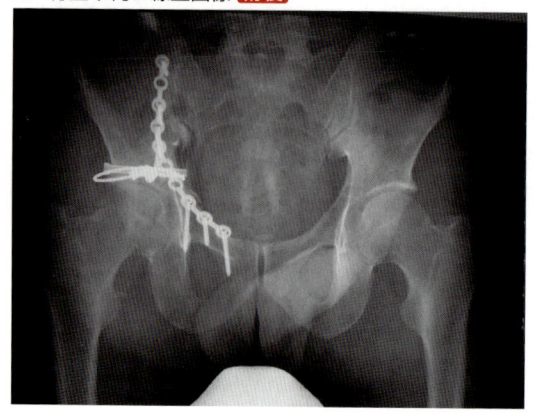

Judet & Letournel分類の複合骨折「前柱骨折（前壁骨折）＋後方半分の横骨折」．
写真A：内外側方向に転位した寛骨臼骨折を認める．
写真B～D：大腿骨を消去した3D-CT．三次元的な骨折の位置と転位の程度が明瞭である．
写真E：Ilioinguinalアプローチと後方アプローチを併用して骨折を整復し，リボンプレート，6.5 mmキャニュレーテッドキャンセラススクリュー，ケーブル締結などで固定した．

ここが診断のポイント！

- 単純X線像としては骨盤前後像のほか，両45°斜位像，すなわち，患側を45°挙上して撮影するObturator oblique viewと，健側を45°挙上して撮影するIliac oblique viewを観察する（図2）[1)2)]．正面像ではIliopectineal line，ilioischial line，涙痕（臼蓋内壁），臼蓋荷重部，臼前縁，臼後縁を観察する．Obturator oblique viewでは閉鎖孔，前柱，臼後縁に，また，Iliac oblique viewでは腸骨翼，臼前縁，後柱後縁（坐骨切痕）などに注意して観察する．

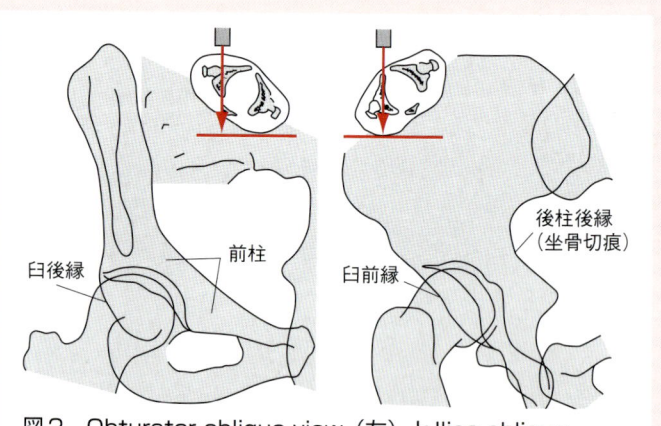

図2 Obturator oblique view（左）とIliac oblique view（右）
（文献1を参考に作製）

- 寛骨臼骨折の診断にCTは不可欠であり，関節内骨片，関節面陥没骨折の有無や，骨片の大きさや転位，骨頭損傷などをチェックする．

文 献

1) Judet, R., et al.: Fractures of the acetabulum: Classification and surgical approaches for open reduction. J. Bone Joint Surg., 46-A：1615-1646, 1964
2) 澤口 毅：寛骨臼骨折の手術. 骨・関節・靱帯, 14：425-434, 2001
3) 「骨折手術法マニュアル－AO法の実際」（ミュラーモーリス・E ほか 著，山内裕雄 ほか 訳），シュプリンガー・フェアラーク東京，1994

＜大谷卓也＞

4. 骨盤裂離骨折

Point
- 背景：発育期の筋起始/付着部には骨突起（Apophysis）があり，主骨との間に成長軟骨層が存在する．この軟骨層は牽引力や剪断力に対して脆弱であり，筋力による強大な牽引力により破断しやすい．したがって，本骨折の好発年齢は14～15歳を中心とした思春期であり，この時期では骨端線離開の形をとる．ほとんどはスポーツ活動中の急激な筋収縮に伴って発症し，性別は筋力の強い男性に圧倒的に多い．
- ほかの外傷性の骨折と異なり，筋腱の牽引力による起始/付着部の裂離骨折である．強い転倒，転落，衝突などがなく骨折という診断をイメージしにくいため，また，画像的には目立たないことも多いため，見逃されることもあり注意が必要である．診断には，まず臨床的特徴から本骨折を疑うことが最も重要であり，画像診断によりこれを確定する．
- これらの骨折はAO分類では骨盤骨折のA1に分類される．

代表的な分類 ◆ 好発部位

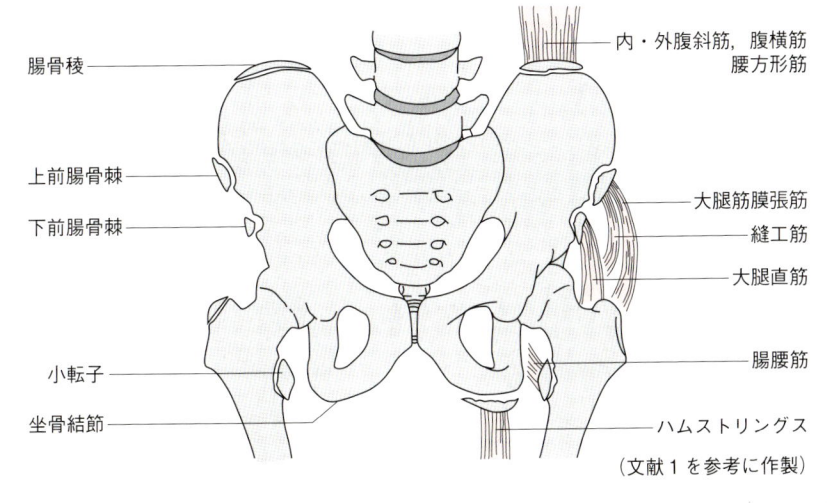

骨盤図：腸骨稜，上前腸骨棘，下前腸骨棘，小転子，坐骨結節，内・外腹斜筋・腹横筋・腰方形筋，大腿筋膜張筋，縫工筋，大腿直筋，腸腰筋，ハムストリングス

（文献1を参考に作製）

上前腸骨棘：縫工筋，大腿筋膜張筋の牽引力により発症し，最も頻度が高い．陸上競技，サッカー，野球などで全力疾走中に生じることが多い．

下前腸骨棘：大腿直筋の直頭（straight head）が起始し同筋の牽引力により生じる．テニス，サッカー，野球などが多く，疾走中のほかにボールを蹴る動作で発症する．

坐骨結節：ハムストリングス（大腿二頭筋長頭，半腱様筋，半膜様筋）の牽引力により生じ，陸上競技，野球などが多い．上・下前腸骨棘の裂離骨折のほとんどは急激に発症して運動や走行が不可能となるのに対し，坐骨結節の裂離骨折では受傷時期が不明瞭で緩徐に発症することがあり，注意が必要である．

腸骨稜：腹斜筋の牽引力によるもので，頻度は少ない．柔道の投げ技や野球の空振りなど，体を強く捻る動作での発症が多い．

文献
1) 中島育昌：骨盤剥離骨折の治療．整形・災害外科，44：1303-1307，2001

症例　右下前腸骨棘裂離骨折

● 14歳，男子．陸上短距離走選手．全力疾走中に突然右股関節部痛を生じ走行不能となった．

A：両股関節単純X線正面像

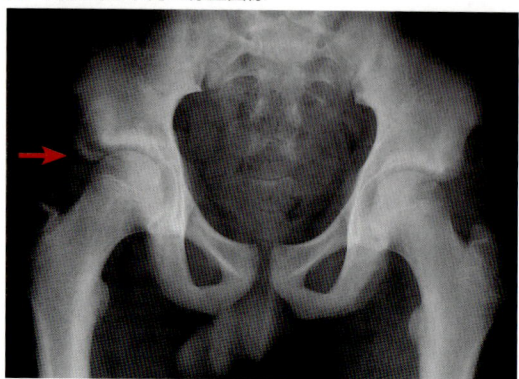

B：右股関節単純X線Lauenstein像

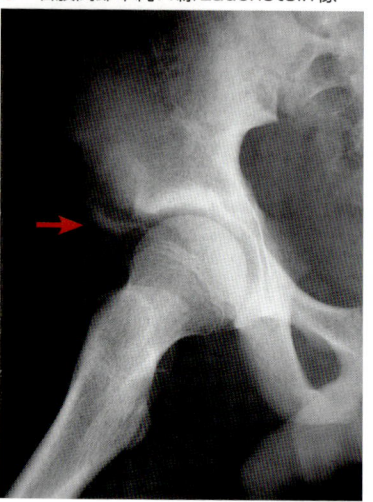

写真A：右股関節上部の下前腸骨棘に裂離骨片を認める（→）．
写真B：裂離骨片が下前腸骨棘から生じ下前方へ転位している（→）．

ここが診断のポイント！

- 発症時の動作と強く収縮したと考えられる筋肉，疼痛，圧痛，腫脹の位置などの臨床情報から傷害部位を推定しつつ単純X線撮影を行う．骨片が小さい場合など，骨盤正面像のみでは骨折が不明瞭な場合も多く，目的とする部位の斜位像も撮影して観察する．小さな骨片の同定，骨折部位の同定，骨片転位の評価などにはCTも有用である．
- 坐骨結節の裂離骨折では発症が緩徐で，受診時には慢性期の画像を呈している場合がある．骨折部に癒合が得られているいないにかかわらず，旺盛な仮骨形成の結果，腫瘍性疾患を疑わせる像を呈することがあると報告されており[1)2)]，注意が必要である．

文　献

1）中島育昌：骨盤剥離骨折の治療．整形・災害外科，44：1303-1307，2001
2）Barnes, S. T. et al.：Pseudotumor of the ischium. J. Bone Joint Surg., 54-A：645-647, 1972

＜大谷卓也＞

5. 股関節脱臼骨折1（前方）

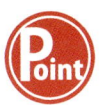

> **Point**
> - 股関節脱臼骨折は交通事故や高所からの転落など，大きな外力が働いて受傷するが，骨頭の脱臼方向により前方，中心性，後方の3つに分けられる．
> - 前方脱臼骨折は比較的発生頻度の低い（外傷性股関節脱臼の約1割）外傷であり，Epstein分類[1]では，下肢に強い伸展と外旋が加わり骨頭が寛骨臼上方の恥骨部へ脱臼するもの（上方脱臼）と，強い屈曲，外転，外旋力（過度の開排位強制）により骨頭が寛骨臼下方の閉鎖孔部分に脱臼するもの（下方脱臼）に大きく分類している．

代表的な分類　◆ Epstein分類[1]

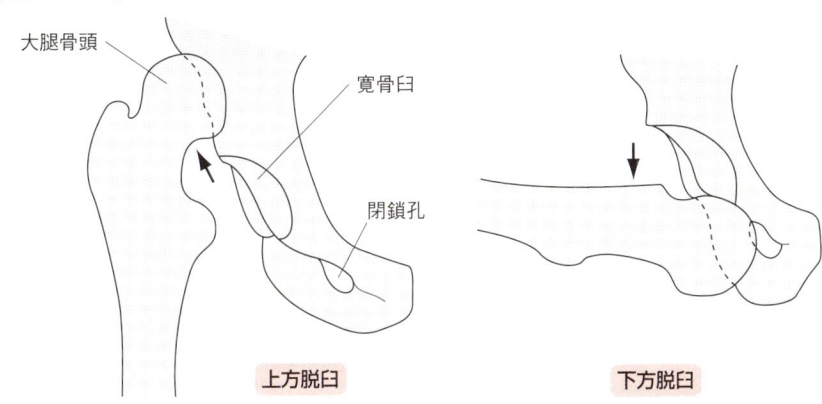

上方脱臼／下方脱臼

（文献2，3を参考に作製）

上方脱臼〔Pubic（Superior）〕

股関節の強い伸展，外旋力により骨頭が寛骨臼上方の恥骨部に脱臼する**上方脱臼**（恥骨脱臼）は，①骨折を伴わない単純脱臼，②大腿骨頭の骨折を合併するもの，③寛骨臼骨折を合併するものに分類される．

下方脱臼〔Obturator（Inferior）〕

股関節の強い屈曲，外転，外旋（開排）力により骨頭が寛骨臼下方の閉鎖孔部に脱臼する**下方脱臼**（閉鎖孔脱臼）も，同様に，①骨折を伴わない単純脱臼，②大腿骨頭の骨折を合併するもの，③寛骨臼骨折を合併するものに分類される．

文献

1) Epstein, H. C.: Traumatic dislocation of the hip. Clin. Orthop., 92: 116-142, 1973
2) 「プチ整形外科−外傷・障害の分類と治療」（亀山　修 著），南江堂，2000
3) 「骨折・脱臼 改訂2版」（冨士川恭輔，鳥巣岳彦 編），南山堂，2005

症例　右股関節前方脱臼（下方脱臼）

● 58歳，男性．交通事故により受傷．

A：両股関節単純X線正面像

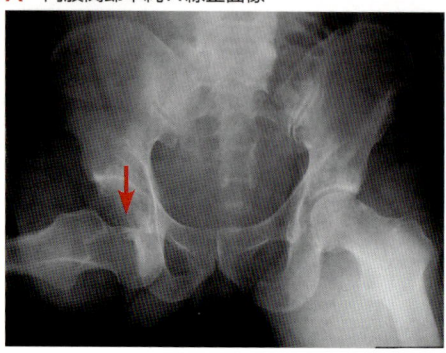

B：股関節単純X線Lauenstein像

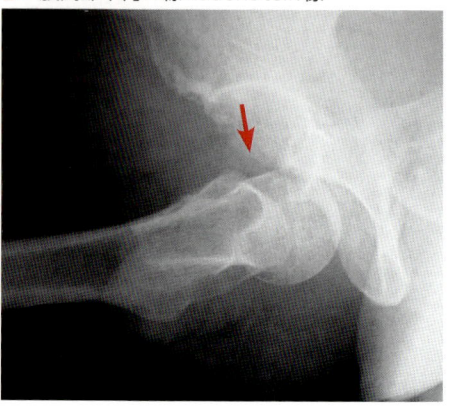

　泥酔中の交通事故による受傷のため受傷時の肢位は不明だが，股関節に強い開排を強制されて生じる下方脱臼（閉鎖孔脱臼）を呈している．

写真A，B：Lauenstein像でともに，大腿骨頭が臼蓋の下方へ脱臼し（→）閉鎖孔部に転位している．本例は骨折を伴わない単純脱臼に分類される．徒手整復により治療した．

ここが診断のポイント！

● X線診断ではややわかりにくい骨頭の前後方向の変化は，下肢（大腿骨）の肢位から推察できる．上方（恥骨）の前方脱臼では，大腿骨は通常，伸展，外旋位をとり，下方（閉鎖孔）の前方脱臼では，屈曲，外転，外旋位をとっている．大腿骨頭に対する寛骨臼の被覆は寛骨臼前方では後方より浅いため，後方脱臼と比較すると脱臼に骨折を合併する頻度は低い．合併骨折の評価には第8章-3で述べた寛骨臼骨折のX線評価法[1]を利用するとともに，CTによる検索も必須である．

文献

1) Judet, R., et al.：Fractures of the acetabulum：Classification and surgical approaches for open reduction. J. Bone Joint Surg., 46-A：1615-1646, 1964

＜大谷卓也＞

6. 股関節脱臼骨折2（中心性）

> **Point**
>
> 大腿骨頭を寛骨臼内へ突き上げるような強い外力により発生し，寛骨臼骨折と大腿骨頭の内方転位を合併する．Rowe & Lowellの分類[1]は，寛骨臼骨折を大腿骨から加えられる力の方向と大きさにより分類している．もともと，中心性脱臼骨折に限定した分類ではないが，寛骨臼内方や上方の骨折に注目して分類がなされているため，本骨折の評価に利用しやすい．

代表的な分類 ◆ Rowe & Lowell 分類

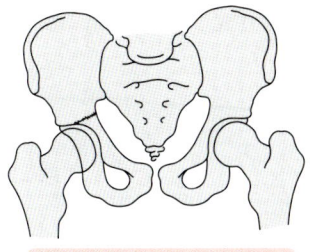

- 転位のない線状の寛骨臼骨折
- 寛骨臼後部骨折 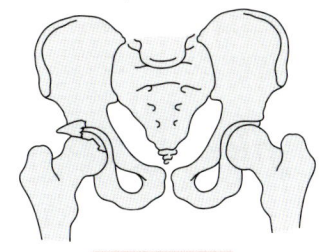 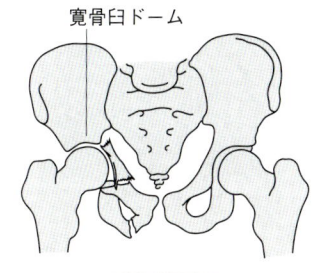
- 寛骨臼ドーム
- 内側壁骨折
- 上方および破裂骨折 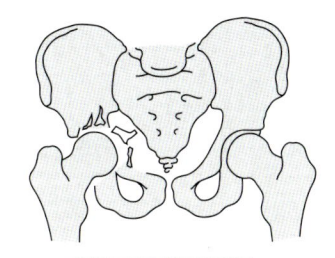

（文献1を参考に作製）

Ⅰ．転位のない線状の寛骨臼骨折（Linear undisplaced acetabular fracture）
　A．単一の線状骨折（Single line）．
　B．複数の（放射状に見える）線状骨折（Stellate）．

Ⅱ．寛骨臼後部骨折（Posterior acetabular fracture）
　A．後部辺縁の小骨折（Small rim fractures）．
　B．転位した後部大骨片（Large displaced posterior sector）．

Ⅲ．内側壁骨折（Inner-wall fracture）
寛骨臼内壁の骨盤内への転位があるが，上方の寛骨臼ドームは温存されている．
　A．軽度の骨盤内転位（Minor intrapelvic displacement）．
　B．中等度の骨盤内転位（Moderate intrapelvic displacement）．
　C．高度の骨盤内転位（Severe intrapelvic displacement）．

Ⅳ．上方骨折および破裂骨折（Superior and bursting fracture）
寛骨臼の複数の部分がさまざまな組合わせで含まれうる．

A．上方ドームの骨折があるが許容範囲の位置にあり大腿骨頭との適合性良好（Superior-dome fractures in acceptable position and in good relation to the femoral head）．
B．上方ドームの転位した骨折（Displaced fractures of the superior dome）．
C．寛骨臼全体の完全な粉砕（Complete disraption of entire acetabular socket）．

文　献
1) Rowe, C. R. & Lowell, J. D. : Prognosis of fractures of the acetabulum. J. Bone Joint Surg., 43-A : 30-59, 1961

症例　Rowe & Lowell 分類 Ⅳ-C
● 27歳，男性．交通事故で受傷．

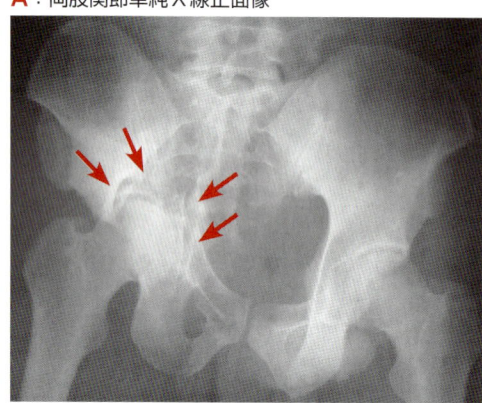

A：両股関節単純X線正面像　　　B：両股関節単純X線正面像 術後

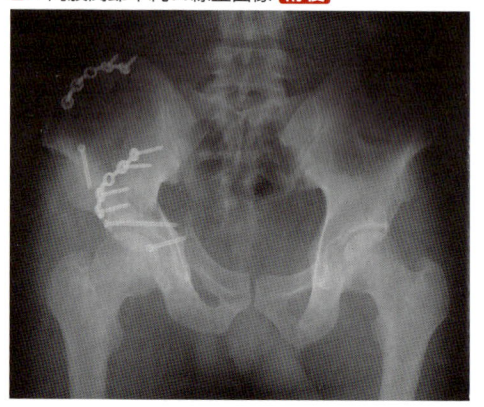

写真A：上方のドーム部分を含め寛骨臼全体が破壊されている．Rowe & Lowell 分類のⅣ-Cに分類される．
写真B：拡大腸骨大腿進入法（Extended iliofemoral approach）で展開して骨折部を整復し，2本のリボンプレートと3本のキャニュレーテッドスクリューで固定した．

ここが診断のポイント！

- いわゆる中心性脱臼骨折の多くはRowe & Lowell 分類のⅢまたはⅣに分類されることになるが，寛骨臼の内壁と上方ドームを詳細に評価することはその治療法や予後を考えるうえで有用である．
- Ⅲの内側壁骨折は大転子外側から内方向への外力で発生し，内側壁と恥骨上枝の一部が内側転位するものの荷重部にある上方ドームは損傷されない．このグループでは，温存されている上方ドームと大腿骨頭の適合が回復すれば，転位した内側骨片の状態にかかわらず予後は良好とされる．
- 一方，Ⅳの上方骨折および破裂骨折では，大腿骨頭が上方ないし上内方へ直接嵌入するような外力が作用し，外力が大きい場合は寛骨臼すべての領域が破壊されうる．Ⅳ-Aでは予後は比較的良好なものの，Ⅳ-BまたはCでは治療は容易ではなく，上方ドームの整復と大腿骨頭との適合性が得られない場合は予後不良となる．
- これらの詳細な評価には，単純X線診断のほかに，CT，3D-CTが大きな威力を発揮する．

＜大谷卓也＞

7. 股関節脱臼骨折 3（後方）

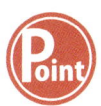

Point
- 股関節後方脱臼骨折は発生頻度の高い外傷（外傷性股関節脱臼の約9割）であり，典型的には股関節屈曲位で膝から大腿骨軸方向に外力が働き，骨頭が後方へ押し出される形で発生する．寛骨臼後方では骨頭に対する被覆が大きいため，骨頭が脱臼する際に骨折を合併する頻度は高く，過半数に何らかの骨折を合併するとされる．Thompson & Epstein 分類[1]では，後方脱臼骨折を脱臼に合併する骨折の状態によって分類している．

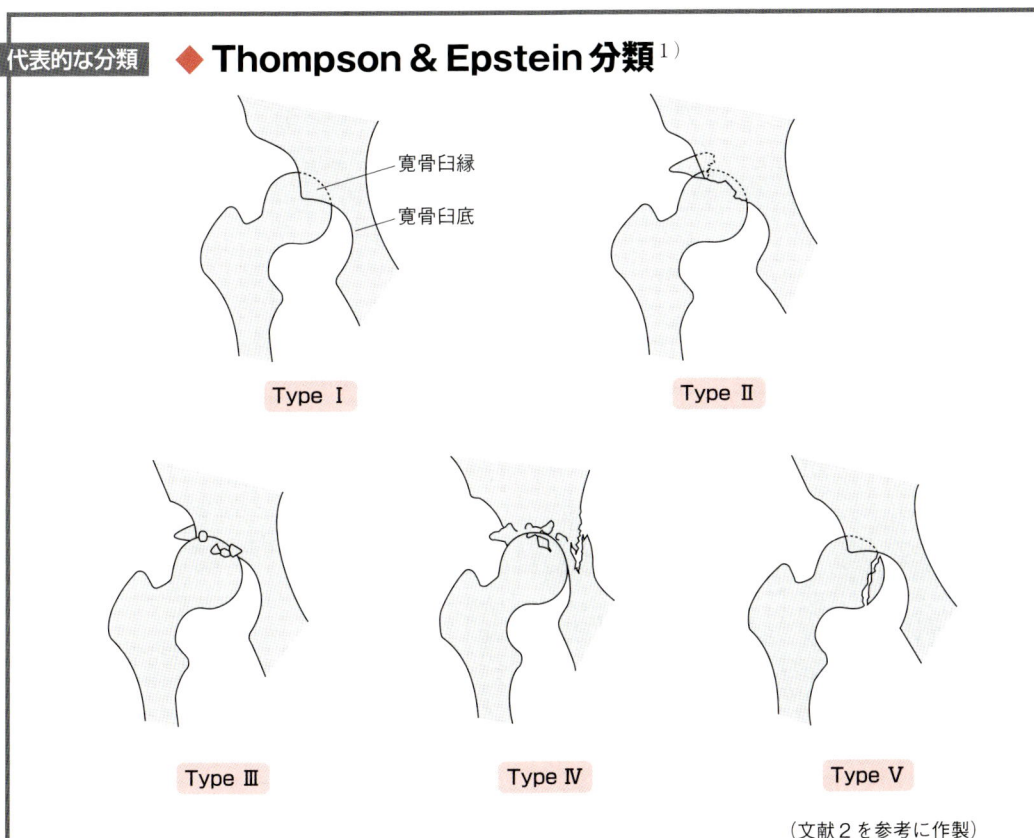

代表的な分類 ◆ Thompson & Epstein 分類[1]

（文献2を参考に作製）

Type Ⅰ：骨折の合併はないか，あっても小骨折（With or without minor fracture）．
Type Ⅱ：寛骨臼後縁の単一の大きな骨折を合併（With a large single fracture of the posterior acetabular rim）．
Type Ⅲ：寛骨臼縁の粉砕骨折を合併．大骨片があってもよい（with a comminuted fracture of the rim of the acetabulum, with or without a major fragment）．
Type Ⅳ：寛骨臼縁骨折と寛骨臼底骨折を合併（with fracture of the acetabular rim and floor）．
Type Ⅴ：大腿骨頭骨折を合併（中心性脱臼を除く．with fracture of the femoral head）．

文献
1) Thompson, V. P. & Epstein, H. C.：Traumatic dislocation of the hip. J. Bone Joint Surg., 33-A：746-778, 1951
2) 「プチ整形外科—外傷・障害の分類と治療」（亀山 修 著），南江堂，2000

症例　Thompson & Epstein 分類 Type Ⅴ

●32歳，男性．交通事故により受傷．

A：骨盤単純X線正面像

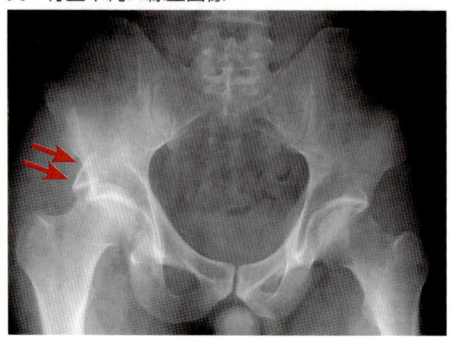

B：股関節CT横断像（寛骨臼蓋レベル）

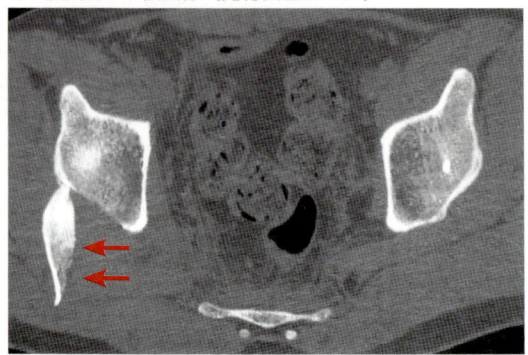

C：股関節CT横断像（骨頭中心レベル）

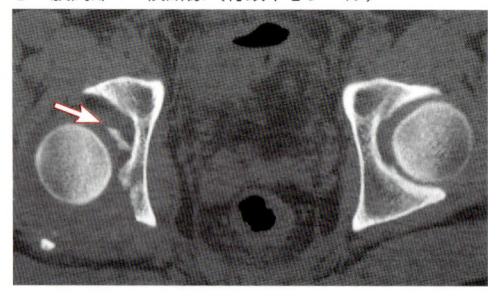

D：股関節CT冠状断像

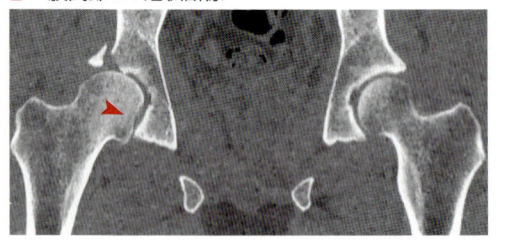

E：股関節単純X線正面像 術後

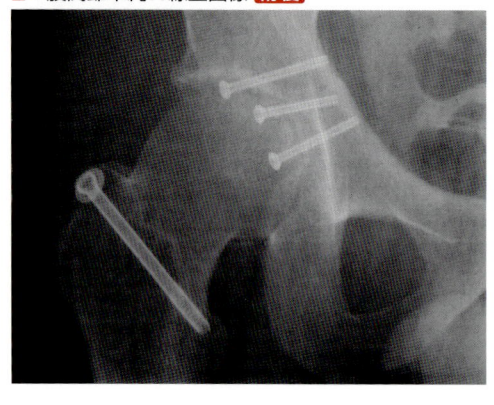

写真A：脱臼した骨頭の上方偏位と大きな臼蓋骨片を認める．大腿骨がやや内旋している（小転子が小さく見え，大転子と骨頭のオフセットが大きく見える）ことは，脱臼が後方脱臼であることを示唆する所見である．

写真B〜D：臼蓋後壁の大きな骨片（→），粉砕骨片の関節内遺残（⇒），骨頭骨折の合併（▶）を認めるThompson & Epstein分類でType Ⅴの分類される．

写真E：後方進入し大転子を切離して展開し，臼蓋後壁骨片を3本のキャニュレーテッドスクリューで固定した．

ここが診断のポイント！

- 前方脱臼患者の肢位が股関節外旋位であるのに対し，後方脱臼骨折では通常屈曲，内転，内旋位の肢位をとり患肢は短縮している．合併骨折の評価には第8章-3で述べた寛骨臼骨折のX線評価法[1]を利用するとともに，CTによる検索も必須である．

文 献

1) Judet, R., et al.：Fractures of the acetabulum：Classification and surgical approaches for open reduction. J. Bone Joint Surg., 46-A：1615-1646, 1964

＜大谷卓也＞

8. 大腿骨頭骨折

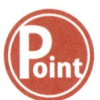

第8章 骨盤・股関節・大腿

Point
- 外傷性股関節脱臼骨折のなかで大腿骨頭骨折を合併するものは，二次的な骨頭壊死や変形性股関節症に進展する可能性が高く，一般的に予後不良とされる．
- 受傷機転の多くは高エネルギー外傷であり，若年者に多いことも合わせ，適切な対応が必要とされる．大腿骨頭骨折を伴う股関節脱臼骨折に対しては，骨頭骨折の位置，大腿骨頸部骨折や寛骨臼骨折の合併の有無などから分類するPipkin分類[1]がしばしば用いられる．

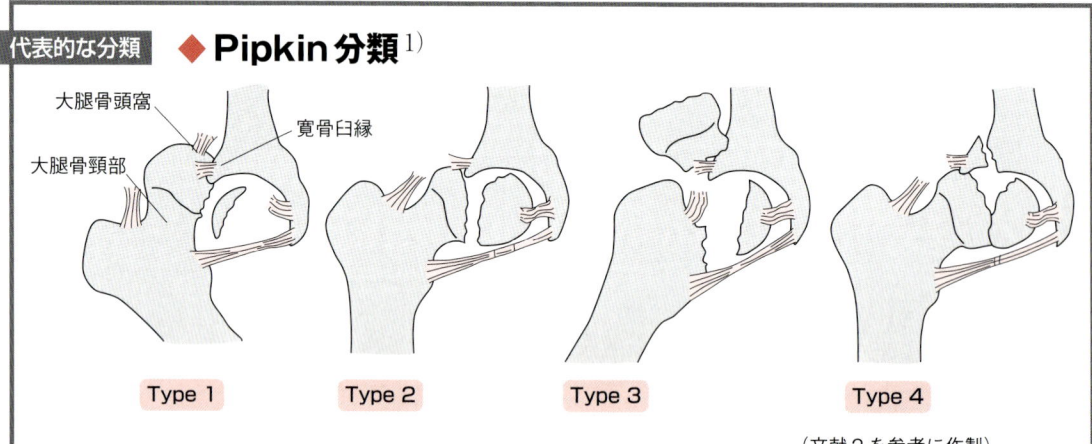

代表的な分類　◆ **Pipkin 分類**[1]

Type 1　Type 2　Type 3　Type 4

（文献2を参考に作製）

Type1：大腿骨頭窩（大腿骨頭靱帯付着部）より遠位での骨頭骨折を合併した脱臼（Dislocation with fracture of the femoral head caudal to the fovea capitis femoris）．

Type2：大腿骨頭窩より近位での骨頭骨折を合併した脱臼（Dislocation with fracture of the femoral head cephalad to the fovea capitis femoris）．

Type3：Type 1またはType 2に大腿骨頸部骨折が合併したもの（Type 1 or Type 2 injury associated with fracture of the femoral neck）．

Type4：Type 1またはType 2に寛骨臼縁骨折が合併したもの（Type 1 or Type 2 injury associated with fracture of the acetabular rim）．

文献
1) Pipkin, G.：Treatment of Grade Ⅳ fracture-dislocation of the hip. J. Bone Joint Surg., 39-A：1027-1042, 1957
2) 本川　哲：股関節脱臼骨折骨頭骨折の治療．MB. Orthop., 14：112-127, 2001

| 症例 | **Pipkin分類 Type 2** |

- 26歳，男性．高所より転落し受傷．

A：股関節単純X線正面像（受傷時） 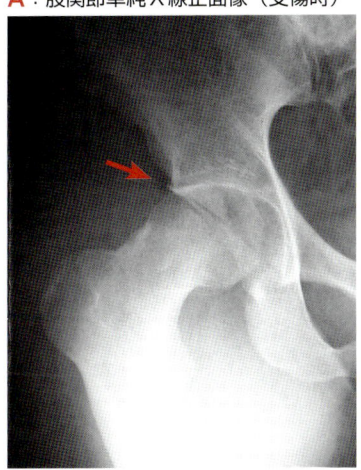
B：股関節単純X線軸射像 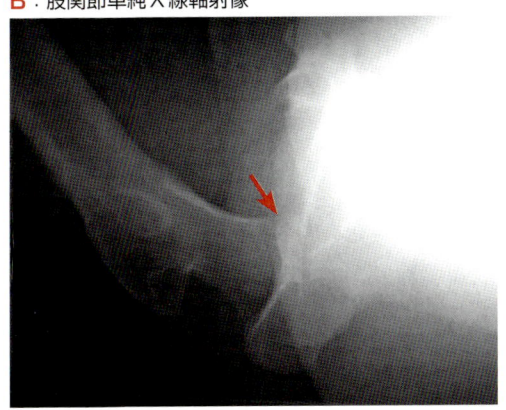
C：骨盤単純X線正面像（徒手整復後） 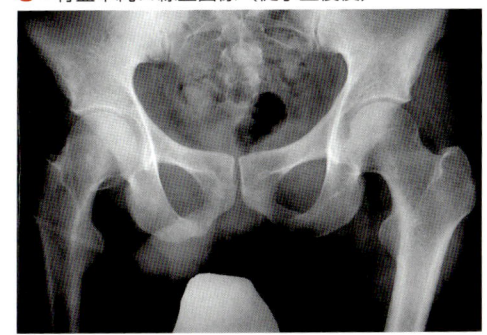
D：股関節CT冠状断像（徒手整復後） 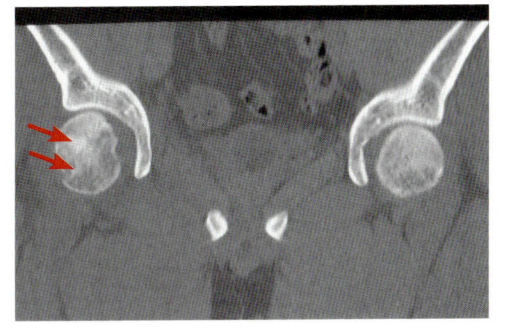
E：骨盤3D-CT正面像（徒手整復後） 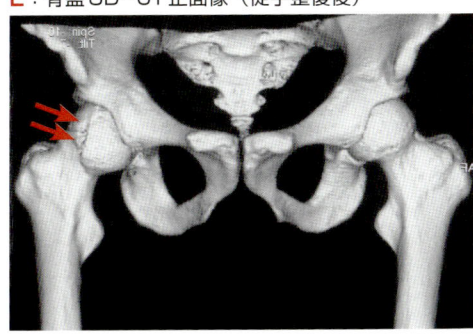
F：股関節単純X線正面像 術後

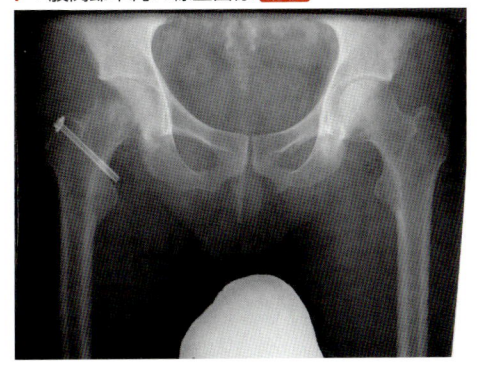

写真A：股関節が屈曲位にある．骨頭の偏位は大きくないように見えるが，関節裂隙が消失しており，上方偏位がある．

写真B：骨頭が大きく後方に脱臼している．

写真C：徒手整復後の単純X線画像では，骨頭骨折の存在は明瞭ではない．

写真D，E：CTでは，大腿骨頭窩より近位での骨頭骨折を合併していることがわかる．Pipkin分類のType 2に分類される．

写真F：大転子の筋付着を温存して切離（Trochanteric flip）して骨頭を前方脱臼（GanzのSurgical dislocation法）させたのち，骨頭骨片を5本の吸収性ピンで固定した．

8．大腿骨頭骨折 ● 197

ここが診断のポイント！

- 大腿骨頭骨折の位置判定の意義は，荷重への関与と靱帯付着による骨片の安定性という2つの側面がある．骨頭窩より遠位であれば骨片は小さく荷重への関与は少ないものの，骨片が不安定であるため関節内を自由に移動して寛骨臼と骨頭の間に嵌頓し障害となることがある．骨頭窩より近位であれば骨片が大きく荷重への関与が大きくなるが，靱帯が付着しているため骨片は安定しており，骨頭が整復されれば骨折部も比較的良好な整復位をとることも多い．
- さらに注意深く観察が必要であるのは，Type3の診断，すなわち頸部骨折の有無の判定である．受傷時のX線診断で転位の少ない頸部骨折の存在を見逃すと，脱臼の徒手整復の際に頸部骨折が大きく転位して予後を悪化させることがあるためである．同様に，患側下肢の大腿骨骨幹部〜下腿骨に骨折の合併を否定できない場合は，徒手整復施行前に検索しておくことが重要である．一方，骨盤側に骨折を合併している場合（Type4）は，脱臼を整復した後に，多方向の単純X線撮影やCT撮影を行って評価する[1]．

文献

1) Tornetta, P. Ⅲ. : Hip dislocations and fractures of the femoral head. "Rockwood and Green's Fractures in Adults. 6th ed." (Bucholz, R. W., et al eds), 1715-1752, Lippincott Williams & Wilkins, 2006

＜大谷卓也＞

9. 大腿骨頸部骨折（大腿骨頸部内側骨折）

Point
- 従来，大腿骨頸部骨折は関節包内の頸部内側骨折と関節包外の頸部外側骨折を含んでいたが，これら2つの部位は治療法も予後も大きく異なるため，頸部内側骨折を大腿骨頸部骨折とし，第8章-10で頸部外側骨折を大腿骨転子部骨折として述べる．

代表的な分類

◆ Garden 分類[1]

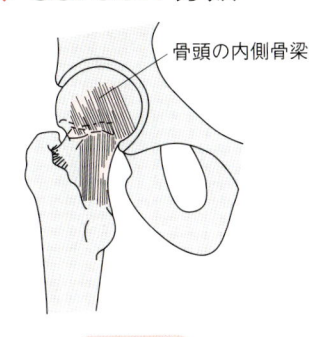

Stage I 不全骨折（骨頭の内側骨梁）

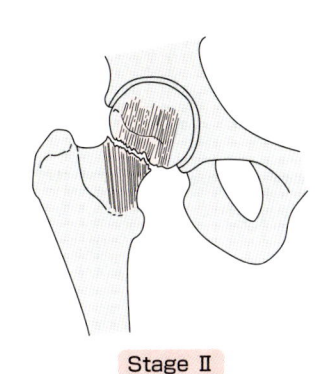

Stage II 転位のない完全骨折

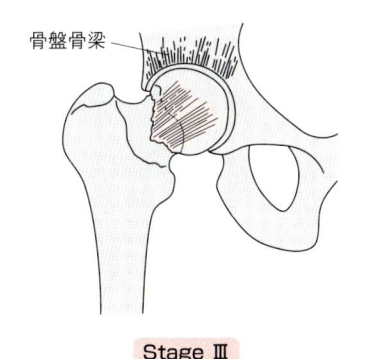

Stage III 転位軽度の完全骨折（骨盤骨梁）

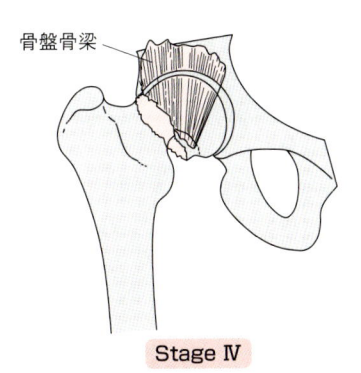

Stage IV 転位高度の完全骨折（骨盤骨梁）

（文献2を参考に作製）

Garden 分類は予後とよく相関し，治療法の選択に有用である．
以下，単純X線像とStage別の治療法について述べる．

Stage I：外転咬合骨折とよばれ，内側骨皮質に骨性連絡の残った不全骨折である．
Stage II：完全骨折であるが，転位がなく軟部組織の損傷は軽い．
Stage III：完全骨折で骨頭は軽度転位している．骨頭の内側骨梁は骨盤骨梁と一致しない．
Stage IV：完全骨折で，軟部組織の連絡も途絶え，骨頭は遠位骨片と離れている．骨頭の内側骨梁は骨盤骨梁と一致している．

Stage I，IIは頸部後方の粉砕，圧挫や支帯（Posterior retinaculum）の損傷はなく，予後のよい安定骨折と考えられ，通常，骨接合術の適応である．Stage IIIはPosterior retinaculumは残存しているため，正しく整復されれば予後のよい安定骨折となり，骨接合術の適応となりうる．た

だし，合併症の予防のため早期離床が必要な場合は，Stage Ⅰ，Ⅱ，Ⅲでも人工骨頭置換術の適応となる．Stage Ⅳの完全整復は困難で，予後不良のため人工骨頭置換術の適応となる．

文献

1) Garden, R. S.：Low-angle fixation in fractures of femoral neck. J. Bone Joint Surg., 43-B：647-663, 1961
2) 「図説　骨折・脱臼の管理 Ⅱ 第3版」(De Palma 著，阿部光俊 監訳), pp.1456-1540, 廣川書店, 1984

症例1　Garden分類 Stage Ⅰ

AO分類：31-B1.2（大腿骨近位部－頸部外反陥入骨頭下骨折）

● 53歳，女性．股関節を捻りながら転倒し，歩行は可能であったが股関節痛を訴え来院．

A：両股関節単純X線正面像

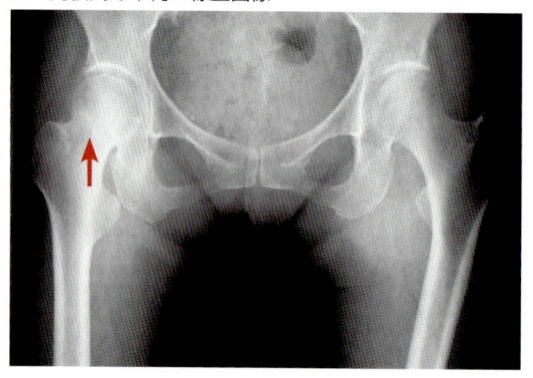

B：股関節単純X線正面像（拡大）

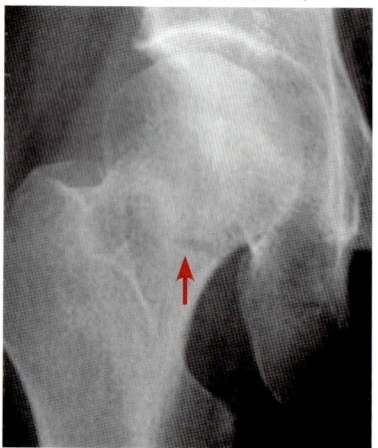

C：股関節単純X線正面像 術後

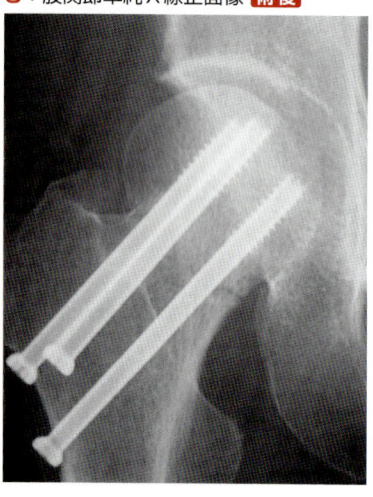

写真A，B：大腿骨頸部に内側骨皮質に骨性連絡の残った不全骨折を認める．
写真C：Cannulated cancellous screwによる骨接合術が施行されている．

症例2　Garden分類 Stage Ⅳ

AO分類：31-B3.3（大腿骨近位部-頸部高度転位完全骨折）

● 58歳，女性．転倒後より股関節痛のため歩行困難となり来院．

A：股関節単純X線正面像

B：股関節単純X線正面像 術後

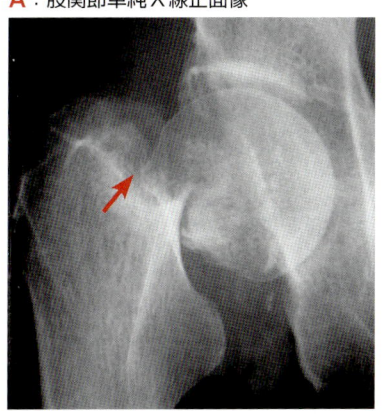

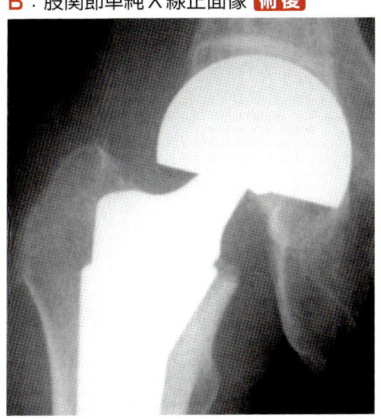

写真A：大腿骨頸部の完全骨折を認め，遠位骨片は外旋し，近位骨片の上前方に転位している．
写真B：人工骨頭置換術が施行されている．

ここが診断のポイント！

● 転倒後歩行困難になった高齢者は本骨折を疑うべきで，一般に単純X線像で診断は容易である．ただし，まれにX線で骨折線が明らかでない不顕性骨折や，StageⅠの外転咬合骨折のような場合，運動痛も少なく，歩行可能なものもあるので注意を要する．症状から骨折が疑われる場合はCT，MRIなどで評価する．

<上野　豊>

10. 大腿骨転子部骨折（大腿骨頸部外側骨折）

第8章 骨盤・股関節・大腿

> **Point**
> ● 本骨折は大腿骨頸部骨折よりさらに高齢者に起こりやすく，かつ，より大きな外力によって発生すると考えられ，骨粗鬆症と密接に関連し，高齢化社会に伴い増加の傾向が著明である．

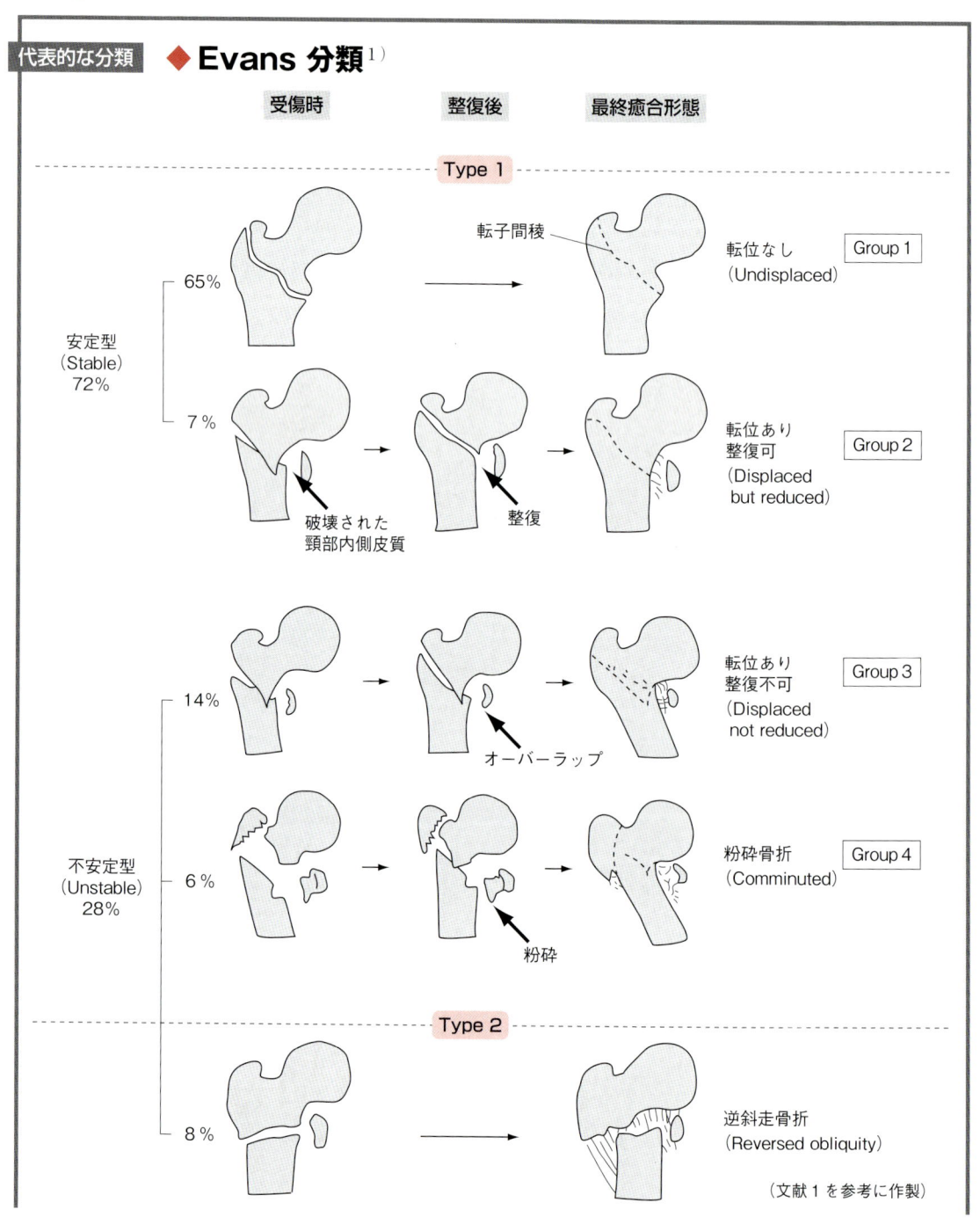

代表的な分類

◆ **Evans 分類**[1]

受傷時 　　整復後 　　最終癒合形態

Type 1

- 安定型 (Stable) 72%
  - 65% → 転子間稜／転位なし（Undisplaced） — Group 1
  - 7% → 破壊された頸部内側皮質／整復 → 転位あり 整復可（Displaced but reduced） — Group 2

- 不安定型 (Unstable) 28%
  - 14% → オーバーラップ → 転位あり 整復不可（Displaced not reduced） — Group 3
  - 6% → 粉砕 → 粉砕骨折（Comminuted） — Group 4

Type 2

- 8% → 逆斜走骨折（Reversed obliquity）

（文献1を参考に作製）

Evansは大腿骨転子部骨折の整復における安定性に着目して分類した．安定性において，頸部内側骨皮質を支持機構として重視し，Evansの分類法ではまず骨折線が転子間稜に沿って走るものをType 1とし，これに直角の方向（小転子上縁から外下方に向かう）に走るものをType 2とした．Type 1は4群に細分化され，頸部内側骨皮質の破壊のないもの（Group 1）と，同部に破壊・転位があっても，牽引することで整復され，安定性が得られるもの（Group 2）を安定型とし，同部が整復されず，オーバーラップしているもの（Group 3）と，同部が粉砕して支持性のないもの（Group 4）を不安定型とした．Type 2も不安定型になる．

表　Evansの分類法

Type 1	骨折線が転子間稜に沿って走るもの
Group 1	頸部内側骨皮質の破壊のない
Group 2	頸部内側骨皮質に破壊があっても，牽引することで整復され，安定性が得られる
Group 3	頸部内側骨皮質が整復されず，オーバーラップしている
Group 4	頸部内側骨皮質が粉砕して支持性がない
Type 2	骨折線が転子間稜に直角に走るもの

文　献

1) Evans, E. M. : The treatment of trochanteric fractures of the femur. J. Bone Joint Surg., 31-B : 190-203, 1949

症例1　Evans分類 Type1，Group2

AO分類：31-A1.1（大腿骨近位部-転子部骨折）

● 83歳，女性．転倒後より股関節痛のため歩行困難となり来院．

A：股関節単純X線正面像（受傷時）

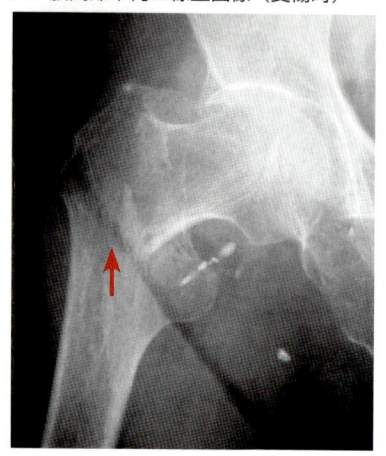

B：股関節単純X線正面像（牽引後）

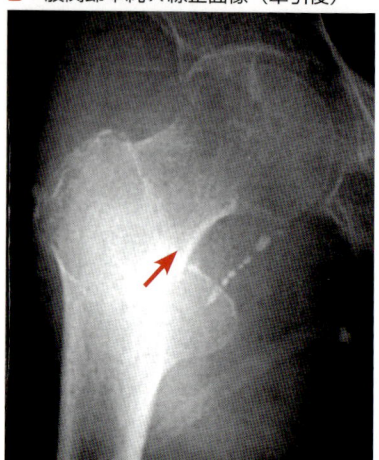

C：股関節単純X線正面像 術後

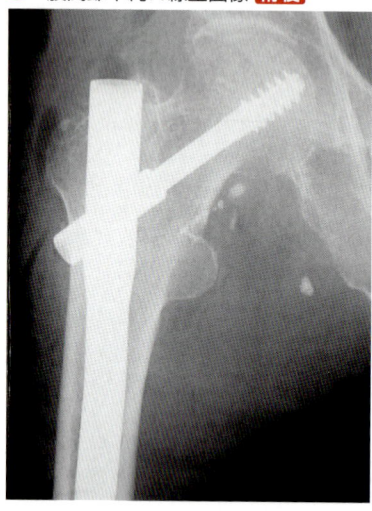

写真A：単純X線像で大腿骨頸部内側に転位を伴う転子部骨折を認める．
写真B：牽引することで整復されている．
写真C：ガンマネイルによる骨接合術が施行されている．

症例2　Evans分類 Type 1, Group 3

AO分類：31-A1.2（大腿骨近位部−転子部骨折）

● 73歳，女性．転倒後より股関節痛のため歩行困難となり来院．

A：股関節単純X線正面像（受傷時） 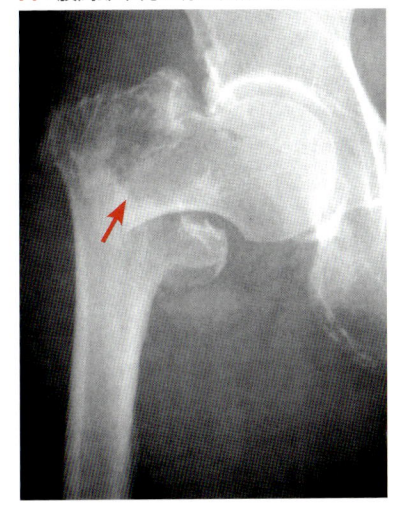
B：股関節単純X線正面像（牽引後） 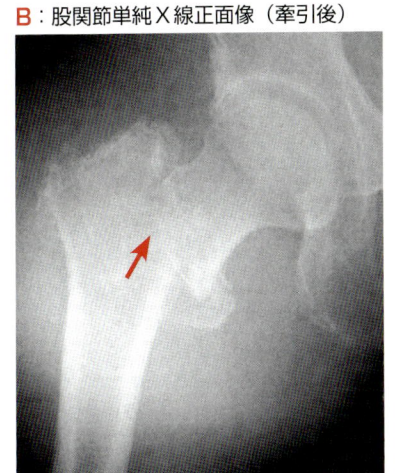
C：股関節単純X線正面像　術後

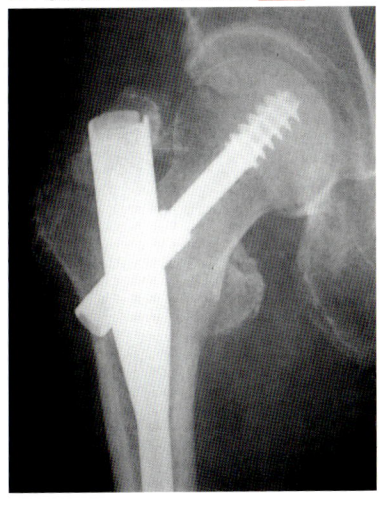

写真A：単純X線像で大腿骨頸部内側に転位を伴う転子部骨折を認める．
写真B：牽引後も転位が残存している．
写真C：ガンマネイルによる骨接合術が施行されている．

ここが診断のポイント！

● 転倒後に歩行困難になった高齢者は本骨折を疑うべきで，単純X線検査のみで診断に難渋することはほとんどない．

<上野　豊>

11. 大腿骨転子下骨折

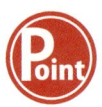

第8章 骨盤・股関節・大腿

> **Point**
> - 交通事故，転落などの高エネルギー外傷により起こることが多い．高齢者にはむしろ少ない骨折である．
> - 悪性腫瘍の骨転移などで起こることもある．

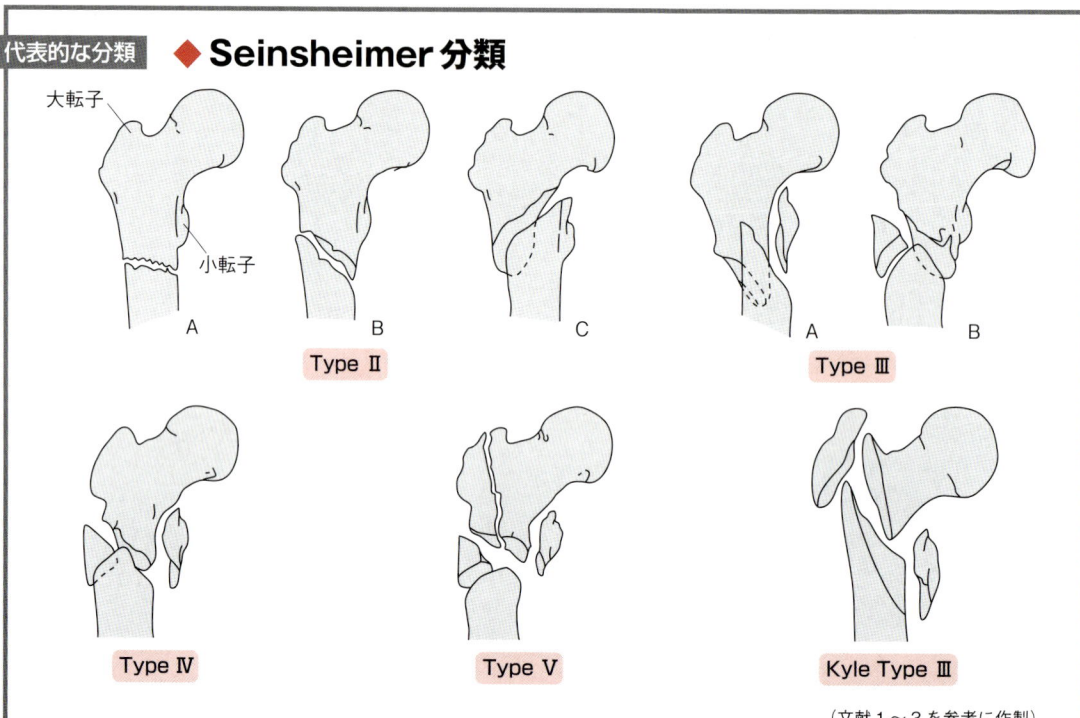

代表的な分類 ◆ Seinsheimer 分類

（文献1〜3を参考に作製）

　Seinsheimerによって5つのタイプに分類され，現在でも汎用されている分類である．後にBergmanによってKyle TypeⅢが追加された[1)〜3)]．

Type Ⅰ：転位のない骨折．骨片の転位が2mm以下．

Type Ⅱ：2-part骨折
　A：横骨折．
　B：螺旋骨折で小転子が近位骨片にあるもの．
　C：螺旋骨折で小転子が遠位骨片にあるもの．

Type Ⅲ：3-part骨折
　A：螺旋骨折で小転子が第3骨片であるもの．
　B：螺旋骨折で外側に第3骨片があるもの．

Type Ⅳ：粉砕骨折．4骨片あるいはそれ以上．

Type Ⅴ：転子下-転子間骨折．骨折線が大転子を通っているもの．

Kyle Type Ⅲ：内反変形を伴う転子間骨折．後内側骨皮質部分と大転子部分に骨片を伴うもの．

文 献

1) Seinsheimer, F. Ⅲ. : Subtorochanteric fracture of the femur. J. Bone Joint Surg., 60-A : 300-306, 1978
2) Bergman, G. D., et al. : Subtrocanteric fracture of the femur. Fixation using the Zickel nail. J. Bone joint Surg., 69-A : 1032-1040, 1987
3) Kyle, R. F., et al. : Analysis six hundred and twenty two intertrocanteric hip fractures : a retrospective and prospective study. J. Bone Joint Surg., 61-A : 216-221, 1979

症例　Seinsheimer 分類 Type ⅡB

● 15歳，男子．交通事故により受傷．

A：股関節単純X線正面像 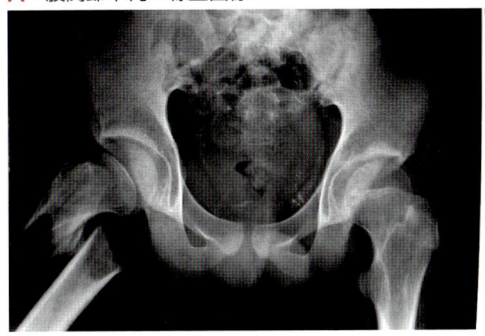
B：大腿骨単純X線正面像（骨接合術後） 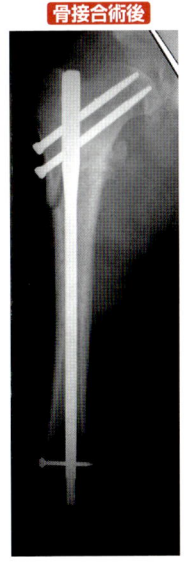
C：大腿骨単純X線側面像（骨接合術後）

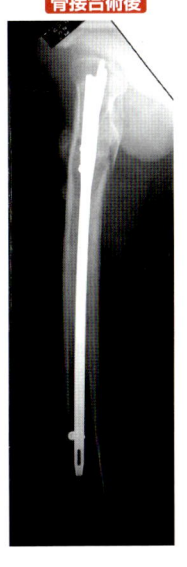

写真A：右大腿骨転子下骨接 Type ⅡB に分類される．近位骨片は，殿筋により外転，外旋筋群や腸腰筋により外旋，屈曲位となっている．

写真B，C：髄内釘による骨接合術が施行されている．

ここが診断のポイント！

- 非常に強い力が加わらなければこの部位での骨折は起こらない．まれに病的骨折であることもあり，X線像の読影時にはこれを念頭におくべきである．
- Type Ⅱ 以上の骨折で手術待機となる場合には直達牽引が必要となる．Type Ⅰ でも転位の増強をきたすおそれがあり体位変換時に注意を要する．

＜藤井英紀＞

12. 大腿骨骨幹部骨折

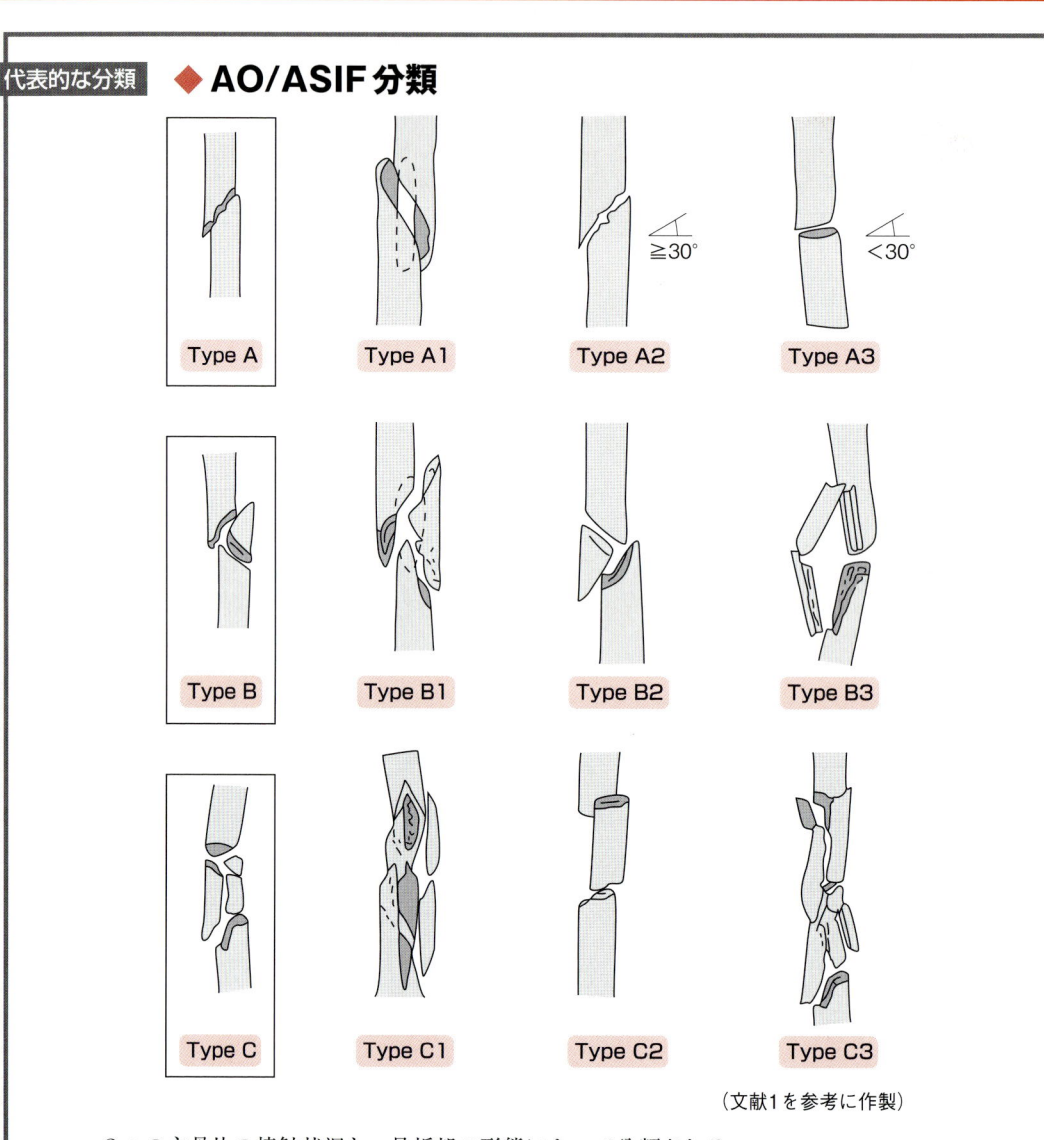

代表的な分類

◆ **AO/ASIF 分類**

（文献1を参考に作製）

2つの主骨片の接触状況と，骨折部の形態によって分類される．

Type A：単純骨折（近位骨片と遠位骨片が90％以上接触している）
　A1：螺旋骨折．A2：斜骨折（≧30°）．A3：横骨折（＜30°）．

Type B：楔状骨折（骨折部は部分的に接触があるのみ）
　B1：螺旋楔状骨折．B2：屈曲楔状骨折．B3：多骨片楔状骨折．

Type C：粉砕骨折（1つあるいはそれ以上の中間骨片を有し接触がないもの）
　C1：螺旋骨折．C2：分節．C3：不規則．

文　献
1）"Manual of Internal Fixation, 3rd ed"（Müller, M. et al.），pp.138-139, Springer-Verlag, 1991

症例　AO/ASIF分類 Type A2

AO分類：32-A2（大腿骨骨幹部 – 関節外骨折・単純斜骨折）

● 74歳，女性．転倒して受傷．

A：大腿骨単純X線正面像 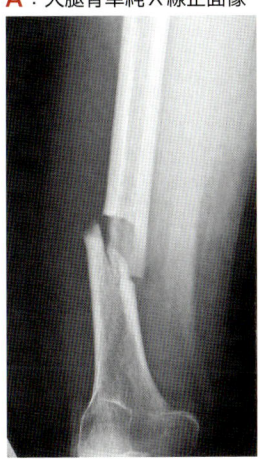
B：大腿骨単純X線側面像 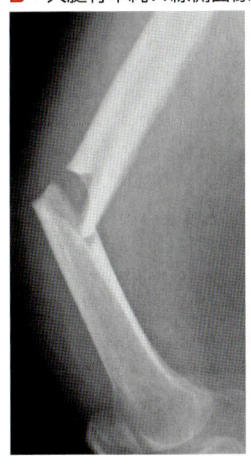
C：大腿骨単純X線 正面像 骨接合術後 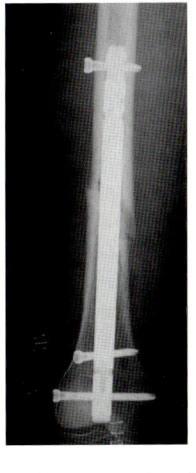
D：大腿骨単純X線 側面像 骨接合術後

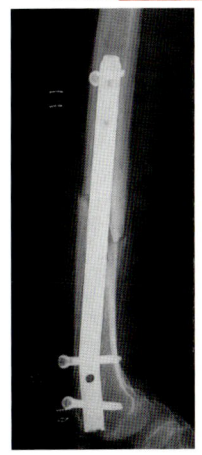

写真A，B：大腿骨骨幹部の単純骨折で30°以上の斜骨折であるType A2に分類される．
写真C，D：逆行性髄内釘による骨接合術が施行されている．

ここが診断のポイント！

● 大腿骨骨幹部骨折は，直達外力による場合が多く，高エネルギー外傷であることが多い．それゆえ初診時には，骨折部軟部組織の損傷程度や，より遠位の下肢血行動態，神経学的所見を確実に把握しておくべきである．特に，開放骨折や下肢血行動態の不良例では緊急の対応を要する場合がある．

＜藤井英紀＞

第9章　膝関節・下腿

1．基本撮影と正常解剖

膝関節：単純Ｘ線写真

単純Ｘ線写真の基本撮影と正常解剖

- **膝関節正面像（図１）**
  仰臥位．膝蓋骨が大腿骨の中央．大腿脛骨関節が接線方向．

- **膝関節側面像（図２）**
  患側を下にして側臥位．大腿骨の内外側顆が重なる．膝蓋大腿関節が接線方向．

- **膝蓋骨軸位像（図３）**
  背臥位ないし坐位．大腿骨滑車と膝蓋骨内外側関節面が描出．膝屈曲位で膝蓋骨前面に平行な角度で入射．

- **横方向の打ち抜き写真（図４）**
  外傷患者では，基本撮影に加えて横方向の打ち抜き撮影を行うことがある（図４ａ）．横方向の打ち抜き写真（図４ｂ）で膝蓋上嚢に脂肪液面形成（→）を認めれば，関節内骨折が存在することを意味する．単純Ｘ線像で骨折線が捉えられない場合，MRIを行うことで骨折部位は明らかになる．

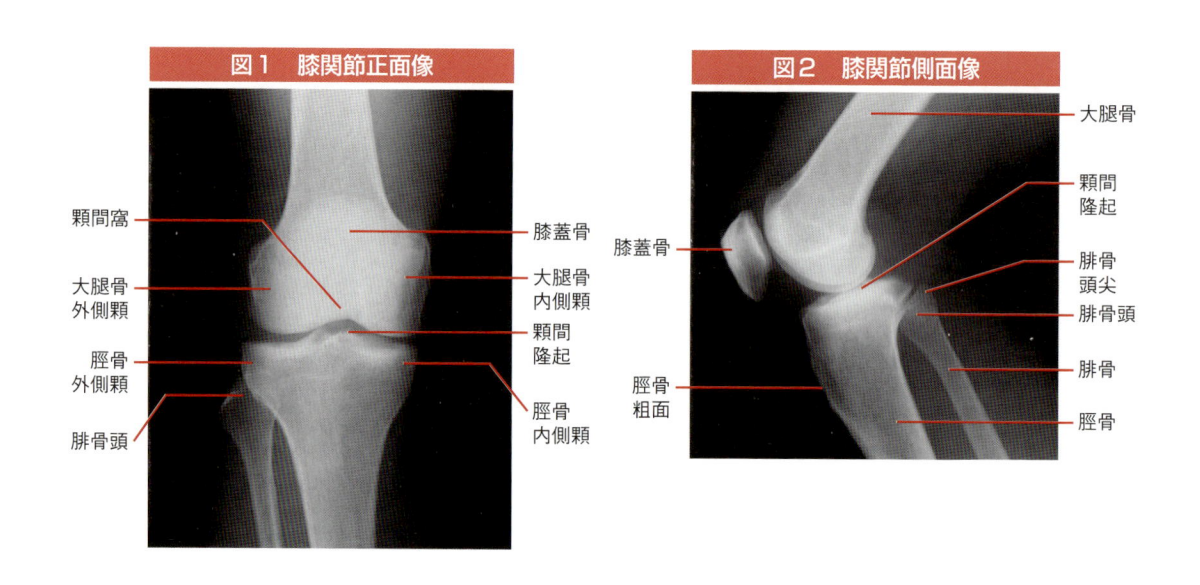

図１　膝関節正面像
顆間窩／大腿骨外側顆／脛骨外側顆／腓骨頭／膝蓋骨／大腿骨内側顆／顆間隆起／脛骨内側顆

図２　膝関節側面像
膝蓋骨／脛骨粗面／大腿骨／顆間隆起／腓骨頭尖／腓骨頭／腓骨／脛骨

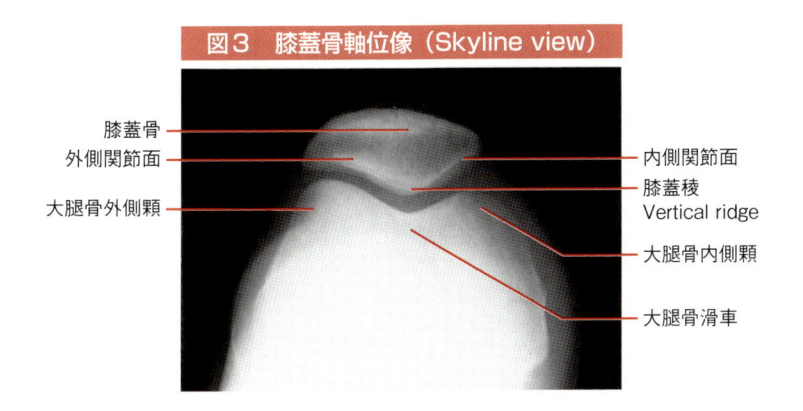

図3 膝蓋骨軸位像 (Skyline view)

膝蓋骨
外側関節面
大腿骨外側顆
内側関節面
膝蓋稜 Vertical ridge
大腿骨内側顆
大腿骨滑車

図4 横方向の打ち抜き写真

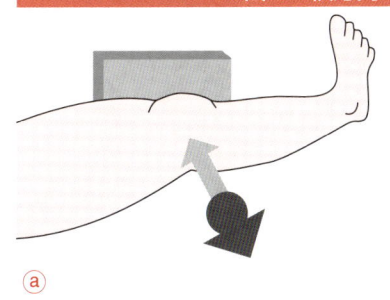

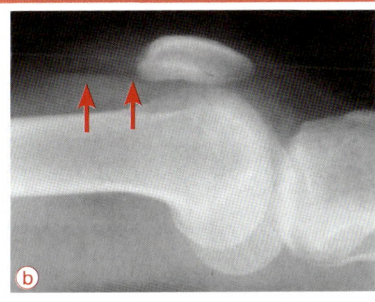

読影の*ABCs*

Alignment 配列

■側面像が重要

大腿脛骨関節
- ☐ 脛骨の前方変位：前十字靱帯断裂
- ☐ 脛骨の後方変位：後十字靱帯断裂

膝蓋大腿関節
- ☐ 膝蓋骨・脛骨粗面間の距離が（膝蓋骨の長さ＋20％以上）であれば膝蓋骨高位、（膝蓋骨の長さ－20％以下）であれば膝蓋骨低位である（図5）
- ☐ 膝蓋骨高位では膝蓋靱帯断裂、膝蓋骨低位では大腿四頭筋腱断裂を疑う
- ☐ 膝蓋大腿関節の適合角は膝蓋骨軸位像で評価する

■正面像
- ☐ 大腿骨内側顆の内側縁から下ろした垂線は脛骨内側顆内側縁の5mm以内を通過する
- ☐ 大腿骨外側顆の外側縁から下ろした垂線は脛骨外側顆外側縁の5mm以内を通過する

これらを超えればそれぞれ脛骨内側顆、脛骨外側顆骨折の可能性がある

Bone 骨
- ☐ 大腿骨、脛骨（顆間隆起、外側顆外側縁：Segond骨折）、膝蓋骨、腓骨の皮質骨と骨梁
- ☐ 平滑な軟骨下骨
- ☐ 膝蓋骨上極外側の非癒合二次化骨中心（二分膝蓋骨）は硬化縁をもつ
- ☐ 脛骨プラトーの軟骨下骨の硬化像は陥没骨折の可能性がある
- ☐ 関節内遊離体
- ☐ ファベラは腓腹筋外側頭の種子骨

Cartilage 軟骨
- ☐ 関節裂隙は均一

Soft tissue 軟部組織
- ☐ 関節液貯留（図6）
  正常では膝蓋骨上脂肪体と大腿骨前脂肪体との間に介在する膝蓋上嚢は厚さ（→）は5mm以下（5～10mmは境界領域）である（図6a, b）。膝関節に関節液貯留があると、膝蓋上嚢に貯留し腫瘤状に腫脹する（図6c：※）

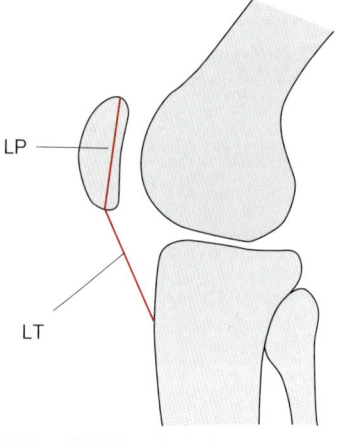

図5 膝蓋骨の高さ（Insall-salvati index）
LP：膝蓋骨の長さ
LT：膝蓋腱の長さ

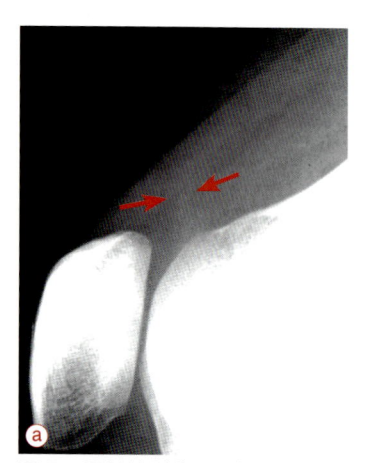

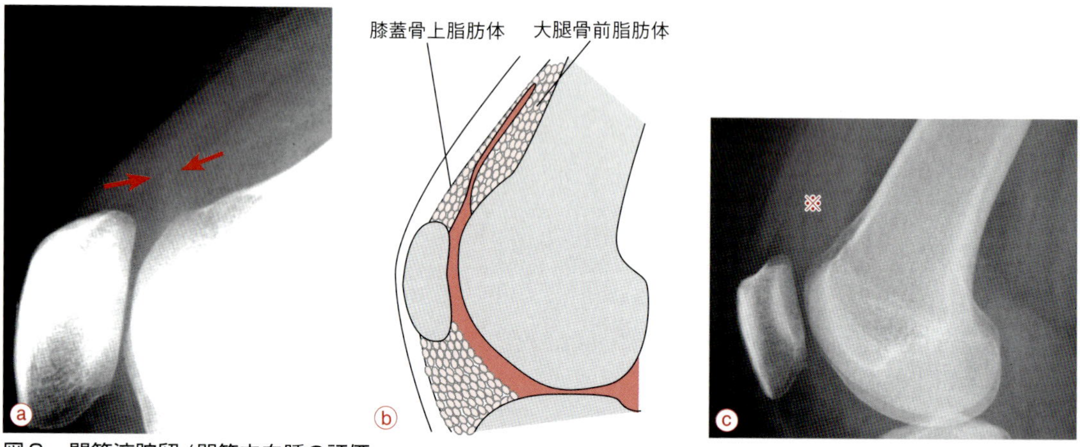

	LP/LT
膝蓋骨高位 （patella alta）	0.8 以下
正常	0.8〜1.2
膝蓋骨低位 （patella baja）	1.2 以上

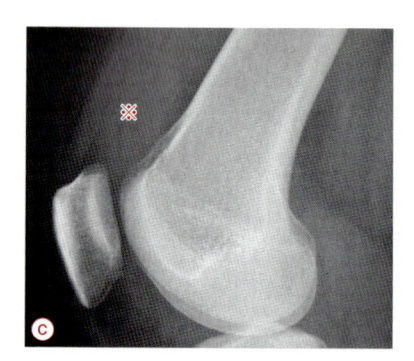

図6 関節液貯留／関節内血腫の評価

膝関節：MRI

MRIの基本撮像と正常解剖

- **膝関節矢状断像**：T1強調像／プロトン密度強調像（図7），T2*強調像
- **膝関節冠状断像**：T1強調像／プロトン密度強調像，T2*強調像（図8）
- **膝関節横断像**：T1強調像（図9），T2強調像

必要に応じて任意断面での脂肪抑制像を加える．脂肪抑制像を追加することで，骨挫傷の描出能が向上する．

図7　膝関節プロトン密度強調矢状断像

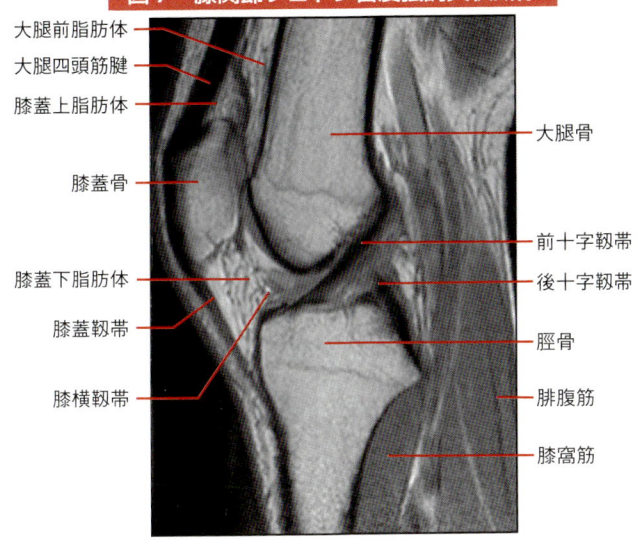

- 大腿前脂肪体
- 大腿四頭筋腱
- 膝蓋上脂肪体
- 膝蓋骨
- 膝蓋下脂肪体
- 膝蓋靱帯
- 膝横靱帯
- 大腿骨
- 前十字靱帯
- 後十字靱帯
- 脛骨
- 腓腹筋
- 膝窩筋

図8　膝関節T2*強調冠状断像

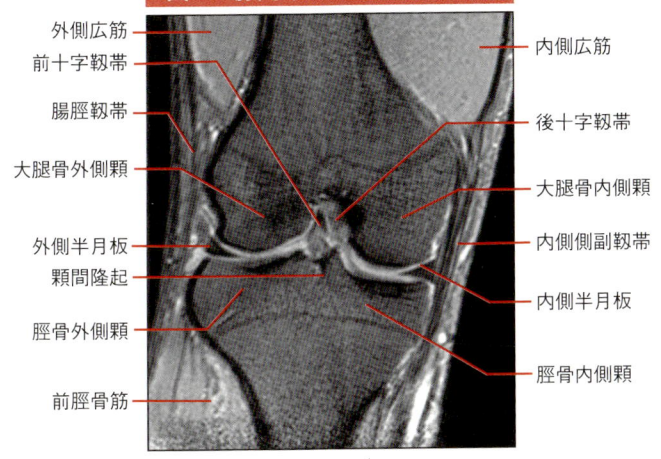

- 外側広筋
- 前十字靱帯
- 腸脛靱帯
- 大腿骨外側顆
- 外側半月板
- 顆間隆起
- 脛骨外側顆
- 前脛骨筋
- 内側広筋
- 後十字靱帯
- 大腿骨内側顆
- 内側側副靱帯
- 内側半月板
- 脛骨内側顆

図9　膝関節T1強調横断像

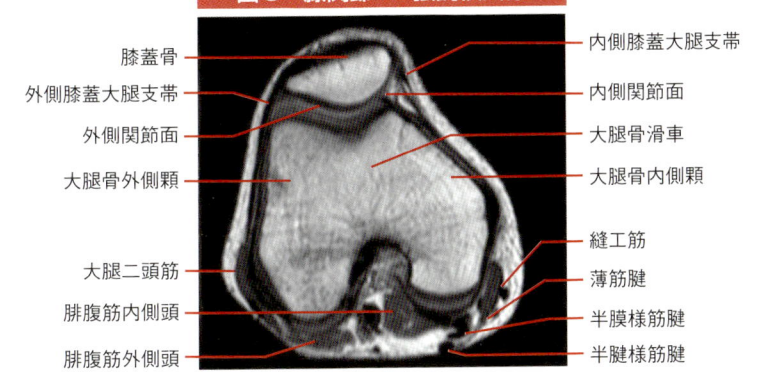

- 膝蓋骨
- 外側膝蓋大腿支帯
- 外側関節面
- 大腿骨外側顆
- 大腿二頭筋
- 腓腹筋内側頭
- 腓腹筋外側頭
- 内側膝蓋大腿支帯
- 内側関節面
- 大腿骨滑車
- 大腿骨内側顆
- 縫工筋
- 薄筋腱
- 半膜様筋腱
- 半腱様筋腱

第9章　膝関節・下腿

1．基本撮影と正常解剖　● 213

下腿：単純X線写真

単純X線写真の基本撮影

- 下腿正面像（図10）

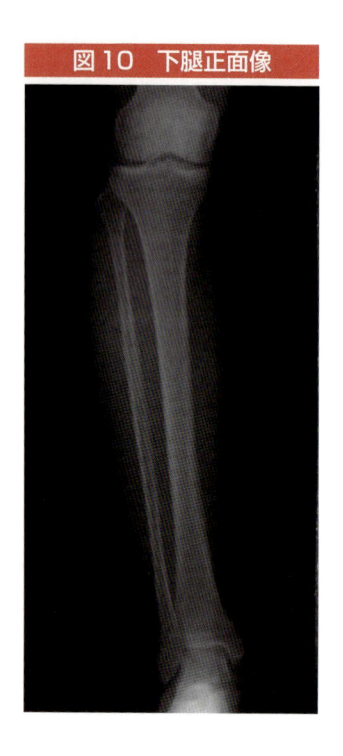

図10　下腿正面像

読影のポイント

- **Segond骨折とACL損傷（図11）**

 正面写真（図11a）にて脛骨外側顆外側縁に裂離骨片を認める（→）．MRI矢状断像（図11b）で前十字靱帯（Anterior Cruciate Ligament：ACL）断裂を合併している．CT（図11c）では脛骨外側顆の裂離骨片が単純X線写真よりも明瞭に描出されている（⇨）．

- **PCLの脛骨付着部裂離骨折（図12）**

 単純X線写真側面像（図12a）で，後十字靱帯（Posterior Cruciate Ligament：PCL）付着部に裂離骨片を認める（→）．CT（図12b）では裂離骨片とともにPCL自体も描出されている（⇨）．

- **膝蓋骨の疲労骨折（図13）**

 19歳の女性の症例を示す．バスケットボールの選手．突然，膝前面の疼痛を自覚した．側面像にて膝蓋骨下極近傍を横走する骨折を認める（→）．また，関節血症により膝蓋上囊が腫大している．

- **深い大腿骨外側顆陥凹（図14）**

 単純X線側面像（図14a）で大腿骨内側顆と外側顆には浅い溝（Sulcus）が存在する．内側顆にはより前方に存在し（→），外側顆にはより中央に存在する（▶）．本症例では外側顆の溝が1.5〜2.0mm以上深く，いわゆる深い大腿骨外側顆陥凹（Deep lateral femoral notch）徴候を示している．MRIの矢状断像（図14b）では同部位に陥没骨折（⇨）があり，脛骨外側顆後縁に骨挫傷を認め（○），いわゆる接吻状骨挫傷（Kissing contusion）である．これらの所見は単純X

線写真とMRIにおけるACL断裂の間接所見として知られる.

● **骨挫傷**（図15）

T2強調脂肪抑制横断像において，膝蓋骨内側関節面と大腿骨外側顆外側とに骨挫傷（○）を認める．膝蓋骨外側脱臼整復後の状態である．脱臼に伴い内側膝蓋支帯の損傷を合併している（→）．脂肪抑制像は骨挫傷の描出に優れる．

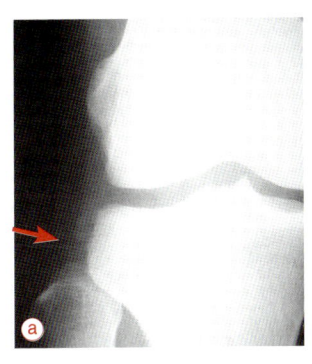

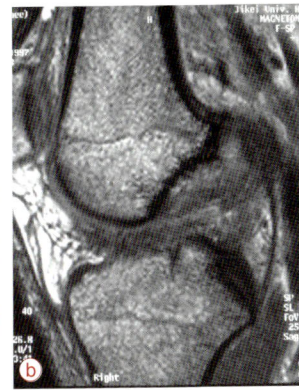

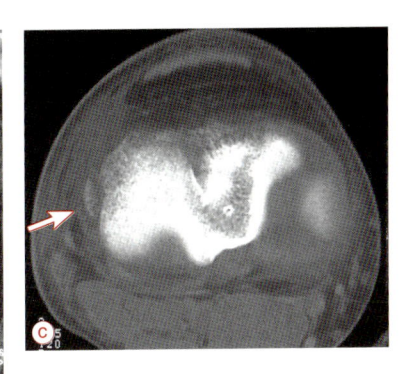

図11　Segond骨折とACL損傷

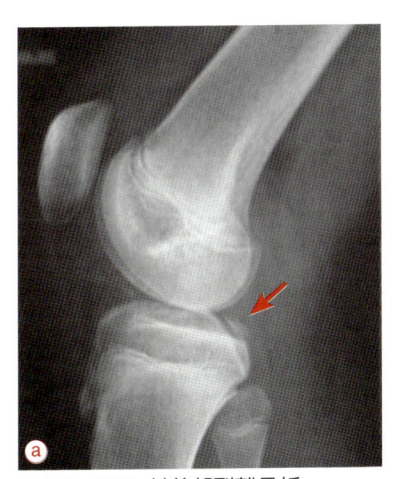

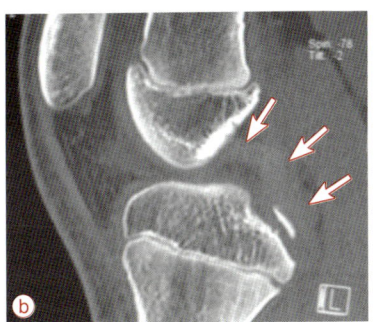

図12　PCL付着部裂離骨折

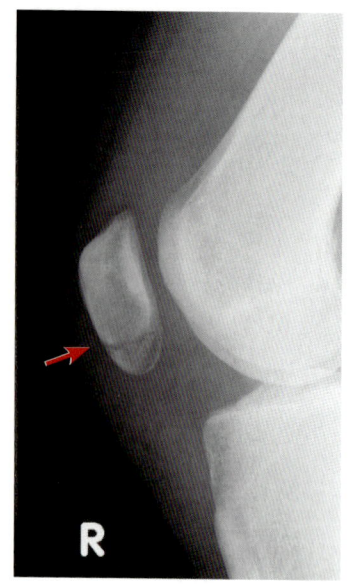

図13 膝蓋骨疲労骨折

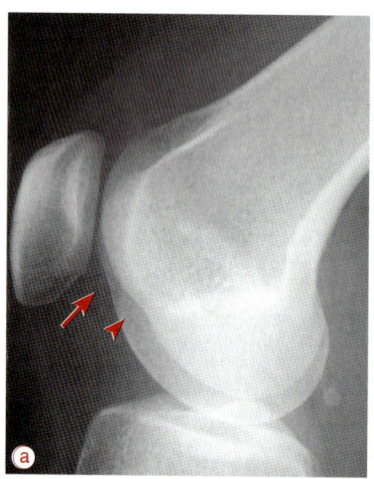

図14 深い大腿骨外側顆陥凹

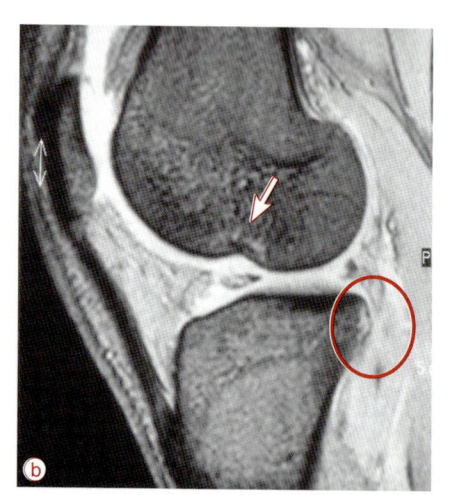

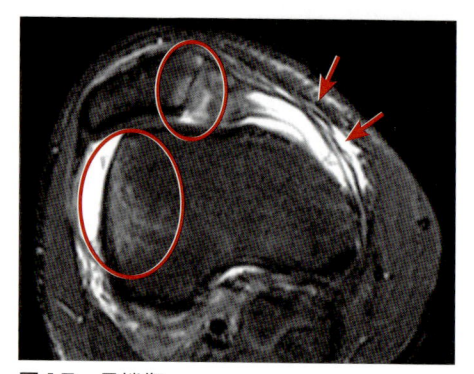

図15 骨挫傷

＜福田国彦＞

2. 大腿骨遠位部骨折

> **Point**
> - 大腿骨の遠位骨幹端部に過伸展力が加わることにより生じる．
> - 一般的には交通事故や転落事故などの高エネルギー外傷によって発生するが，骨粗鬆症のある高齢者は転倒などの低エネルギー外傷によって発生することが多い．

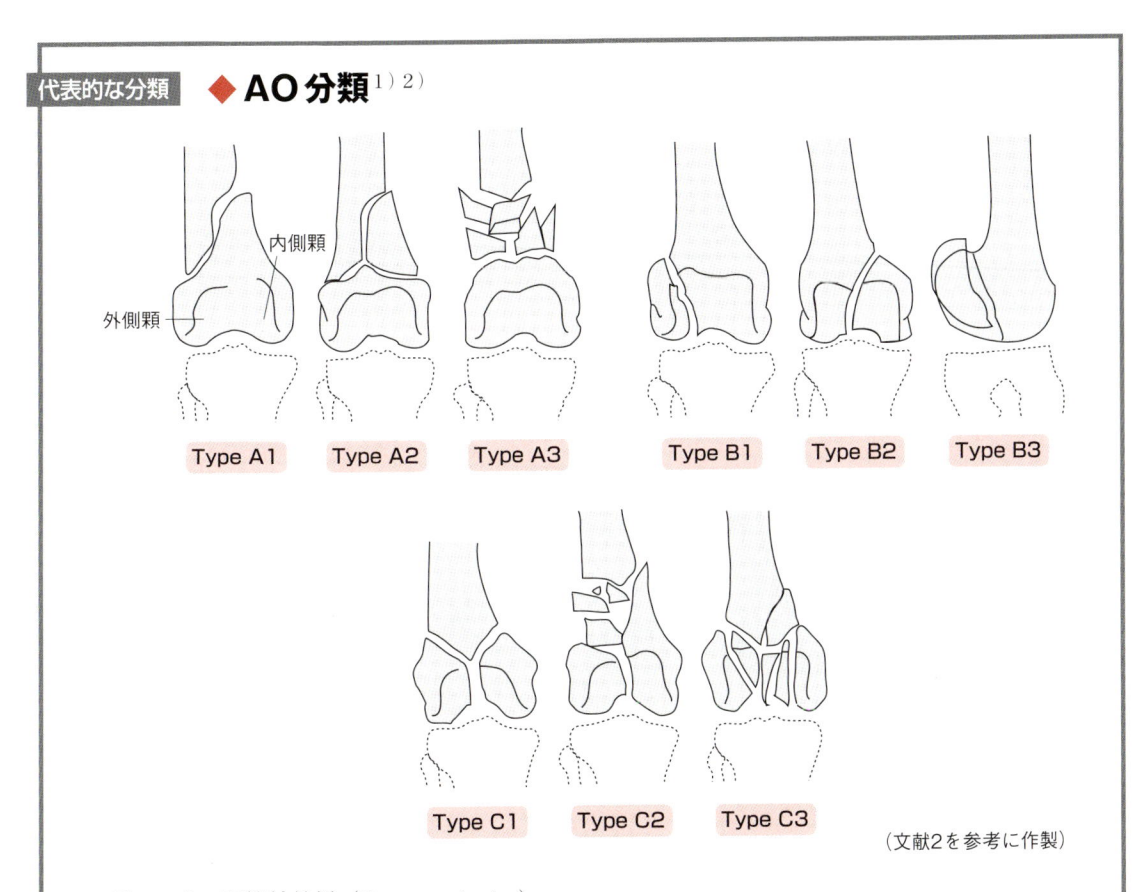

代表的な分類

◆ **AO分類**[1)2)]

（文献2を参考に作製）

- **Type A**：関節外骨折（Extra-articular）
  - A1：単純な顆上骨折（Simple）
  - A2：楔状骨折を伴う顆上骨折（Metaphyseal wedge）
  - A3：粉砕骨折を伴う顆上骨折（Metaphyseal complex）
- **Type B**：部分関節内骨折（Partial articular）
  - B1：外側顆矢状面の骨折（Lateral condyle, Sagittal）
  - B2：内側顆矢状面の骨折（Medial condyle, Sagittal）
  - B3：顆部前額面の剪断骨折（Frontal）
- **Type C**：完全関節内骨折（Complete articular）
  - C1：単純顆部，顆上骨折（Articular simple, Metaphyseal simple）
  - C2：単純顆部，粉砕顆上骨折（Articular simple, Metaphyseal multifragmentary）
  - C3：粉砕顆部・顆上骨折，多骨片骨折（Multifragmentary articular fracture）

大腿骨遠位部骨折は，関節外骨折（顆上骨折），部分関節内骨折（顆部骨折），完全関節内骨折（顆上・顆部骨折）の大きく3タイプ（A，B，C）に分類したMüllerらによるAO分類[1)2)]を用いることが多い．本分類はすなわち骨折が関節面に達しているか否か，関節面に及ぶ骨折であるが骨幹部との連続性があるか否かによって分類されており，さらに各タイプが3つに分類され，治療法の指針として頻用されている．

文 献

1) 「骨折手術法マニュアル AO法の実際 改定第3版」（Müller, M. E. ほか 著，山内裕雄，遠藤昭彦 共訳），pp.144-145, シュプリンガー・フェアラーク東京，1994
2) Orthopaedic Trauma Association/ Fracture and Dislocation Classification Compendium-2007 : Orthopaedic Trauma Classification, Database and Outcomes Committee. J. ortho. trauma, 21 (Suppl 10) : S31-S42, 2007

症例1　AO分類 Type A1

AO分類：33-A1.2（大腿骨遠位部−関節外骨折・単純骨幹端部斜骨折）

● 48歳，男性．オートバイ走行中に転倒し，受傷．

A：膝関節単純X線正面像（受傷時）　　B：膝関節単純X線正面像 術後

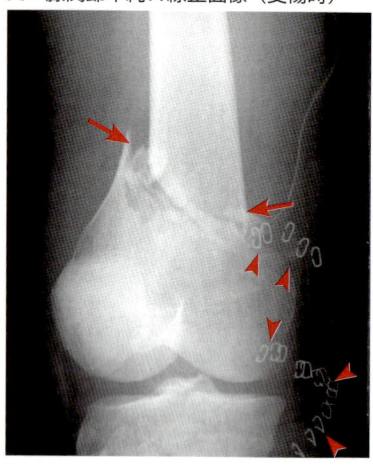

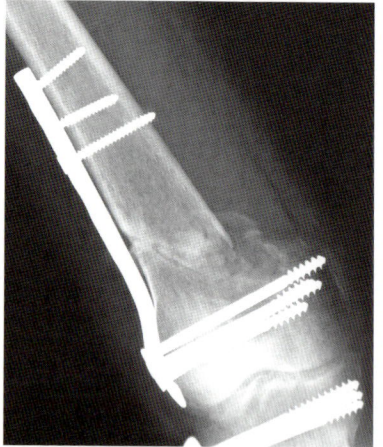

写真A：大腿骨顆上部骨折．高エネルギー外傷による開放骨折に対し，デブリドマンと整復を施行するも軽度の外側への転位を認める（→）． デブリドマンによるステイプル（▶）．ドレナージチューブが留置されている．

写真B：後日，プレートを用いた観血的固定術を施行した．

症例2　AO分類 Type B2

AO分類：33-B2.1（大腿骨遠位部－部分関節内・内側顆矢状面・単純顆間貫通骨折）

● 72歳，女性．歩行中転倒し，受傷．

A：膝関節単純X線正面像　　B：膝関節単純X線側面像

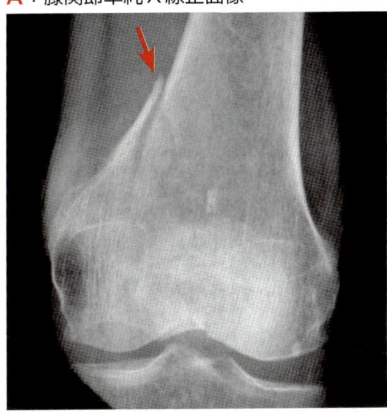

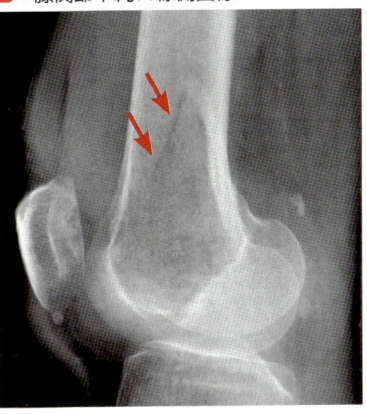

写真A，B：大腿骨内側顆矢状面の骨折を認める（→）．転位は少なくギプス固定による保存的加療を選択した．

症例3　AO分類 Type B3（Hoffa骨折）

AO分類：33-B3.2（大腿骨遠位部－部分関節内・前額面片側後顆骨折〔Hoffa〕）

● 20歳，男性．耕運機より転落し，受傷．

A：膝関節単純X線側面像（受傷時）　　B：膝関節単純X線側面像 術後

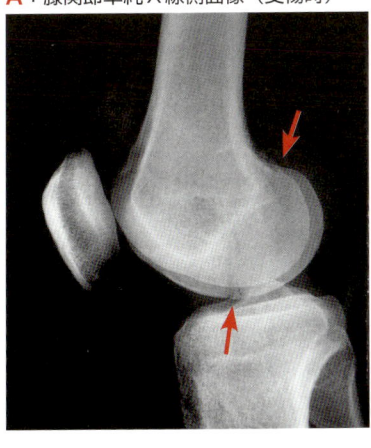

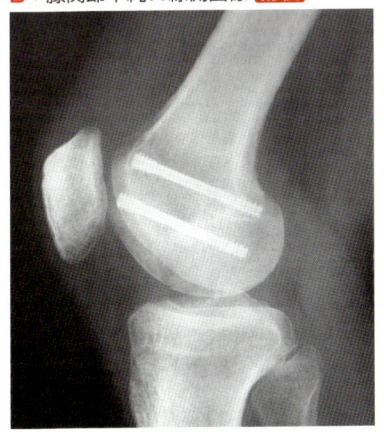

写真A：大腿骨顆部後方の前額面の骨折（Hoffa骨折）を認める（→）．
写真B：骨片の転位はほとんど認めないが，早期の可動域訓練開始を目的にヘッドレススクリューによる観血的固定術を施行した．

症例4　AO分類 Type C2

AO分類：33-C2.2（大腿骨遠位部-完全関節内・関節内単純，骨幹端部破片楔状骨片を伴う多骨片骨折）

● 39歳，男性．交通事故にて受傷．

A：膝関節単純X線正面像

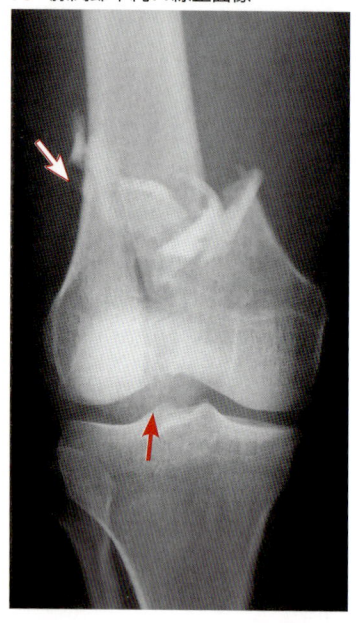

B：膝関節単純X線側面像

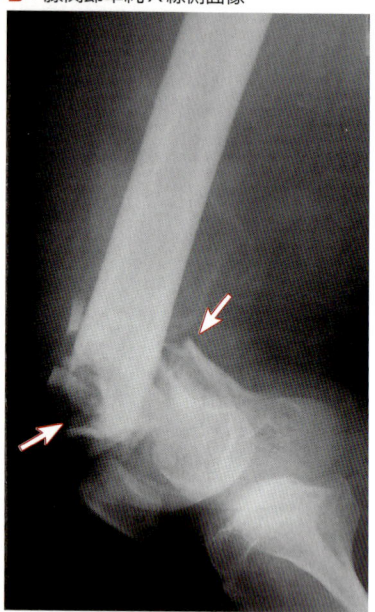

C：膝関節単純X線正面像 術後

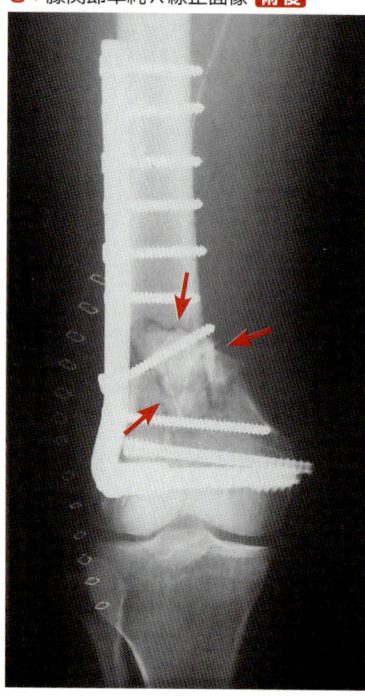

D：膝関節単純X線側面像 術後

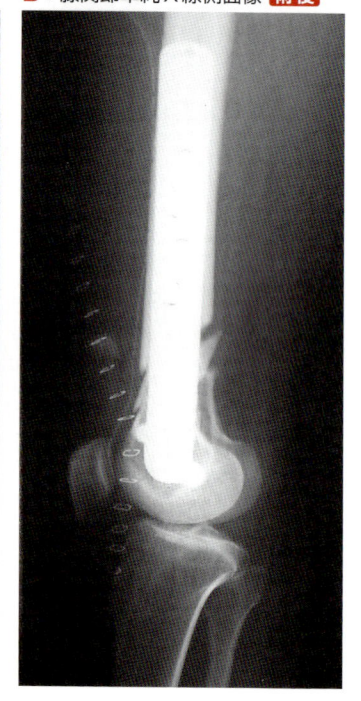

写真A：骨折線は関節内に達しており（→），顆上部は粉砕している（⇨）．粉砕顆上部骨折である．
写真B：骨折部で屈曲変形している（⇨）．
写真C，D：関節内骨折をラグスクリューにて固定後，プレートによる観血的固定術を施行した．骨欠損部に人工骨（β-TCP）を充填している（→）．

ここが診断のポイント！

- 単純X線4方向（膝関節正面像，側面像，両斜位像）撮影ならびにマルチスライスCTにより骨折の部位および転位の程度を詳細に評価することが重要である．
- 膝の靱帯・半月板損傷のほか，神経・血管損傷などの合併症にも細心の注意が必要である．

＜北里精一朗＞

第9章 膝関節・下腿

3. 脛骨顆間隆起骨折

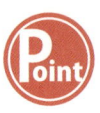

Point
- 脛骨近位端, 前十字靱帯付着部の裂離骨折であり, 前十字靱帯の牽引力によって生じる.
- 年齢にかかわらず起こるが, 前十字靱帯と靱帯付着部骨端の強度の不均衡により骨端線閉鎖前の8〜12歳の小児に好発する.
- 前十字靱帯損傷と同様, スキーをはじめとするスポーツや交通外傷, 転落等により発生し, 小児の場合は自転車の転倒による受傷が多い.

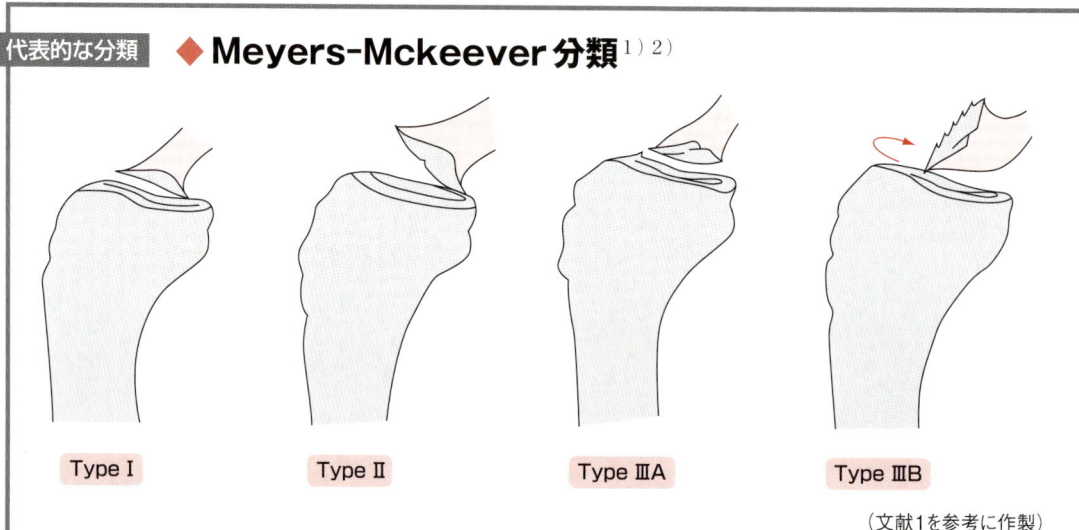

代表的な分類 ◆ Meyers-Mckeever 分類[1)2)]

Type I　Type II　Type IIIA　Type IIIB

（文献1を参考に作製）

Type I：骨片が母床からほとんど離れていないもの（Fracture tilted up only anteriorly）.
Type II：骨片の前1/3〜1/2が浮き上がっているが後方では母床との連続性が保たれているもの（Anterior portion lifted completely from tibia with only some posterior attachment）.
Type III A：骨片全体が母床から完全に遊離しているもの（Intercondylar fragment not in contact with the tibia）.
Type III B：骨片が後方に翻転しているもの（Intercondylar fragment rotated）.

Meyers-Mckeeverの分類[1)2)]が最も広く用いられている. 骨片の転位の程度により4タイプに分類されており, 治療法選択時の参考となる. ZaricznyjらはType IIIの骨片が粉砕したものをType IVとしている[3)].

Type I, Type IIに対しては保存療法を, Type IIのうち骨片の存在により完全伸展が不能な例や前方動揺性が強い例, Type III以上に対しては手術療法の適応となることが多い.

文献
1) Meyers, M. H. & McKeever, F. M.: Fracture of the intercondylar eminence of the tibia. J. Bone Joint Surg. Am., 41: 209-222, 1959.
2) Meyers, M. H. & McKeever, F. M.: Fracture of the intercondylar eminence of the tibia. J. Bone Joint Surg. Am., 52: 1677-1684, 1970.
3) Zaricznyj, B et al: Avulsion fracture of the tibial eminence by open and pinning. J Bone Joint Surg 59-A: 1111-1114, 1977.

> **症例1** Meyers-Mckeever 分類 Type Ⅱ

AO 分類：41-C1（脛骨近位部−関節内骨折）

● 50歳，男性．スキー中に転倒し，受傷．

A：膝関節単純X線正面像 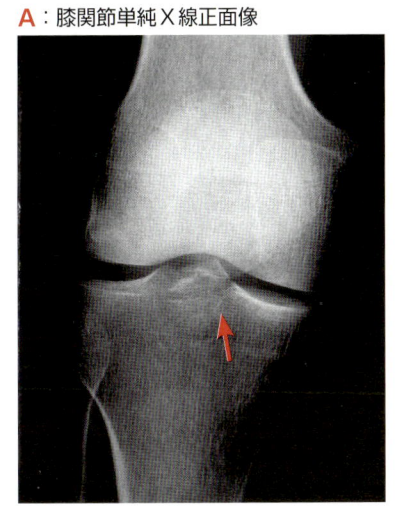
B：膝関節単純X線側面像 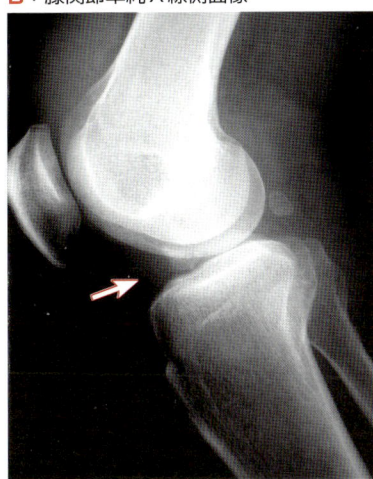
C：膝関節単純X線斜位像 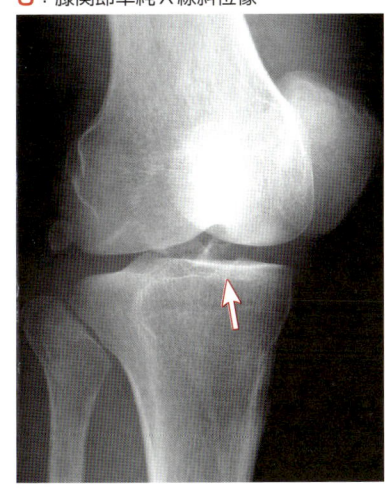
D：膝関節単純X線側面像 術後

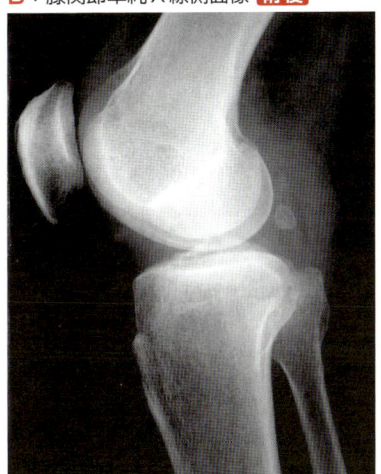

写真A〜C：単純X線正面像では顆間隆起基部に骨折線を認め（A：➡），側面および斜位像で顆間隆起の骨片がわずかに浮き上がった（B，C：⇨）Meyers-Mckeever 分類 Type Ⅱ の脛骨顆間隆起骨折を認めた．

写真D：この症例では前方不安定性がみられたため，非吸収性縫合糸を用いた関節鏡視下整復固定術（pull-out法）を施行した．

症例2　Meyers-Mckeever 分類 Type ⅢA

AO分類：41-C1（脛骨近位部-関節内骨折）

● 10歳，男児．サッカープレー中に転倒し，受傷．

A：膝関節単純X線正面像　　B：膝関節単純X線側面像

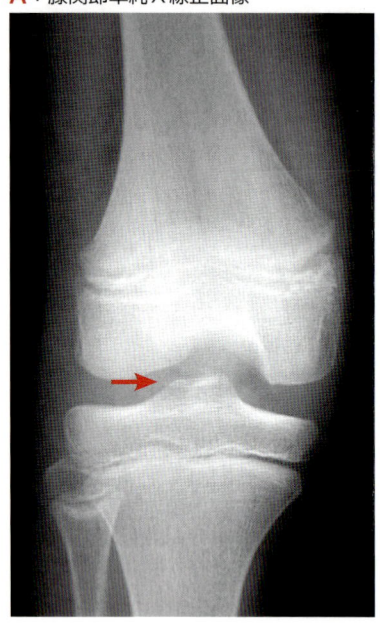

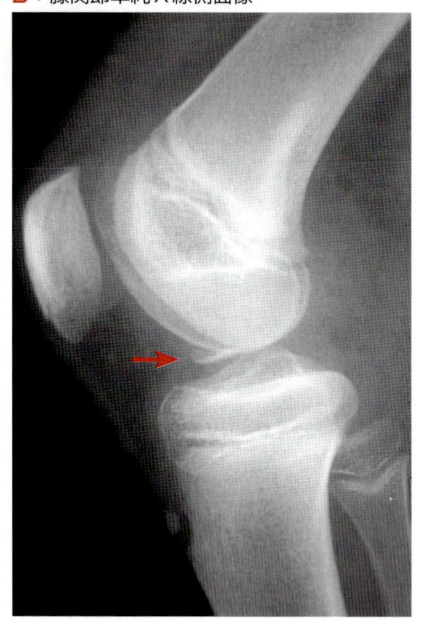

単純X線正面および側面像で顆間隆起の骨片が裂離し（→），上方に転位したMeyers-Mckeever分類 Type ⅢAの脛骨顆間隆起骨折を認めた．

症例3　Meyers-Mckeever分類 Type ⅢB

AO分類：41-C1（脛骨近位部－関節内骨折）

● 14歳，女児．歩行中，乗用車にはねられ受傷．

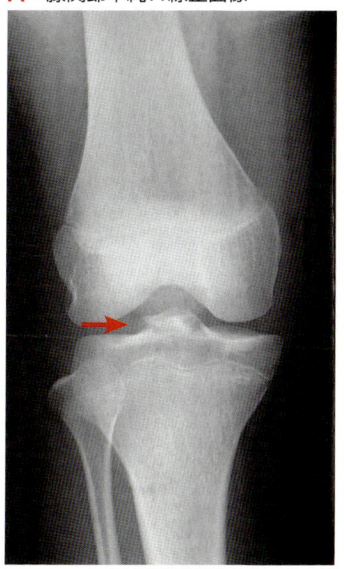

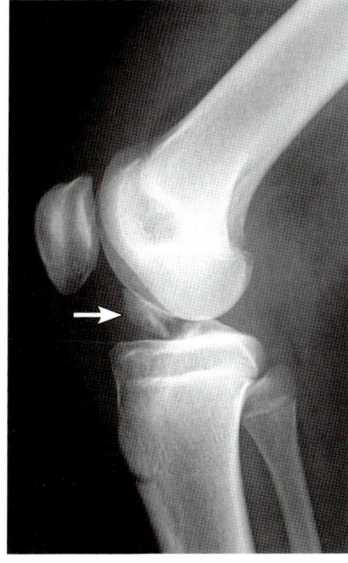

A：膝関節単純X線正面像　　B：膝関節単純X線側面像　　C：膝関節単純X線側面像 術後

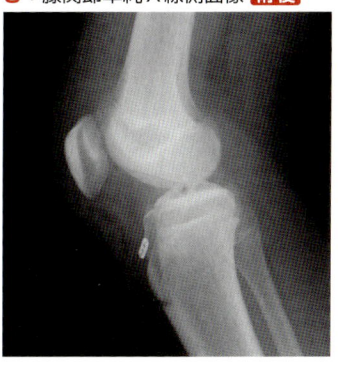

写真A，B：単純X線正面像で顆間隆起の骨片の上方転位（A：➡）を，さらに側面像では骨片の回転転位および一部粉砕骨片を伴った（B：⇨）Meyers-Mckeever分類 Type ⅢBの脛骨顆間隆起骨折を認めた．

写真C：この症例では非吸収性縫合糸とチタン製ボタンを用いた関節鏡視下整復固定術（pull-out法）を施行した．

ここが診断のポイント！

- 単純X線所見のうち，特に側面像により診断は容易である．骨片が回転や粉砕している場合も少なくないので斜位像や顆間窩撮影を加えると評価しやすい．
- 小児期の受傷例では，骨片の転位が少ない場合や骨片の軟骨部分が大きい場合には単純X線では骨折が判然としないことがあり，確定診断にはマルチスライスCTやMRIが有用である．
- 骨片の転位や粉砕の程度の詳細な評価にはマルチスライスCTが，合併損傷の評価にはMRIがそれぞれ有用である．

＜鈴木秀彦＞

4. 脛骨プラトー骨折

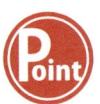

第9章 膝関節・下腿

Point
- 外力の大きさと方向および受傷時の膝関節の肢位によっておおよその骨折形態が決定される．
- おもに膝関節への外反力と脛骨への軸方向の力が作用して発生することが多い．
- 交通事故や転落などの高エネルギー外傷により発生するが，骨粗鬆症のある高齢者では転倒などの低エネルギー外傷により発生する．

代表的な分類 ◆ **Schatzker 分類**

Ⅰ：Pure cleavage fracture
Ⅱ：Cleavage combined with depression
Ⅲ：Pure central depression
Ⅳ：Fractures of the medial condyle
Ⅴ：Bicondylar fractures
Ⅵ：Tibial plateau fractures of the tibial metaphysis and diaphysis

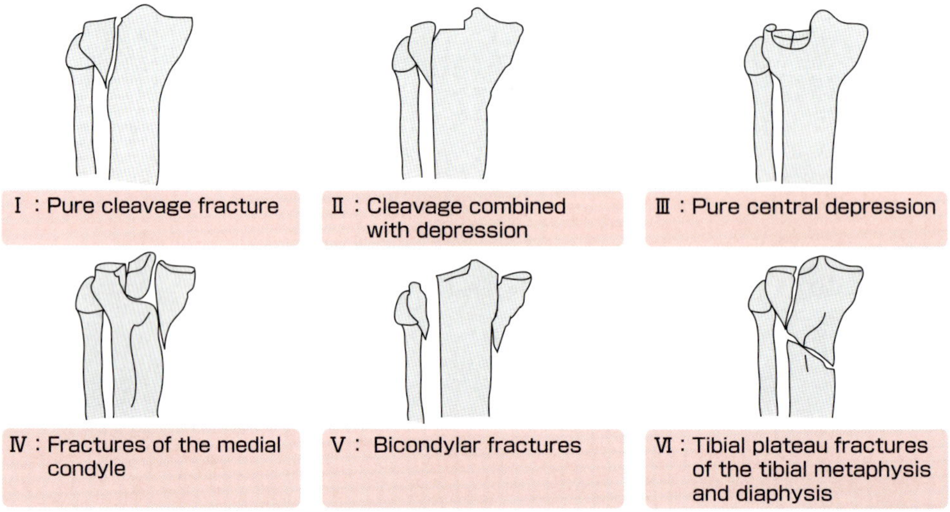

（文献1を参考に作製）

Ⅰ型：外顆の割裂型（Pure cleavage fracture）
Ⅱ型：外顆の割裂陥没型（Cleavage combined with depression）
Ⅲ型：外顆の陥没型（Pure central depression）
Ⅳ型：内顆の分割／陥没型（Fractures of the medial condyle）
Ⅴ型：両顆骨折（Bicondylar fractures）
Ⅵ型：骨幹端と骨幹部が遮断され，内・外顆の一方または両顆に陥没を伴う骨折（Tibial plateau fractures of the tibial metaphysis and diaphysis）

　古典的な分類としてHohl分類が有名であるが，最近では骨折の形態による分類法であるSchatzker分類[1]が普及している．骨折型による受傷機転や軟部組織損傷の把握が容易であり，治療法の難易度や予後の判定に優れているとされる．最も発生頻度が高いのはⅡ型の外顆の分離陥没型骨折である．Ⅲ型は骨粗鬆症のある高齢者にみられることが多く，高エネルギー外傷ではⅣ，Ⅴ，Ⅵ型となることが多い．

文献
1) Schatzker, J. et al.：The tibial plateau fracture：The Toronto experience 1968-1975. Clin. Orthop., 138：94-104, 1979

症例 1　Schatzker 分類 Ⅱ型

AO分類：41-B3（脛骨近位部-部分的関節内・分割陥没骨折）

● 79歳，女性．歩行中に自動車と接触し，転倒受傷．

A：右膝関節単純X線正面像 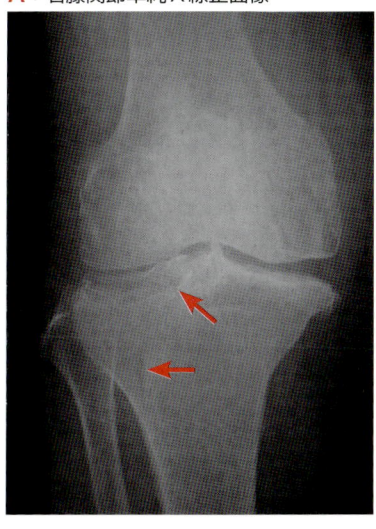
B：右膝関節CT冠状断像 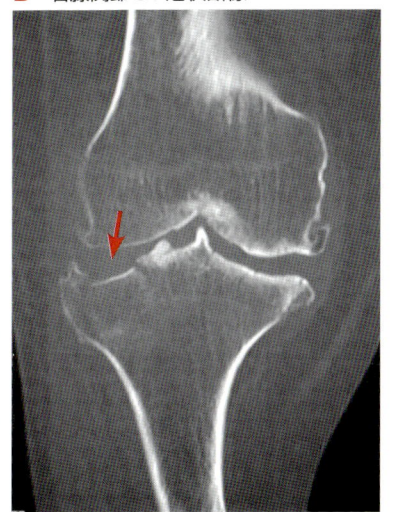
C：右膝関節CT水平断像 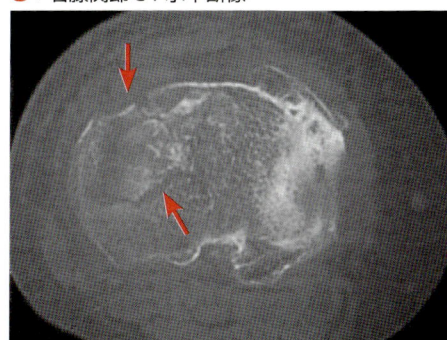
D：右膝関節単純X線正面像 術後

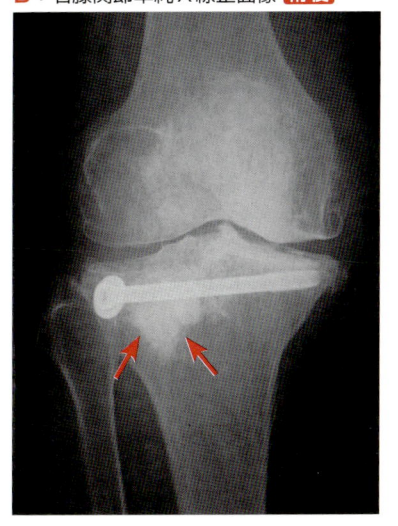

写真A：外側プラトーの割裂陥没骨折を認める（→）．

写真B，C：外側プラトー前方〜中央部にかけての割裂陥没骨折が明瞭に描出されている（→）．

写真D：関節面陥没部を整復後，ラグスクリューによる固定術を施行した．骨欠損部には人工骨を充填した（→）．

症例2　Schatzker分類 V型

AO分類：41-C3（脛骨近位部-完全関節内・多骨片骨折）

● 46歳，男性．オートバイ事故で受傷した．

A：右膝関節単純X線正面像

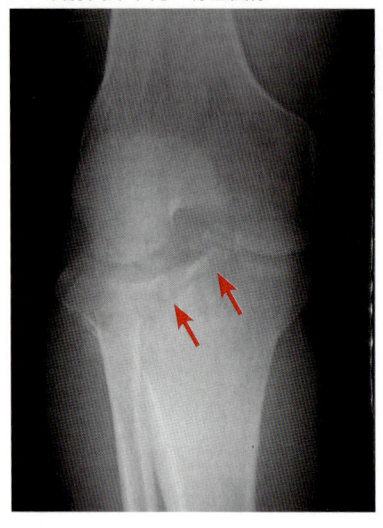

B：右膝関節CT冠状断像

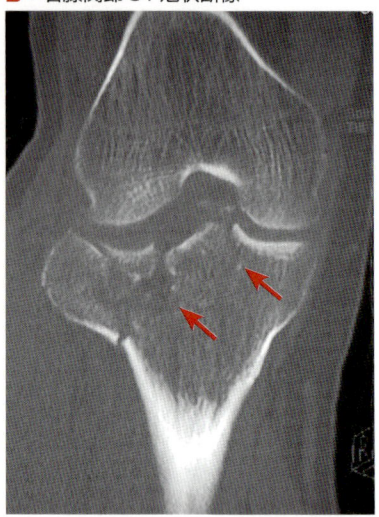

C：右膝関節3D-CT像

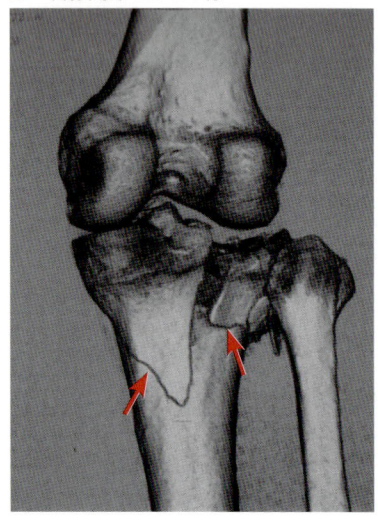

D：右膝関節単純X線正面像 術後

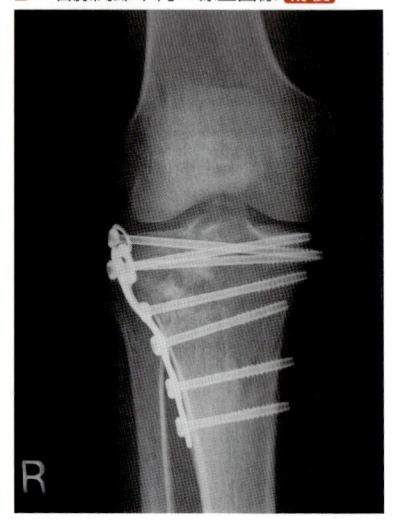

写真A：外側プラトーの割裂陥没骨折および内側部の骨折線を認める（→）．
写真B：外側プラトーの割裂陥没骨折および内側部の骨折線が明瞭に描出されている（→）．
写真C：内側骨片の軽度内反，短縮転位および外側部の陥没骨折が明瞭に描出されている（→）．
写真D：関節面陥没部を整復後，ラグスクリューおよびプレートによる固定術を施行した．骨欠損部には人工骨を充填した．

症例3　Schatzker分類 Ⅵ型

AO分類：41-C3（脛骨近位部-完全関節内・多骨片骨折）

● 72歳，男性．オートバイ事故で受傷した．

A：左膝関節単純X線正面像

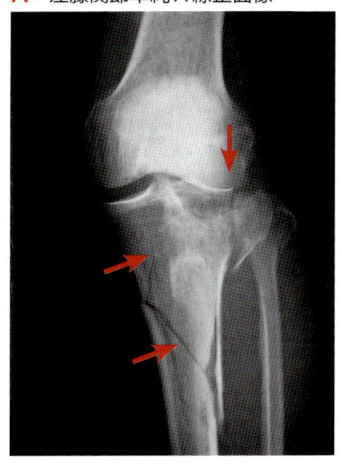

B：左膝関節CT冠状断像

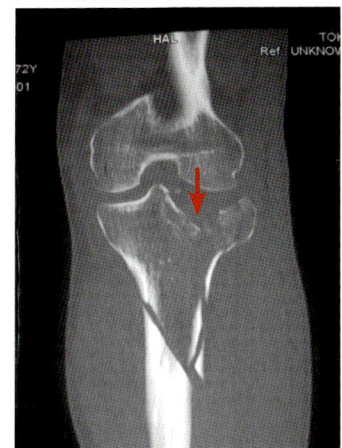

C：左膝関節CT矢状断像

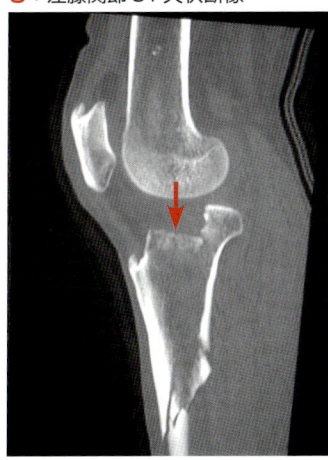

D：左膝関節単純X線正面像 術後

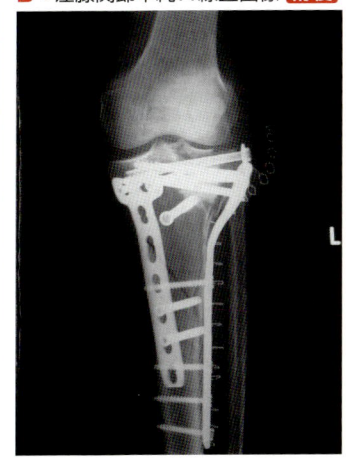

写真A：両顆骨折が近位骨幹部まで及んでいる（→）．外側プラトーの著明な割裂陥没骨折を認める．腓骨近位端にも骨折線を認める．

写真B，C：CTにより外側プラトーの関節面の陥凹がより明瞭に描出されている（→）．

写真D：関節面陥没部を整復後，内・外側からのプレートおよび前方からのスクリューによる固定術を施行した．骨欠損部には人工骨を充填した．

ここが診断のポイント！

● 転位がないか，ごく軽度の場合には単純X線検査だけでは診断が困難な症例がある．局所の圧痛や腫脹および関節血症などの所見を認める場合には本骨折の存在を常に念頭におき，マルチスライスCTやMRIで評価する．

● 転位の状態や関節面陥没の程度の評価にはマルチスライスCTが不可欠である．

＜大森俊行＞

5. 膝蓋骨骨折

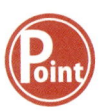

Point
- 膝関節前面に加わる直達外力や大腿四頭筋の強い牽引力（介達外力）により発生する．
- 特殊なタイプとして膝蓋骨の脱臼時や整復時の剪断力で発生する骨軟骨骨折（Osteochondral fracture）がある．
- 大部分の症例で手術（観血的整復と骨接合術）を必要とする．

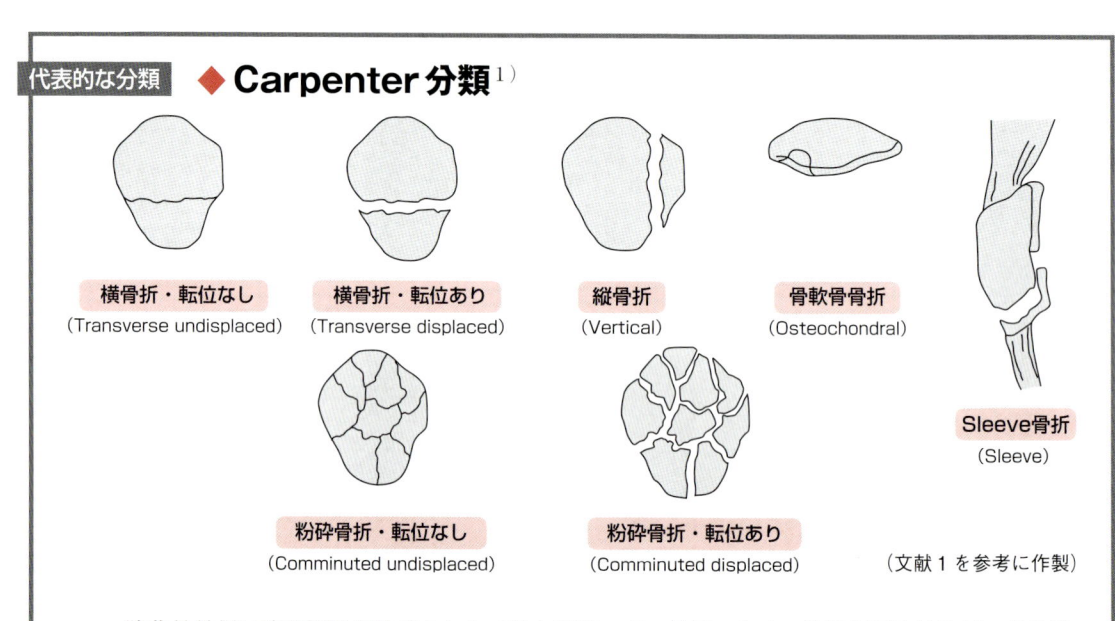

代表的な分類　◆ Carpenter 分類[1]

- 横骨折・転位なし (Transverse undisplaced)
- 横骨折・転位あり (Transverse displaced)
- 縦骨折 (Vertical)
- 骨軟骨骨折 (Osteochondral)
- Sleeve骨折 (Sleeve)
- 粉砕骨折・転位なし (Comminuted undisplaced)
- 粉砕骨折・転位あり (Comminuted displaced)

（文献1を参考に作製）

　膝蓋骨骨折は膝関節周辺骨折のなかで最も頻度の高い骨折である．骨折を関節外骨折，部分関節内骨折，完全関節内骨折の3つに大別し，さらに第3骨片の有無などにより細分化・コード化したOTA分類[2]が有名であるが，日常の診療ではOTA分類より簡便で，膝蓋骨脱臼のときに発生する骨軟骨骨折（Osteochondral fracture）や10歳前後の小児にみられる膝蓋骨下極裂離骨折（sleeve fracture，第9章-6を参照）を加えたCarpenter分類が使用しやすい．膝伸展機構の破断があるか，または転位があり関節内の適合性が悪ければ（3mm以上の転位・2mm以上の関節面の不適合）手術療法を選択する[3]．

文献

1) Carpenter, J. S., et al.：Fractures of the patella. J. Bone Joint Surg. Am., 75-A：1550-1561, 1993
2) Orthopaedic Trauma Association/ Committee for Coding and Classification：Fracture and dislocation compendium. J. Ortho. Trauma, 10 (Suppl 1)：99-103, 1996
3) "Rockwood and Green's Fractures in Adults, 7th ed" Bucholz, R. W., et al. Chap 52. p1752-1779, Lippincott Williams & Wilkins, 2009.

症例 1　Carpenter 分類　　横骨折・転位あり

AO 分類：45-C1,1（膝蓋骨−関節内骨折・単純横骨折）

● 54歳，女性．風呂場で転倒し，受傷．

A：膝関節単純X線正面像

B：膝関節単純X線側面像

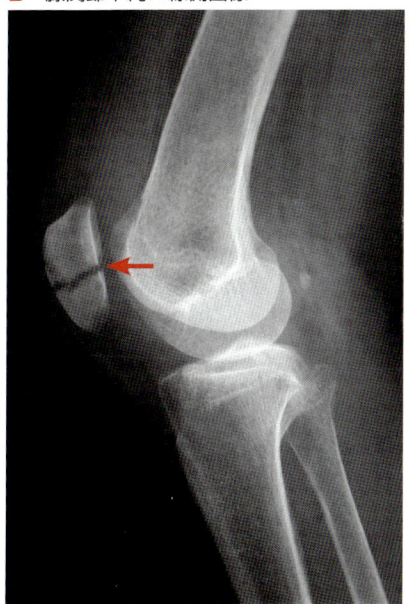

C：膝関節単純X線正面像 術後

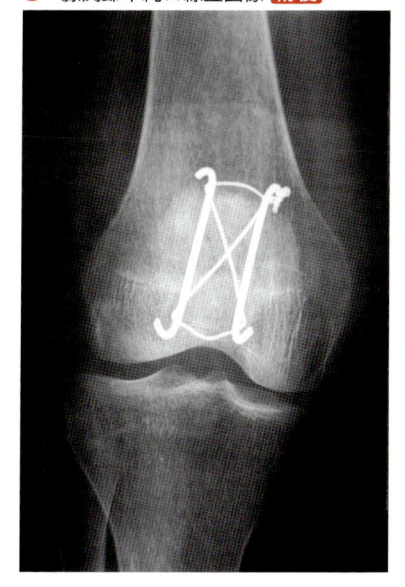

D：膝関節単純X線側面像 術後

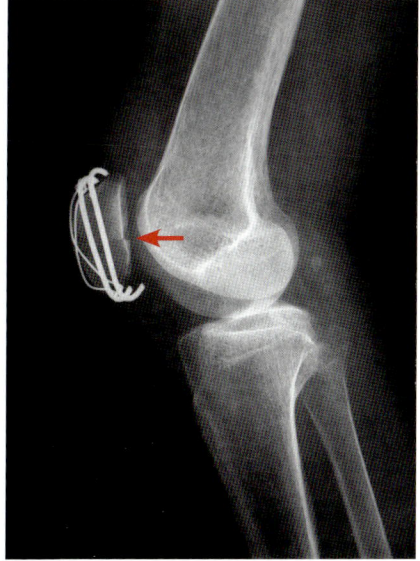

写真A，B：膝蓋骨中央部に横骨折を認める．骨片間に3 mmの転位を認める（→）．

写真C，D：骨折を解剖学的整復後，軟鋼線とキルシュナー鋼線を併用した引き寄せ鋼線締結法（Tension band wiring）にて固定した．骨片間の転位は整復され，関節面の適合性も良好である（→）．

第9章　膝関節・下腿

5．膝蓋骨骨折

症例2　Carpenter分類　　粉砕骨折・転位あり

AO分類：45-C2,1（膝蓋骨-関節内骨折・粉砕骨折）

● 52歳，女性．自転車運転中に転倒して右膝を地面に強打．

A：膝関節単純X線正面像

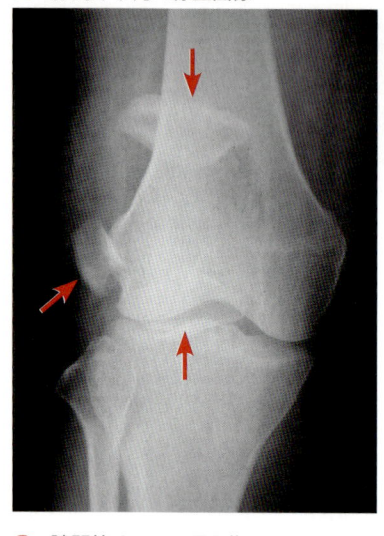

B：膝関節単純X線側面像

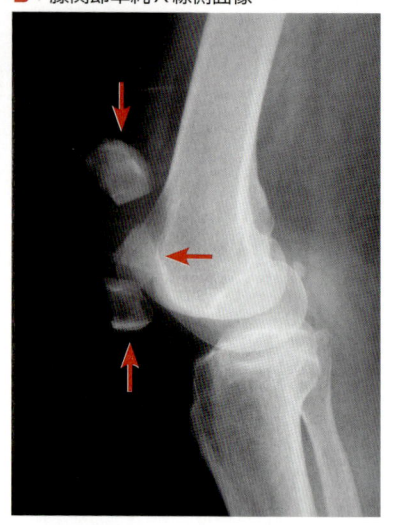

C：膝関節3D-CT正面像

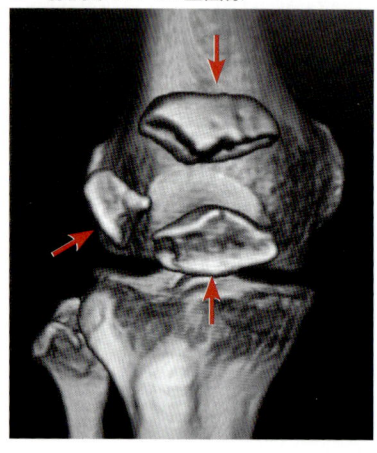

D：膝関節単純X線正面像 術後

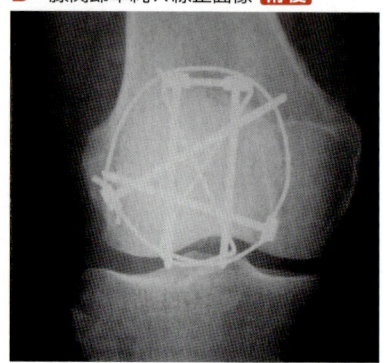

写真A，B，C：膝蓋骨の粉砕骨折を認める．骨片は著明に転位している（→）．

写真D：骨折を解剖学的整復後，リング付きピンとステンレスケーブルを用いて引き寄せ鋼線締結法および周辺締結法にて固定した．

ここが診断のポイント！

- 標準的な膝関節2方向（正面像・側面像）のX線撮影では骨折を見逃すことがあり，本骨折が疑われる際には膝蓋骨の軸写撮影およびCT撮影を行うことが重要である．
- 画像上は縦骨折（図a，b，c）と先天性の分裂膝蓋骨（有痛性）（図d，e，f）との鑑別が問題となることがあるが，問診と身体所見から診断は容易である．
- 膝伸展機構損傷は年齢によってその損傷部位が異なっている．すなわち大腿四頭筋腱断裂は60歳以上の年長者に多く，膝蓋骨上極付近は思春期に，膝蓋骨骨折は20〜50歳前後に，膝蓋骨下極付近は小児期に，そして脛骨粗面の裂離骨折は思春期に好発する（第9章-6を参照）．

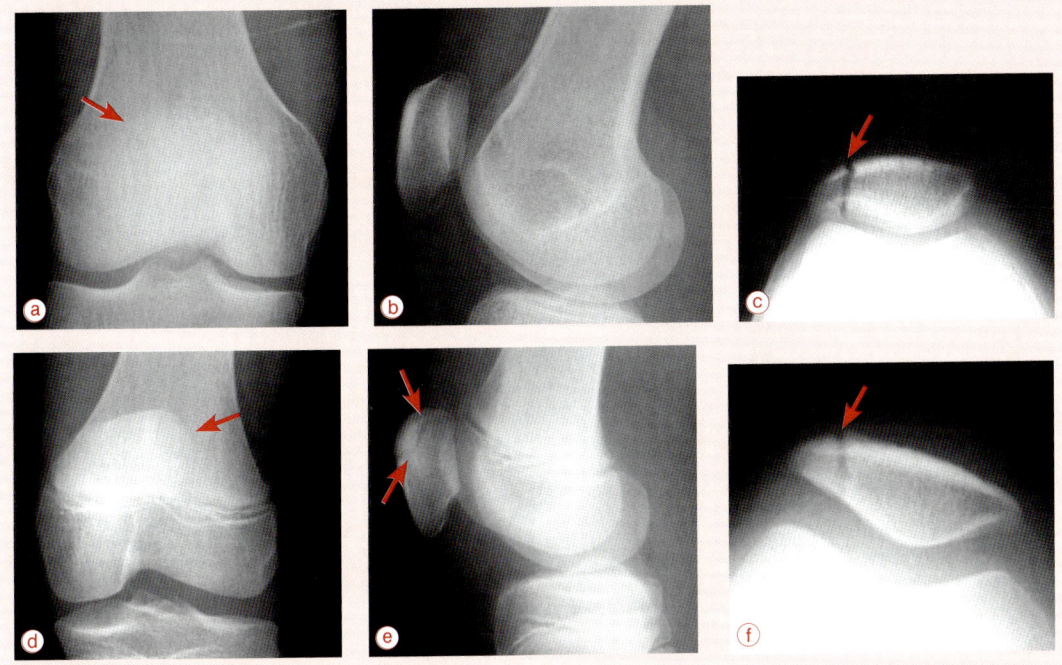

図　縦骨折と分裂膝蓋骨
a）〜c）45歳，男性．縦骨折．膝関節単純X線 a）正面像，b）側面像，c）軸射像．
d）〜f）12歳，男児．分裂膝蓋骨．膝関節単純X線 a）正面像，b）側面像，c）軸射像．

<劉　啓正>

第9章 膝関節・下腿

6．膝周囲の裂離骨折

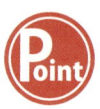

> **Point**
> - 靱帯や腱の付着部での牽引力により発生する骨折で，骨未成熟年齢に特徴的なものと成人にもみられるものとがある．解剖を熟知したうえでの単純X線像の注意深い読影が要求される．
> - 受傷機転としては，スポーツ外傷や転倒によることが多く，特に膝伸展機構の骨折はジャンプや膝屈曲位での踏み切りなどの際に大腿四頭筋の過緊張により発生する．

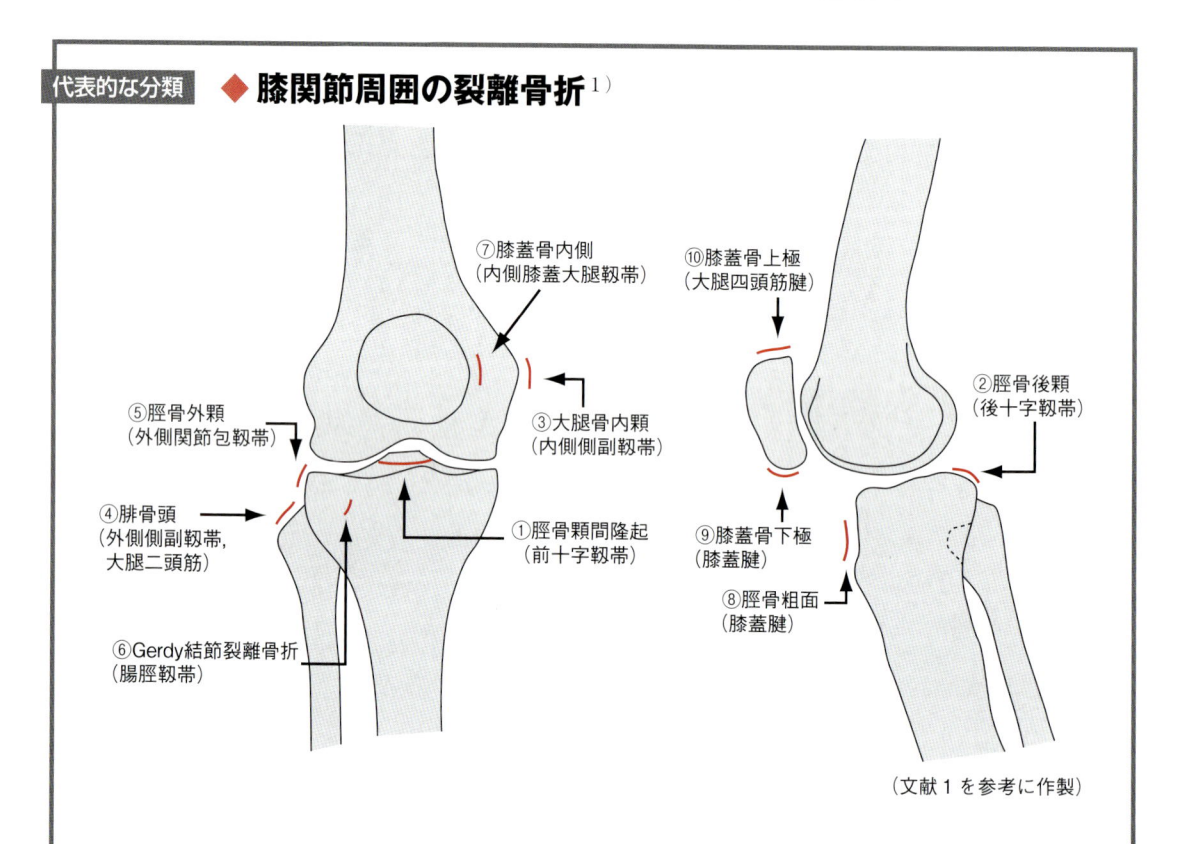

代表的な分類　◆ 膝関節周囲の裂離骨折[1]

①脛骨顆間隆起（前十字靱帯）
②脛骨後顆（後十字靱帯）
③大腿骨内顆（内側側副靱帯）
④腓骨頭（外側側副靱帯，大腿二頭筋）
⑤脛骨外顆（外側関節包靱帯）
⑥Gerdy結節裂離骨折（腸脛靱帯）
⑦膝蓋骨内側（内側膝蓋大腿靱帯）
⑧脛骨粗面（膝蓋腱）
⑨膝蓋骨下極（膝蓋腱）
⑩膝蓋骨上極（大腿四頭筋腱）

（文献1を参考に作製）

①前十字靱帯付着部裂離骨折（Avulsion fracture of the insertion of the ACL）
（第9章-3の項を参照）

②後十字靱帯付着部裂離骨折（Avulsion fracture of the insertion of the PCL）
　前十字靱帯付着部である脛骨顆間隆起骨折が若年者に多いのに対して，本骨折は成人に多く発生する．膝関節屈曲位で脛骨前面を強打することによる後十字靱帯の牽引力により発生する．一般的に，受傷機転としては転倒およびダッシュボード損傷（dashboard injury）が多い．
　骨折線は膝側面像で脛骨後縁を斜走する（症例1を参照）．

③内側側副靱帯付着部裂離骨折（Avulsion fracture of the MCL attachment site of the femur）
　膝外反強制により大腿骨内側上顆の内側側副靱帯付着部で生じる骨折である．

④腓骨頭裂離骨折（外側側副靱帯・大腿二頭筋腱付着部裂離骨折）（Avulsion fracture of the fibular head）

　膝伸展位で強い内反力が加わると，外側側副靱帯および大腿二頭筋腱が付着する腓骨頭裂離骨折が生じる．

⑤Segond骨折（外側関節包靱帯付着部裂離骨折）（Segond fracture）

　膝関節に強い回旋力，内反力が加わり，外側関節包靱帯の牽引力により脛骨外顆の関節面直下に生じる小さい裂離骨折をいう．前十字靱帯損傷に合併することが多く，スポーツ外傷の単純X線像で本骨折をみたら前十字靱帯損傷の存在を考えてよい（症例2を参照）．

⑥Gerdy結節裂離骨折（腸脛靱帯付着部裂離骨折）（Avulsion fracture of Gerdy's tubercle）

　前十字靱帯損傷や膝外側支持機構の損傷に合併する脛骨外顆前方の裂離骨折で，単独骨折はきわめてまれである．前述のSegond骨折との解剖学的部位の違いを図で示す（症例2：図B）[2]．

⑦内側膝蓋大腿靱帯付着部裂離骨折（Avulsion fracture of the MPFL attachment site of the patella）

　膝蓋骨脱臼の際に合併することが多く，外方への牽引力で生じる（症例3を参照）．

⑧脛骨粗面裂離骨折（Avulsion fracture of the tibial tuberosity）

（第11章-1の項を参照）

　本骨折は，⑨の膝蓋骨下極裂離骨折とともに小児の膝伸展機構の骨折として同様の受傷機転で発生する．すなわちジャンプの踏み切り時や着地時など，大腿四頭筋の急激な収縮による介達外力により発生する．

　13～18歳の骨端線閉鎖直前の男子がハイジャンプなどの跳躍時に受傷することが多い．患者は疼痛とともに膝の力が抜けたようになり起立・歩行が不能となる．転位の状態および大きさで分類したWatson-Jones分類[3]（図1）が頻用されている（症例3，4を参照）．

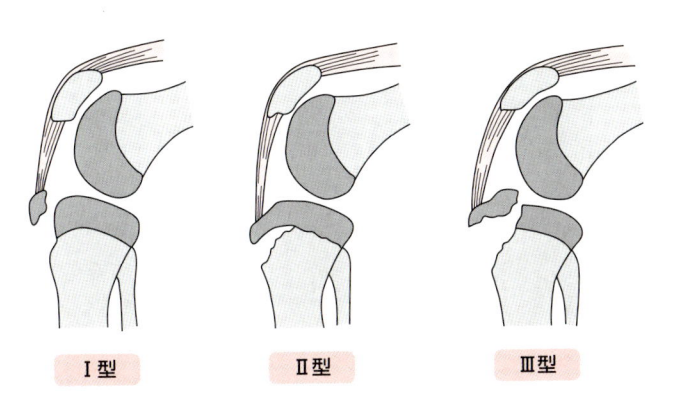

図1　Watson-Jones分類
Ⅰ型：脛骨粗面部（舌状突起）のみの裂離骨折で，骨片は膝蓋腱により中枢へ転位する．
Ⅱ型：脛骨近位端の舌状突起が中枢側に転位するが，骨片の基部での連続性は保たれている．
Ⅲ型：骨折線が関節面におよび転位を伴う．
（文献4を参考に作製）

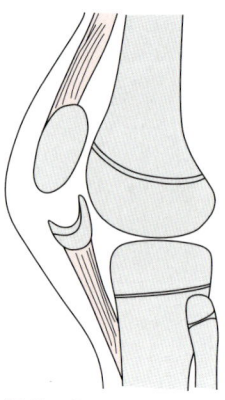

図2　Sleeve fracture
（文献5を参考に作製）

⑨**膝蓋骨下極裂離骨折（Sleeve fracture）〔Avulsion fracture of the inferior pole of the patella（Patella sleeve fracture）〕**

　10歳前後の小児がスポーツ中に受傷することが多い．膝蓋腱付着部裂離骨折のうち，小さな末梢骨片に薄い殻状の軟骨を伴ったものをSleeve fracture[5]（袖破れ骨折）（図2）という．この際，膝蓋骨は大きく上方に転位し，膝蓋骨高位となる．裂離骨片の大部分が軟骨であるため症例によっては受傷時の単純X線像で骨片の存在が判然としない場合があり，見逃されて陳旧化することがある．

　受傷後の長期経過例では膝蓋靱帯部の異所性骨化を認める．

⑩**膝蓋骨上極裂離骨折（Avulsion fracture of the superior pole of the patella）**

　10歳前後の小児例では，上述の下極のSleeve fractureとほぼ同じ病態であると考えられるが，成人例では骨片を伴った大腿四頭筋腱断裂と診断されることが多い．この場合，先行する膝周辺外傷に対するギプスなどの外固定を除去した直後や，糖尿病，慢性腎不全（特に人工透析中），全身性エリテマトーデスといった基礎疾患を有する中・高年者に発生し，健常人にはまれである．受傷時の単純X線像では，膝蓋骨低位と中枢に転位した小さな裂離骨折を認めることがある．

文献

1）Max, A., et al.：Imaging features of avulsion injuries. Radiographics, 19：655-672, 1999
2）Capps G. W. & Hayes C. W.：Easily missed injuries around the knee. Radiographics, 14：1191-1210, 1994
3）Watson-Jones, R.：Injuries of the knee. "Fractures and Joint Injuries, vol. 2, 5th ed."（Wilson, J. N. ed.）, Churchill Livingstone, pp.1047-1050, 1976
4）Ryu, R. K. & Debenham, J. O.：An unusual avulsion fracture of the proximal tibial epiphysis. Case report and proposed addition to the Watson-Jones classification. Clin. Orthop., 194：181-184, 1985
5）Houghton, G. R. & Ackroyd, C. E.：Sleeve fractures of the patella in children：a report of three cases. J. Bone Joint Surg. Br., 61-B：165-168, 1979

症例 1　後十字靱帯付着部裂離骨折

AO分類：41-A1.3（脛骨近位部-関節外・靱帯付着部裂離骨折）

● 50歳，女性．自転車で走行中に転倒し，受傷．

A：膝関節単純X線正面像 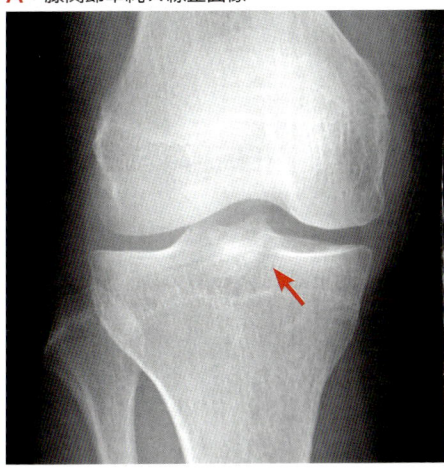
B：膝関節単純X線側面像 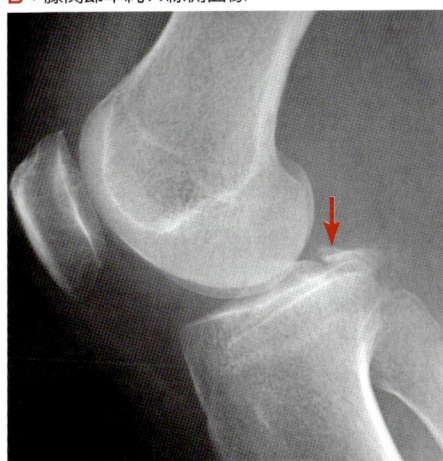
C：膝関節マルチスライスCT矢状断像 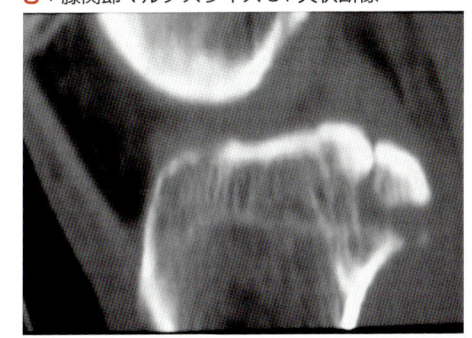
D：膝関節単純X線側面像 術後

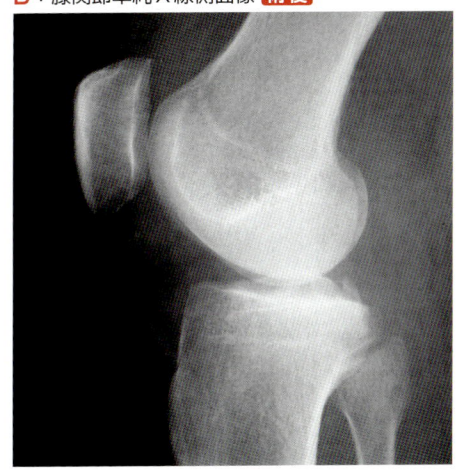

写真A，B：単純X線像で正面および側面像でわずかに転位した後十字靱帯付着部裂離骨折を認める．
写真C：マルチスライスCTで転位の状態を詳細に評価できる．
写真D：吸収性スクリューによる観血的整復固定術を施行した．

症例2　Segond骨折（外側関節包靱帯付着部裂離骨折）

AO分類：41-A1（脛骨近位部-関節外骨折・裂離骨折）

●15歳，男子．スキーで転倒し，受傷．

A：膝関節単純X線正面像

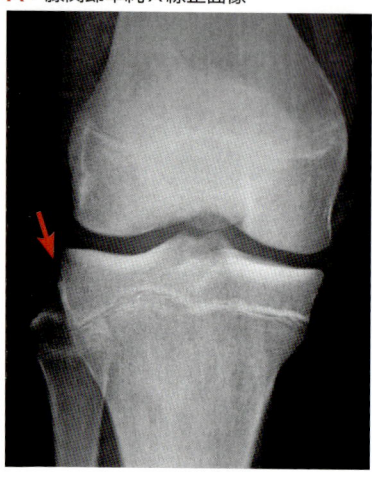

B：膝関節外側の靱帯の解剖図
- 外側関節包靱帯
- ACL
- Segond骨折の部位（外側関節包靱帯の帯の脛骨付着部）
- 腸脛靱帯
- Gerdy結節

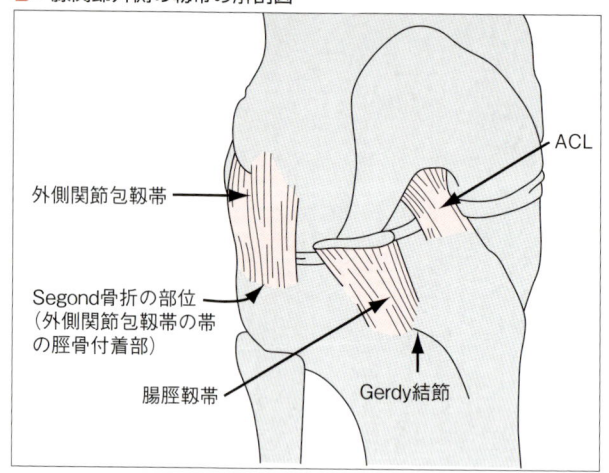

写真A：単純X線像で脛骨外顆にわずかに外方に転位する裂離骨折を認める．右膝前十字靱帯損傷を合併しており，靱帯再建術を施行した．

症例3　脛骨粗面裂離骨折　Watson-Jones分類 I 型

AO分類：41-A1.2（脛骨近位部-関節外骨折・脛骨粗面裂離骨折）

●20歳，男性．ハイジャンプの踏み切り時に受傷．

A：右膝関節単純X線側面像

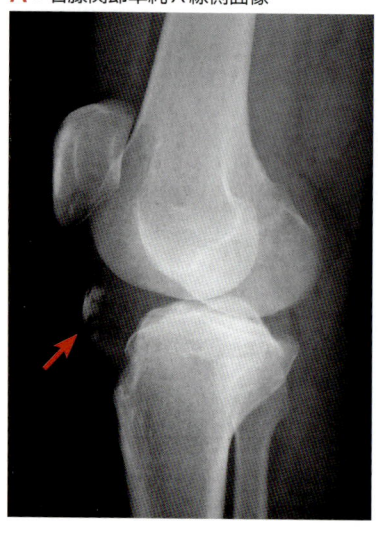

B：右膝関節単純X線側面像 術後

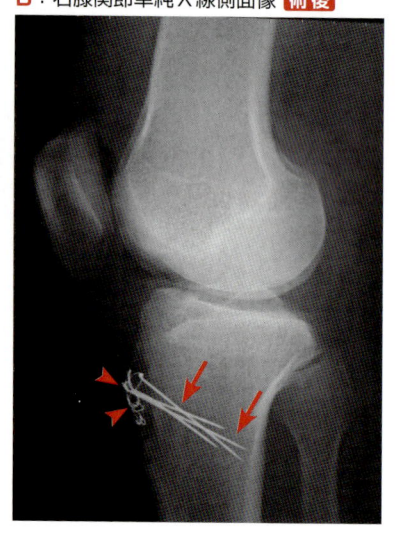

写真A：単純X線側面像で脛骨粗面部の骨片が中枢に転位するとともに膝蓋骨高位を認め，Watson-Jones分類 I 型の脛骨粗面裂離骨折である．
写真B：Kワイヤ（→）と軟鋼線（▶）による観血的整復固定術を施行した．

症例4　脛骨粗面裂離骨折　Watson-Jones分類 Ⅲ型

AO分類：41-A1.2（脛骨近位部-関節外骨折・脛骨粗面裂離骨折）

● 14歳，男子．バスケットボール中，ジャンプの踏み切り時に受傷．

A：膝関節単純X線側面像 受傷時
B：膝関節単純X線側面像 術後

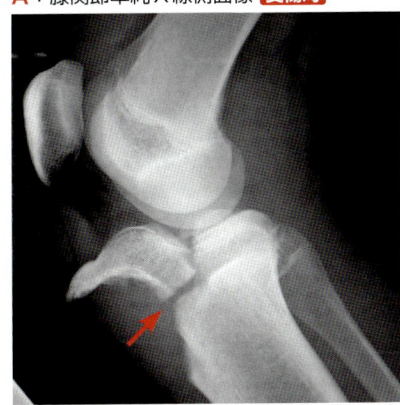

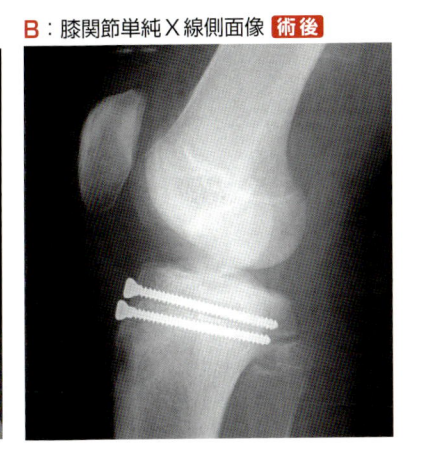

写真A：脛骨粗面から脛骨近位関節面に及ぶ粗大骨折で，骨片は膝蓋腱により近位側に転位している．Watson-Jones Ⅲ型の脛骨粗面裂離骨折である．

写真B：スクリューを用いて観血的整復固定術を施行した．

ここが診断のポイント！

- 裂離骨折は骨片が小さいために見逃されやすいので注意深い読影が必要である．
- 疑わしければストレス撮影を追加することもあるが，可能であればMRIで評価する．
- 滑膜性骨軟骨腫症（図3）や離断性骨軟骨炎（図4）との鑑別が重要であるほかに，外傷後に靱帯に生じる石灰化陰影や激痛を伴う石灰沈着性腱・靱帯炎との鑑別も必要である．
- 大腿骨内側上顆内側側副靱帯（Medial collateral ligament：MCL）付着部の異所性骨化像をStieda陰影（図5）といい，同部の陳旧性損傷の存在を意味する．

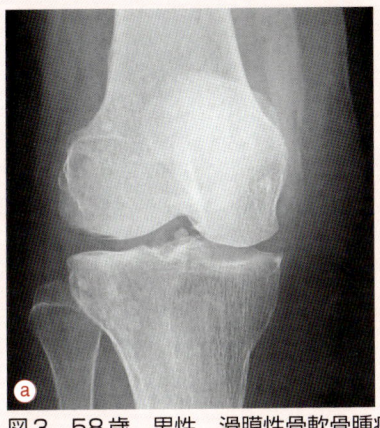

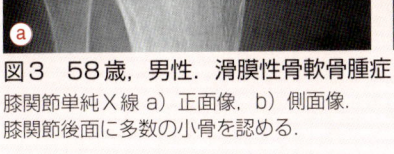

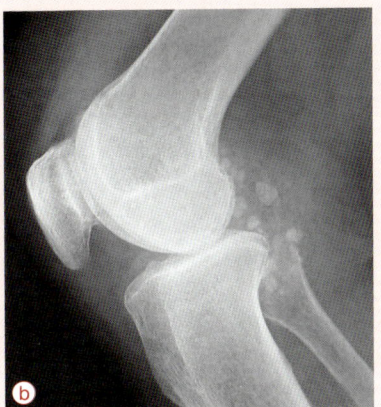

図3　58歳，男性．滑膜性骨軟骨腫症
膝関節単純X線 a）正面像，b）側面像．
膝関節後面に多数の小骨を認める．

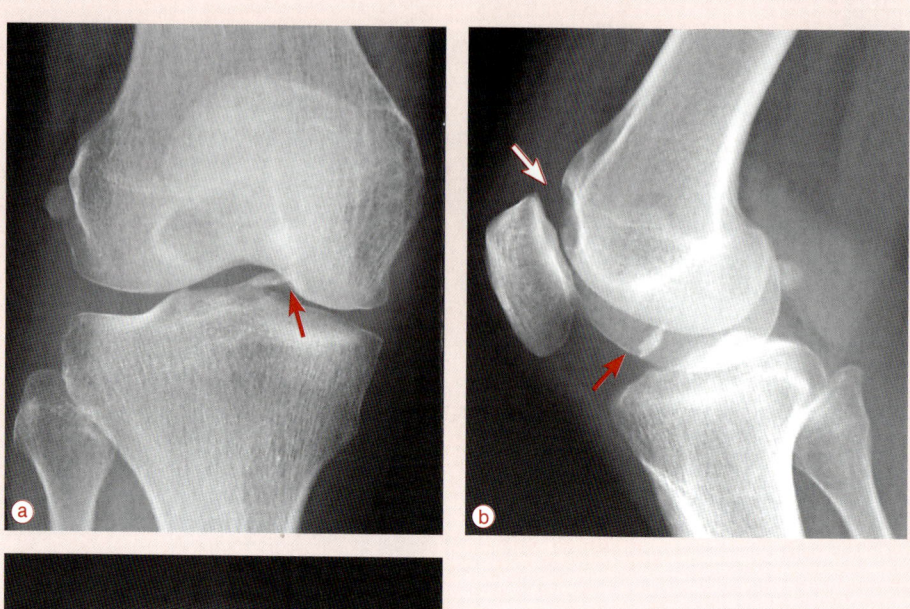

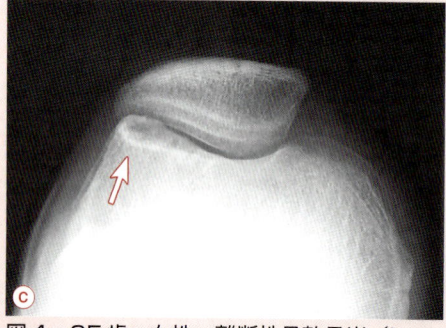

図4 35歳, 女性. 離断性骨軟骨炎（Lateral condyle-anterior type）
膝関節内に遊離体（▶）と大腿骨外側顆部の骨欠損像（⇨）を認める.
膝関節単純Ｘ線　a）正面像, b）側面像, c）軸射像.

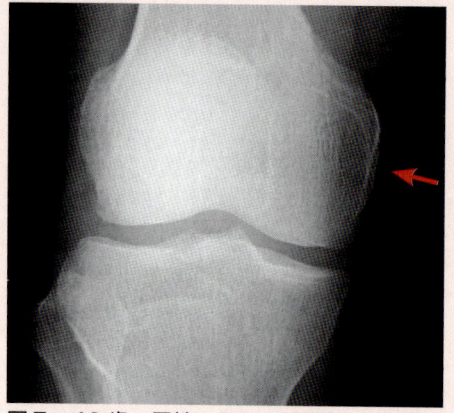

図5 41歳, 男性. Stieda陰影
膝関節単純Ｘ線正面像. 大腿骨内側顆の内側側副靱帯付着部に異所性骨化を認める.

＜黒坂大三郎＞

7. 脛骨，腓骨の骨幹部骨折

Point
- 本骨折では，その解剖学的な特徴や高エネルギー損傷が少なくないことから，軟部組織損傷の評価が重要となる．すなわち骨折部における軟部組織での被覆の状況やコンパートメント症候群，神経血管損傷などの有無がその後の治療や予後に影響する．

代表的な分類 ◆ 骨幹部骨折の型分類（AO分類）[1)2)]

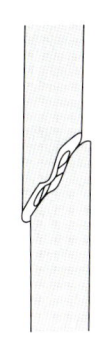

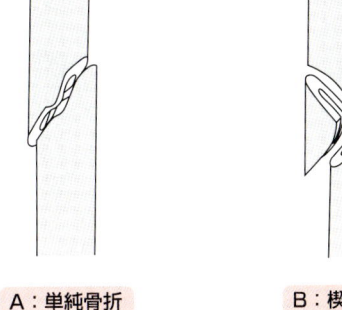

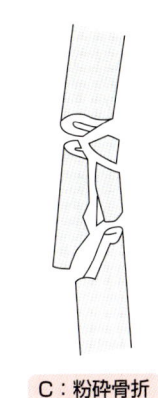

A：単純骨折　　B：楔状骨折　　C：粉砕骨折

（文献1を参考に作製）

A. **単純骨折（Simple Fx）**：
2骨片からなる骨折．全周の10％以下の小骨片は，治療もしくは予後に重要な意味をもたないため，無視してよい．

B. **楔状骨折（Wedge Fx）**：
多骨片からなる骨折で，整復すれば主骨片同士が接触する骨折．

C. **粉砕骨折（Complex Fx）**：
多骨片からなる骨折で，整復しても主骨片同士が接触しない骨折．

AO分類は，外科医が骨折を再現性をもって分類でき，重症度に応じて適切な治療法を選択するために有用な分類として使用されている．まず骨の部位を数字でコード化し（脛骨骨幹部は42），骨幹部骨折では整復後の2つの主骨片の接触状況によって3型に分類される．さらにそれぞれの型が3つの群（Group），小群（Subgroup）に分類される（詳細は概論2，第8章-12，成書を参照）．

文献
1) 「AO法骨折治療」（糸満盛憲 ほか 編），医学書院，2003
2) "Manual of Internal Fixation.Techniques Recommended by the AO-Group. 3rd Edition." (M ler, M. E., et al.), Springer-Verlag, 1991

症例1　AO分類 A：単純骨折

AO分類：42-A3.3（脛骨骨幹部-単純横骨折）

● 46歳，女性．階段からの転落で受傷．

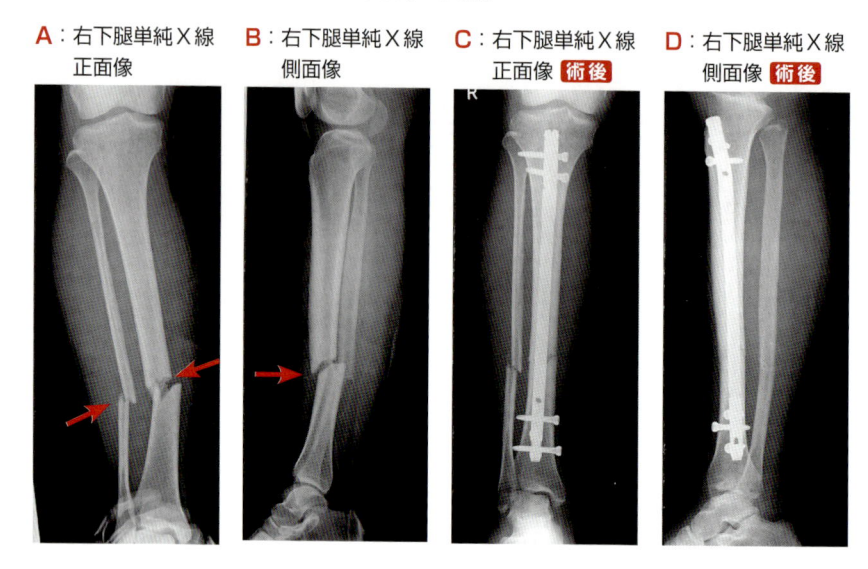

A：右下腿単純X線 正面像
B：右下腿単純X線 側面像
C：右下腿単純X線 正面像 術後
D：右下腿単純X線 側面像 術後

写真A，B：脛骨・腓骨の骨幹部の単純骨折である．AO分類Aに分類される．
写真C，D：髄内釘による骨接合術が施行されている．

症例2　AO分類 B：楔状骨折

AO分類：42-B2.3（脛骨骨幹部-楔状屈曲骨折）

● 55歳，男性．ランニング中の転倒で受傷．

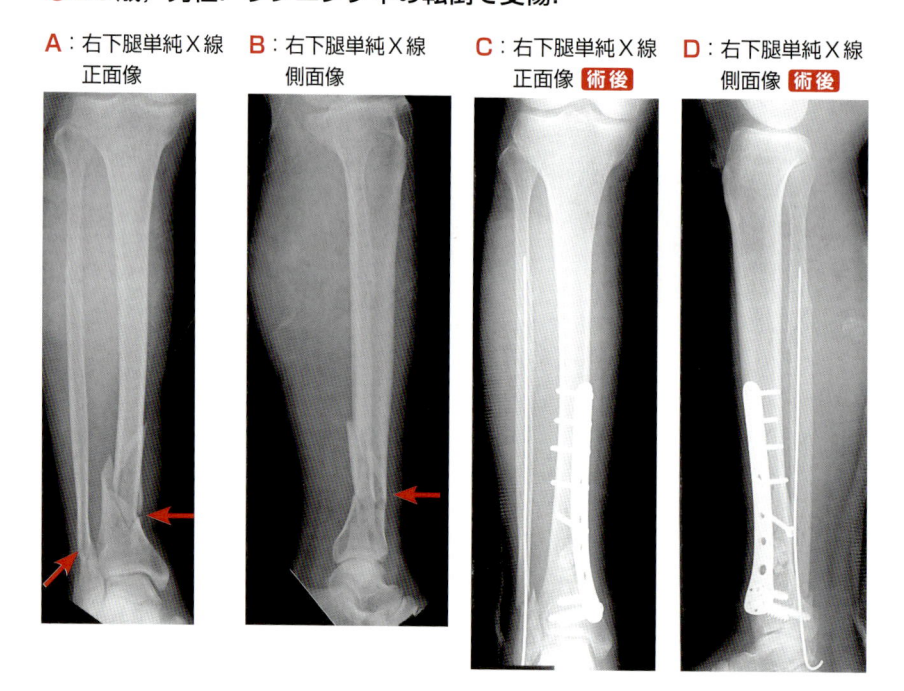

A：右下腿単純X線 正面像
B：右下腿単純X線 側面像
C：右下腿単純X線 正面像 術後
D：右下腿単純X線 側面像 術後

写真A，B：脛骨・腓骨の骨幹部遠位から骨幹端部に至る楔状骨折である．AO分類のBに分類される．
写真C，D：脛骨骨折に対しプレート固定，腓骨骨折に対し，Kワイヤの逆行性髄内刺入が行われる．

症例3　AO分類 C：粉砕骨折

AO分類：42-C3.3（脛骨骨幹部-粉砕不規則骨折）

● 27歳，男性．バイク事故で受傷．

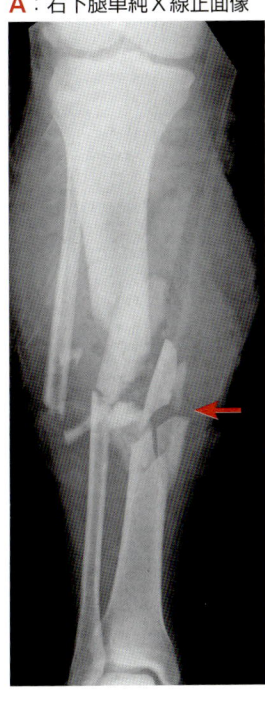

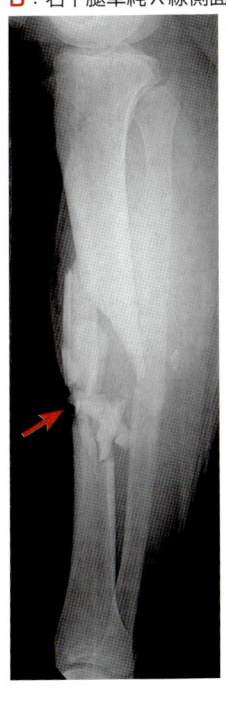

A：右下腿単純X線正面像　**B**：右下腿単純X線側面像

写真A，B：脛骨・腓骨の骨幹部粉砕骨折である．AO分類のCに分類される．本症例は開放骨折であり，高度な軟部組織損傷を伴っていた．直ちに洗浄，デブリードマンのうえ，創外固定を施行した．

ここが診断のポイント！

● 脛腓骨骨幹部骨折の診断は，疼痛の部位，変形などから容易で，通常，膝関節と足関節を含めて前後像および側面像の単純X線撮影を行うことで診断は確定する．

<鈴木　貴>

第10章　足関節・足部

1．基本撮影と正常解剖

足関節：単純X線写真

単純X線写真の基本撮影と正常解剖

- 足関節正面像（図1）
  坐位で脚を伸ばす．中心は内果と外果の中間点．内果と外果のおのおのの距骨との関節面，および距腿関節を抜くようにする．

- 足関節側面像（図2）
  外果を下にした側臥位．中心は内果．

- 踵骨軸位像（図3）
  側臥位ないし腹臥位．後上方から55〜60°で入射．

- Böhler角（図4）
  踵骨頸部骨折でBöhler角が減少する．足関節の側面写真で計測を行う．Böhler角は，踵骨の後上縁と前上縁を結ぶ線の交叉角度である．

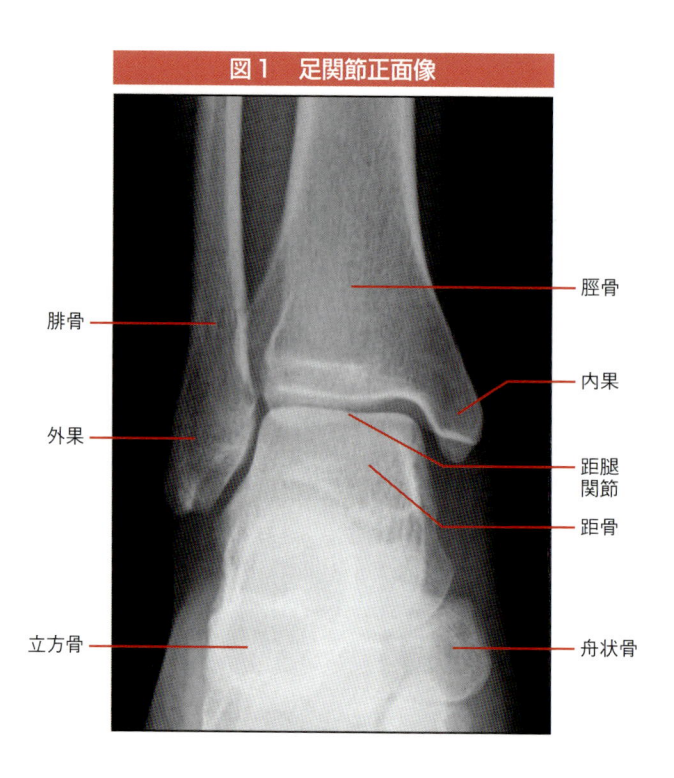

図1　足関節正面像

（腓骨，脛骨，外果，内果，距腿関節，距骨，立方骨，舟状骨）

図2 足関節側面像

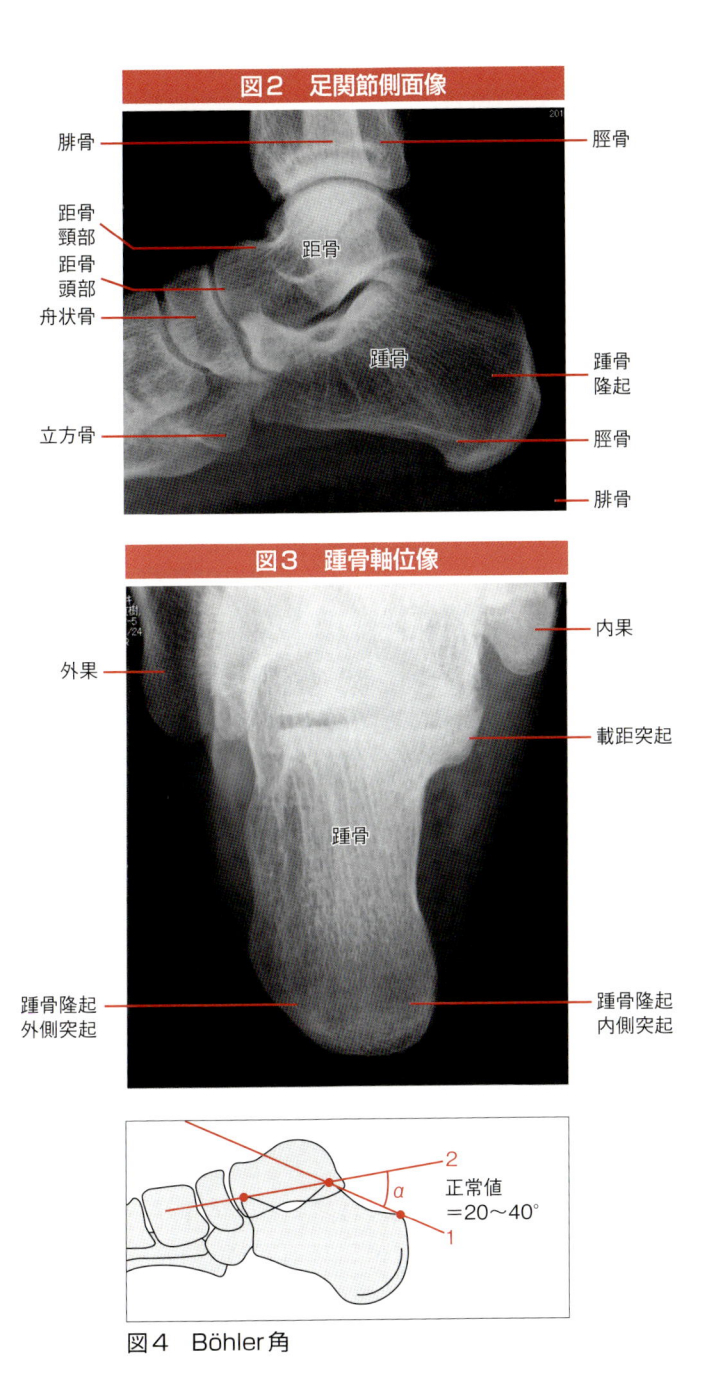

腓骨 — 脛骨
距骨頸部
距骨頭部
距骨
舟状骨
踵骨
踵骨隆起
立方骨
脛骨
腓骨

図3 踵骨軸位像

外果
内果
載距突起
踵骨
踵骨隆起外側突起
踵骨隆起内側突起

図4 Böhler角

正常値 = 20〜40°

第10章 足関節・足部

読影のABCs

Alignment 配列
- □ 関節腔の狭小/開大
- □ 三角骨

Bone 骨
- □ 骨棘形成
- □ 骨壊死
- □ 骨折（潜在骨折，ストレス骨折含む）

Cartilage 軟骨
- □ 距骨滑車の表面

Soft tissue 軟部組織
- □ 皮下腫張
- □ 皮下石灰化

1. 基本撮影と正常解剖 ● 245

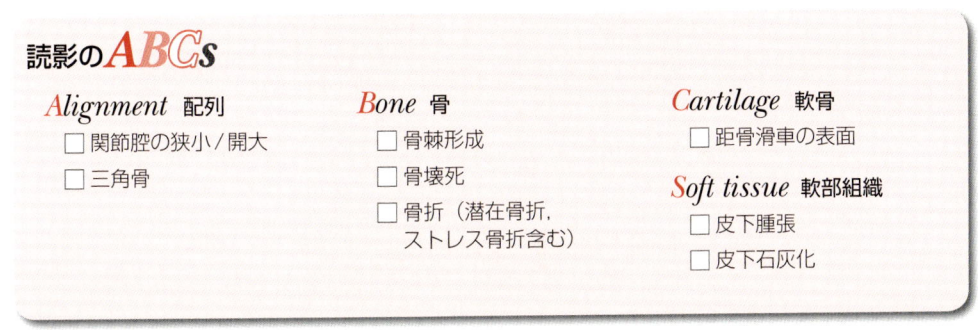

足関節：MRI

MRIの基本撮像と正常解剖

病変の部位と種類によりスライスは適宜選択する必要がある．

原則的にプロトン密度強調像とT2*強調像の組み合わせで矢状断像（図5），横断像（図6），冠状断像（図7）を得る．骨挫傷や軟部組織挫傷の評価に脂肪抑制T2強調像やSTIR像が有用であるので，最低一断面は加える．

図5　足関節プロトン密度強調矢状断像

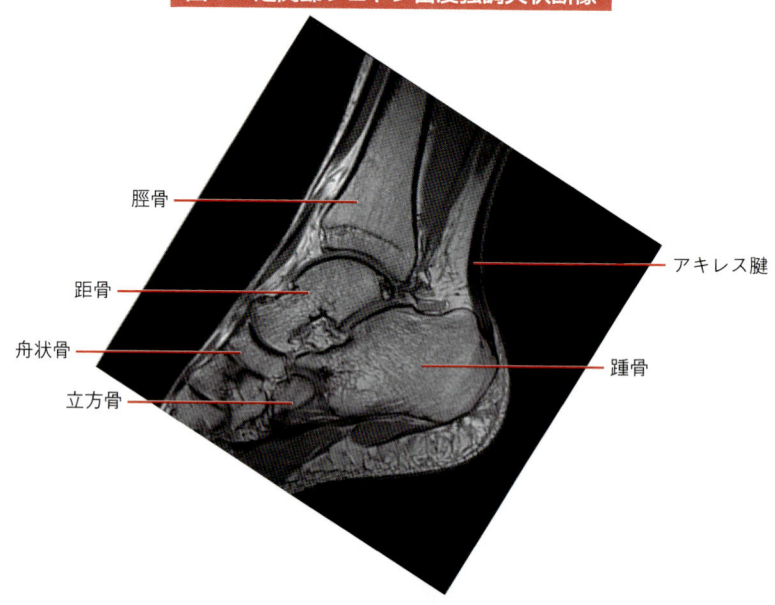

脛骨／距骨／舟状骨／立方骨／アキレス腱／踵骨

図6　足関節プロトン密度強調横断像

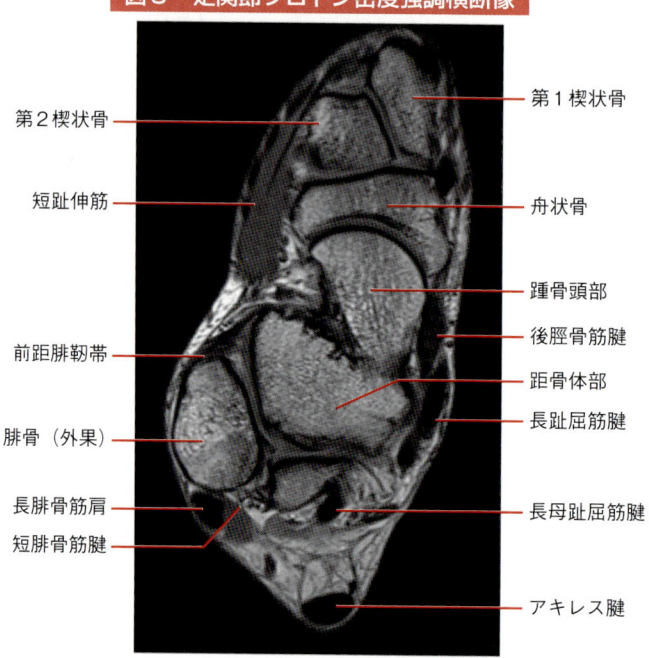

第2楔状骨／短趾伸筋／前距腓靱帯／腓骨（外果）／長腓骨筋腱／短腓骨筋腱／第1楔状骨／舟状骨／踵骨頭部／後脛骨筋腱／距骨体部／長趾屈筋腱／長母趾屈筋腱／アキレス腱

図7 足関節プロトン密度強調冠状断像

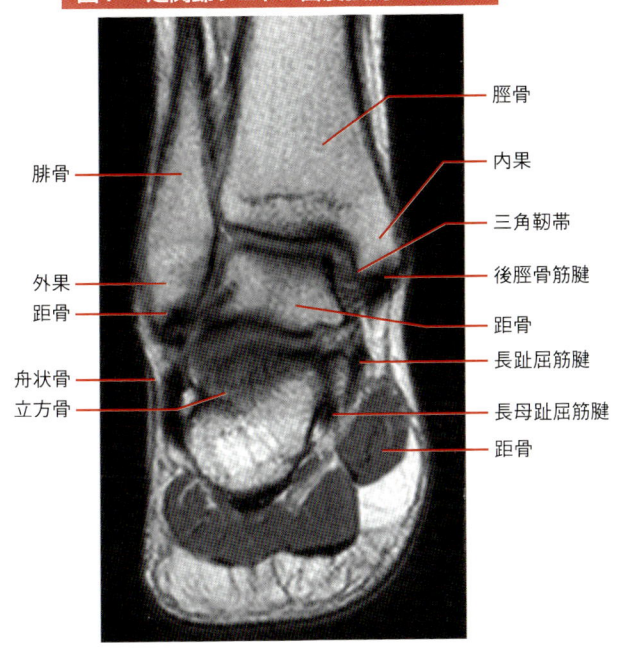

脛骨
内果
三角靭帯
後脛骨筋腱
距骨
長趾屈筋腱
長母趾屈筋腱
距骨
腓骨
外果
距骨
舟状骨
立方骨

足部：単純Ｘ線写真

単純Ｘ線写真の基本撮影と正常解剖

- 足部正面像（図8）
- 足部斜位像（図9）
- 足部側面像（図10）
- 足部立位足面像（図11）

チェックポイント

- **足部の配列（図12）**

    足部の解剖学的軸は踵骨隆起の中心と第２中足骨頭部を結ぶ線上にある．メカニカル軸は踵骨隆起の中心と第１中足骨頭部を結ぶ線である．足部の荷重部は三角形をなし，内側はメカニカル軸，外側は踵骨隆起の中心と第５中足骨頭部を結ぶ線，遠位は第１中足骨頭と第５中足骨頭を結ぶ線で構成される．

- **外反母趾角（図13）**

    外反母趾は，母趾ＭＴＰ関節における外反変形である．中足部にＸ線の中心をおいた立位正面写真で評価する．外反母趾角は，母趾中足骨の長軸と基節骨の長軸の交叉角である．

- **第２〜第５趾の変形（図14）**

    槌趾はPIP関節のみが屈曲変形しているもの，マレット趾はDIP関節のみ屈曲変形しているもの，鷲爪趾はMP関節が過伸展，PIP関節が屈曲しているものである．

● 足部の縦アーチ（図15）
　いずれも立位写真で評価する．踵骨傾斜角は水平線と踵骨下縁が成す角度である．距骨傾斜角は水平線と距骨の長軸が成す角度である．

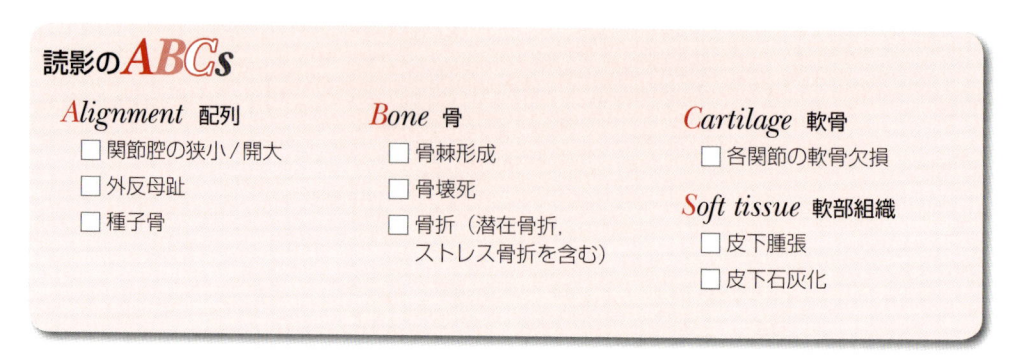

読影のABCs

Alignment 配列
- □ 関節腔の狭小／開大
- □ 外反母趾
- □ 種子骨

Bone 骨
- □ 骨棘形成
- □ 骨壊死
- □ 骨折（潜在骨折，ストレス骨折を含む）

Cartilage 軟骨
- □ 各関節の軟骨欠損

Soft tissue 軟部組織
- □ 皮下腫脹
- □ 皮下石灰化

図8　足部正面像

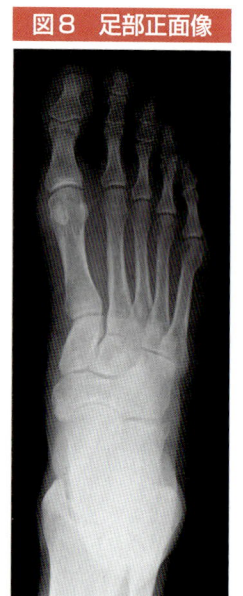

図9　足部斜位像

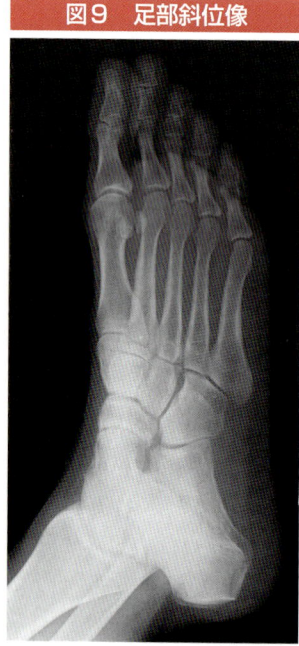

図10　足部側面像

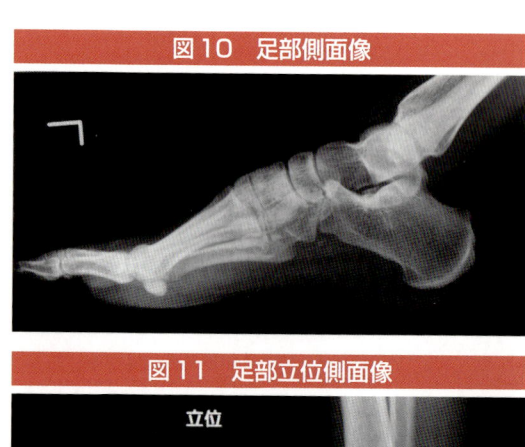

図11　足部立位側面像

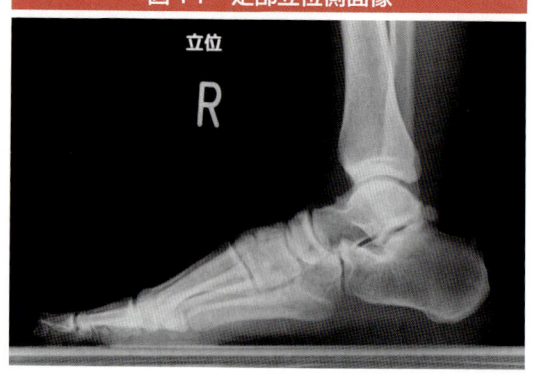

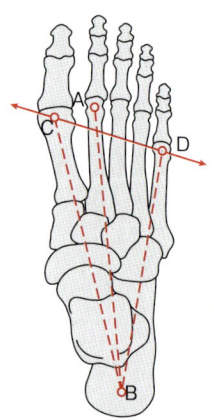

図12　足部の配列
AB：解剖学的軸
BC：機能的軸
BCD：足の荷重三角

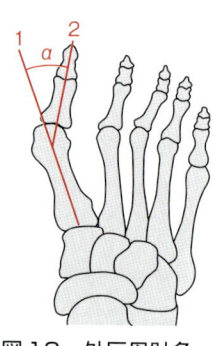

図13　外反母趾角
正常値：15°以下
外反母趾：15°以上

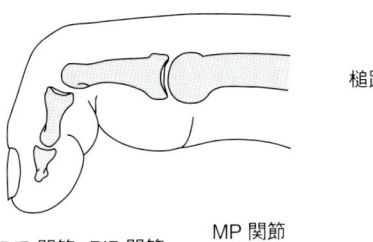

槌趾（ハンマー趾）

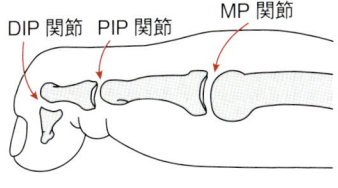

DIP 関節　PIP 関節　MP 関節

マレット趾

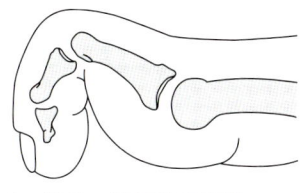

鷲爪趾（クロウ趾）

図14　第2～第5趾の変形

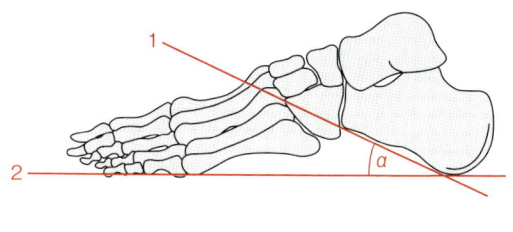

踵骨傾斜角
（Calcaneal inclination angle）
　　扁平足（Pes planus）：20°以下
　　正常　　　　　　　　：20～30°
　　凹足（Pes cavus）　 ：30°以上

距骨傾斜角
（Talar declination angle）
　　扁平足（Pes planus）：36°以上
　　正常　　　　　　　　：14～36°
　　凹足（Pes cavus）　 ：14°以下

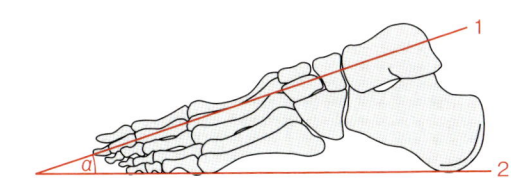

図15　足部の縦アーチ

＜福田国彦＞

第10章 足関節・足部

2. 脛骨天蓋骨折

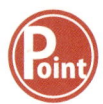

> **Point**
> - 天蓋骨折は足底からの強い軸圧により生じる骨折で，荷重面の関節軟骨損傷や，海綿骨の欠損を伴うため，治療に難渋する．
> - 種々の程度の腓骨骨折を伴う．
> - 欧米では Plafond fracture, pilon fracture（ピロン骨折）などの名称が用いられている．

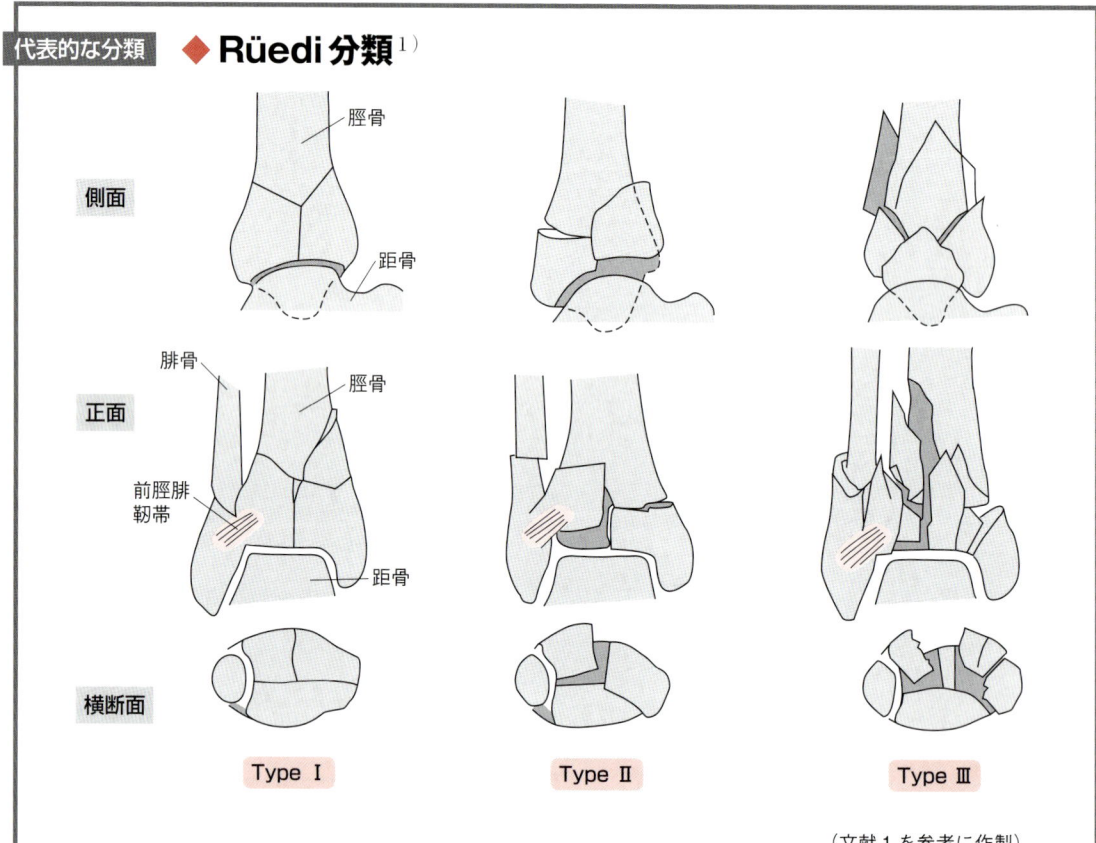

代表的な分類 ◆ Rüedi 分類[1]

（図：側面・正面・横断面における Type I, Type II, Type III の模式図。ラベル：脛骨、距骨、腓骨、前脛腓靱帯）

（文献1を参考に作製）

関節面の転位，粉砕の程度による分類で，治療や予後の判定に有用であり，頻用されている．

Type I：転位のほとんどない亀裂骨折．
Type II：比較的大きい骨片で関節面の粉砕はないが，明らかな転位を認める骨折．
Type III：天蓋部の粉砕や圧迫骨折．

文献

1) Rüedi, T. P. & Allgöwer, M.：The operative treatment of intra-articular fractures of the lower end of the tibia. Clin. Orthop. Relat. Res., 138：105-110, 1979

| 症例 | **Rüedi 分類 Type Ⅲ** |

AO分類：43-C3（脛骨遠位端骨折・関節面完全骨折・関節面複数骨片）

● 61歳，男性．高所より転落し，受傷．

A：足関節単純X線正面像

B：足関節単純X線側面像

C：足関節CT前額断像

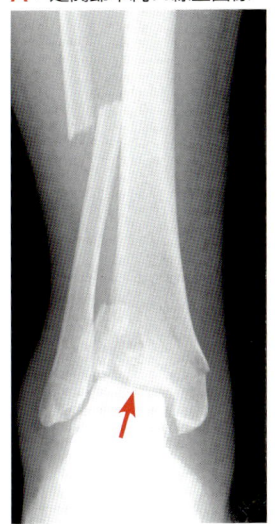

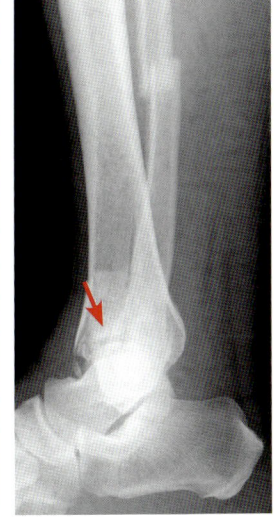

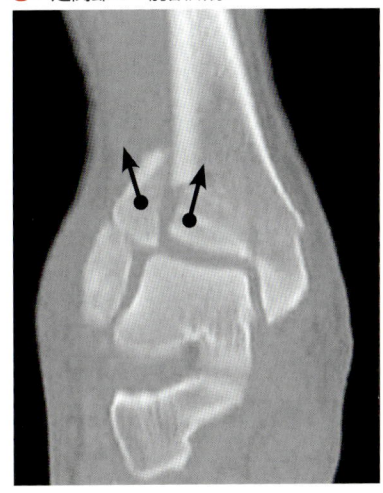

D：足関節CT横断像

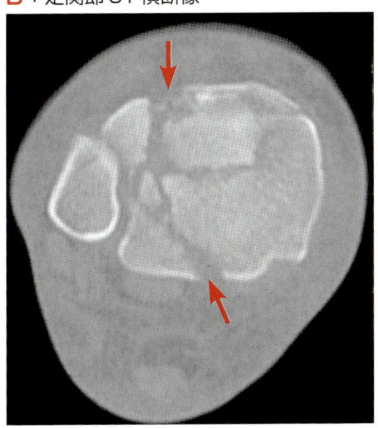

E：足関節3D-CT（前面より）

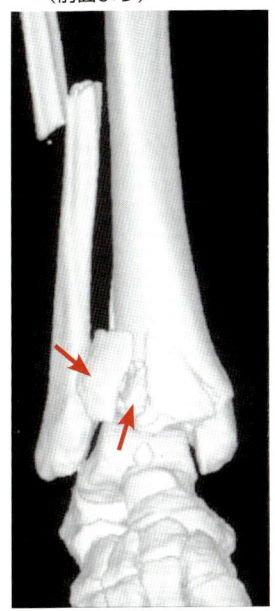

F：足関節3D-CT（後内側より）

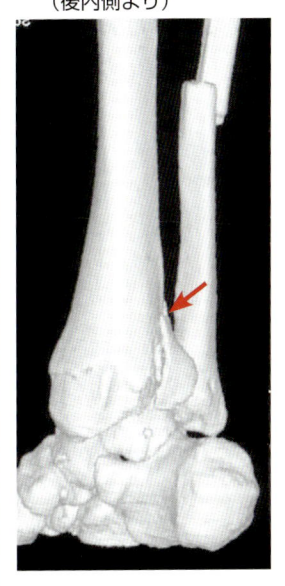

（次ページに続く）

2．脛骨天蓋骨折

G：足関節単純X線正面像
術後

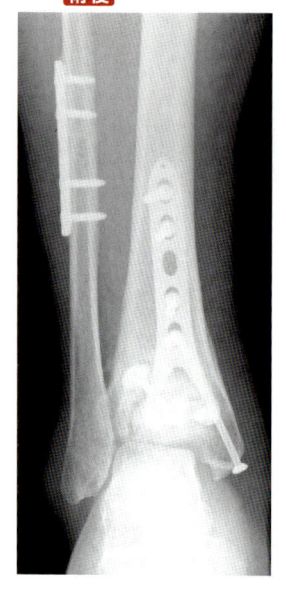

写真A, B：足関節正面像（A），側面像（B）では天蓋前縁の陥没・粉砕がみられる．腓骨は骨幹部で横骨折している．

写真C〜F：CT前額断像では天蓋前縁の骨片は脛骨遠位部の骨髄内へ陥没しており，腓骨側の骨片は外上方へ転位している（C）．CT横断像では天蓋は複数の骨片に粉砕されている（D）．前面方向の3D-CT像では前方の薄い骨片と前外側の骨片は上方へ転位している（E）．また，後内側方向では内果，後果の骨折がみられる（F）．後果部は比較的小さい．

写真G：治療はプレート，スクリューにより強固な内固定を行った．脛骨末梢部の骨髄部には人工骨を移植してある．

ここが診断のポイント！

- 単純X線像では，足関節4方向を撮影する．整復の際に天蓋の整復が十分か否かが問題になるので，健側も2方向撮影しておくと役立つ．
- 詳細な検討のため，CTの撮影は必須である．特に単純X線像では判断が難しい天蓋に陥入している骨軟骨片の観察に有用である．
- TypeⅡ，Ⅲは手術適応である．治療法についてはいまださまざまな議論があるが，関節面の解剖学的整復が特に重要である．

<窪田　誠>

第10章 足関節・足部

3. 足関節果部骨折・脱臼骨折

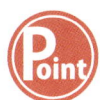

> **Point**
> - 足部が強く外旋したときに生じる，頻度の高い骨折．
> - 骨折のみでなく，さまざまな程度の靱帯損傷を合併する．
> - 骨折型から靱帯損傷を推察し，修復すべき部位を正確に診断することが必要．

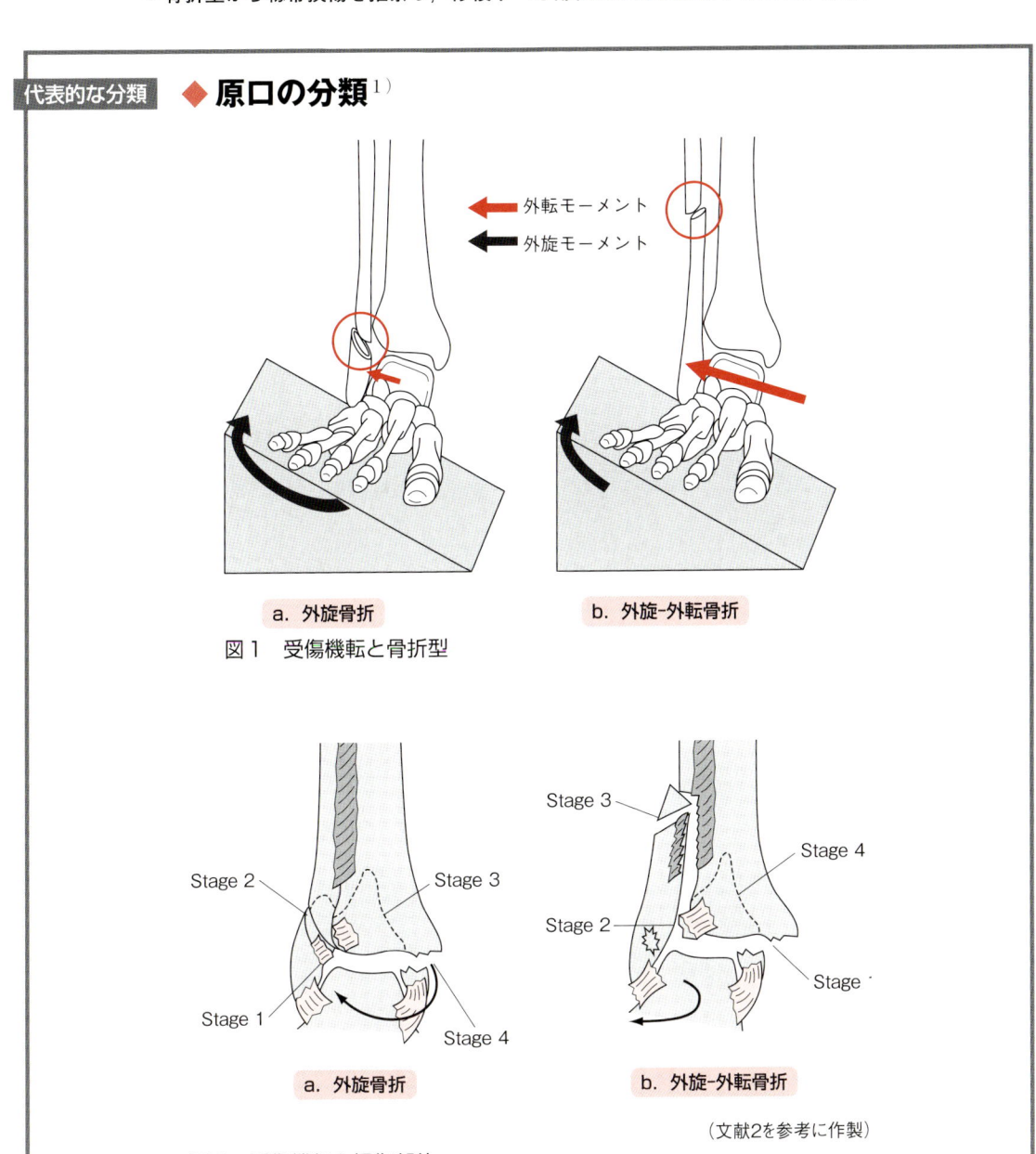

代表的な分類 ◆ 原口の分類[1]

図1 受傷機転と骨折型
a. 外旋骨折
b. 外旋-外転骨折

図2 受傷機転と損傷部位
a. 外旋骨折
b. 外旋-外転骨折
（文献2を参考に作製）

1. 外旋骨折（External rotation type）（図1a，図2a）

Stage 1：前脛腓靱帯の断裂
Stage 2：Stage 1 ＋ 外果螺旋骨折

Stage 3：Stage 2 ＋ 後果骨折（後脛腓靱帯断裂）
Stage 4：Stage 3 ＋ 内果骨折（三角靱帯断裂）

2．外旋-外転骨折（External rotation-abduction type）（図１ｂ，図２ｂ）

Stage 1：内果骨折（三角靱帯断裂）
Stage 2：Stage 1 ＋ 前脛腓靱帯断裂
Stage 3：Stage 2 ＋ 腓骨骨折
Stage 4：Stage 3 ＋ 後果骨折（後脛腓靱帯断裂）

- Lauge-Hansen分類[3]が最も頻用されている分類であるが，煩雑であり，現実と一致しない面がある[1].
- 原口の分類は，Lauge-Hansen分類等を見直して近年発表されたものであり，まだ広く普及してはいないが，理解しやすく，実践的である．
- Lauge-Hansen分類の回外－内転骨折は，垂直に走る骨折線をもち，天蓋の陥没骨折を伴うことも多いことから，軸圧によるものと考え，果部骨折ではなく脛骨遠位端骨折に含める（AO分類では果部骨折に含まれている）．
- 外果先端部のみの裂離骨折は，回旋による果部骨折とするよりは，外側靱帯損傷の範疇として考えた方が理解しやすい．

文　献

1) 原口直樹：足関節果部骨折の病態と治療　－新しいコンセプト－．整・災外，53：1449-1458，2010
2) Walling, K & Sanders, R.W.：Ancle fractares "SURGERY OF THE FOOT AND ANKLE 8th ed"（Coughlin-M.J. et al eds), pp.1987-2016, Mosby, 2006
3) Lauge-Hansen, N.：Fractures of ankle. II. Combined experimental-surgical and experimental-roentgenologic investigations. Arch. Surg., 60：957-985, 1950

症例1　外旋骨折 Stage 4，Lauge-Hansen分類　SER Stage 4

AO分類：44-B3（靱帯結合レベルでの腓骨骨折・内果骨折，後脛腓靱帯損傷を伴う）

●52歳，男性．足関節を捻り受傷．

A：足関節単純X線正面像　　B：足関節単純X線側面像 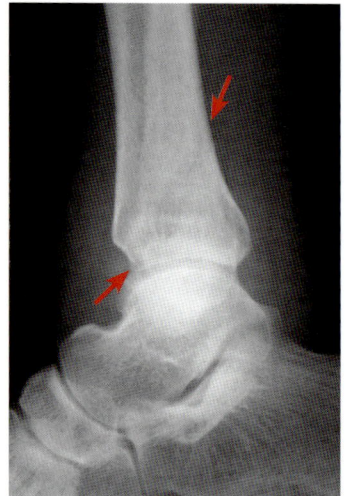　　C：足関節単純X線内旋斜位像

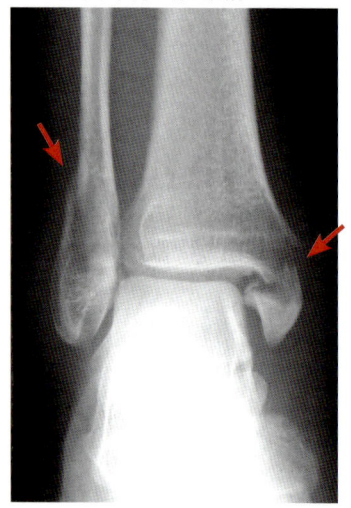

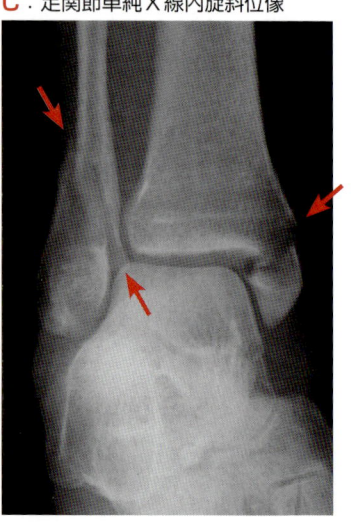

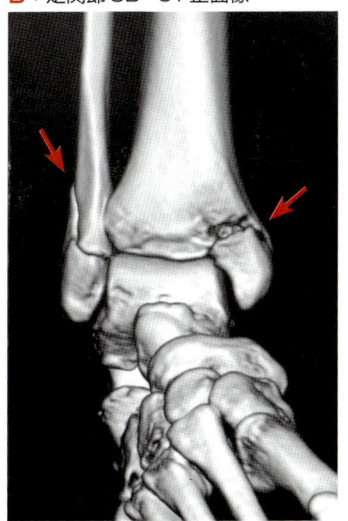

D：足関節3D-CT 正面像　　**E**：足関節3D-CT 側面外側像　　**F**：足関節CT

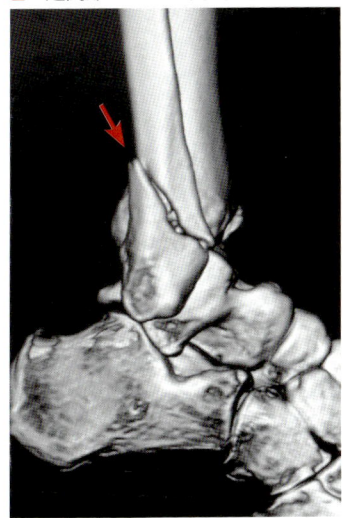

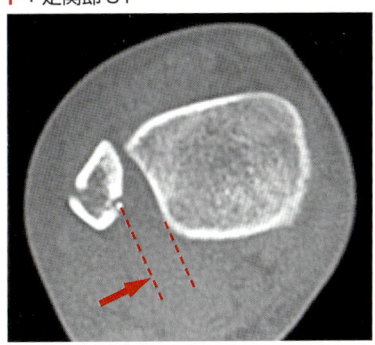

G：足関節単純X線正面像 術後

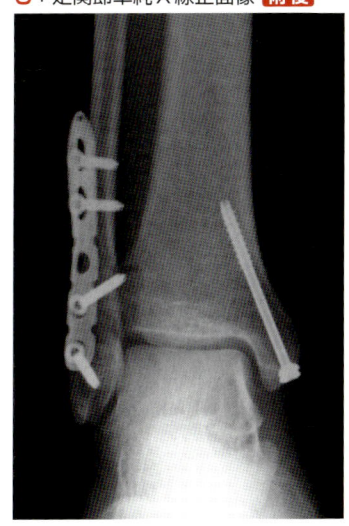

写真A～C：内果関節レベルでの横骨折，外果の脛腓結合部での骨折を認める（A）．外果は前下方から後上方に向かう斜骨折で，このタイプが最も多い（B）．この肢位は外果の骨折線が確認しやすい（内旋斜位像：C）．

写真D～F：3D-CT，正面（D），側面外側では内果の横骨折，外果の斜骨折が確認できる（E）．後果に骨折はないが，脛腓結合部の後方の離開が確認でき，後脛腓靱帯損傷と診断できる（F：→）．

写真G：解剖学的に整復し，強固な内固定を行った．外果はプレートとスクリューで，内果はスクリューで固定した．

Column

◆ **Maisonneuve骨折について**

　足を強く回旋した場合，三角靱帯損傷あるいは内果骨折，さらに脛腓靱帯損傷を伴って，腓骨が近位で骨折することがまれにあり，Maisonneuve骨折という．腓骨の近位部の痛みは軽いことも多く，見逃しやすい．下腿全長の撮影が必要である（症例2）．

症例2　Maisonneuve骨折

AO分類：44-C3（靱帯結合より近位での腓骨骨折・腓骨近位部損傷）

● 41歳，男性．転落して足を捻り受傷．内果部の腫脹，疼痛を認める．また，腓骨近位部に軽度の疼痛，皮下出血がある．

A：足関節単純X線正面像

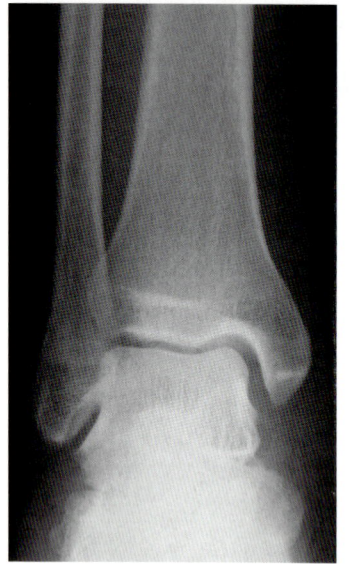

B：足関節単純X線側面像

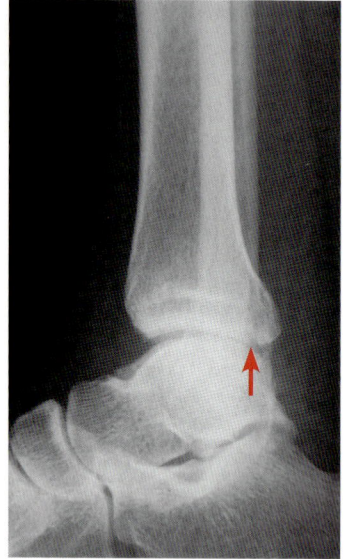

C：足関節外反ストレス撮影像（透視画像）

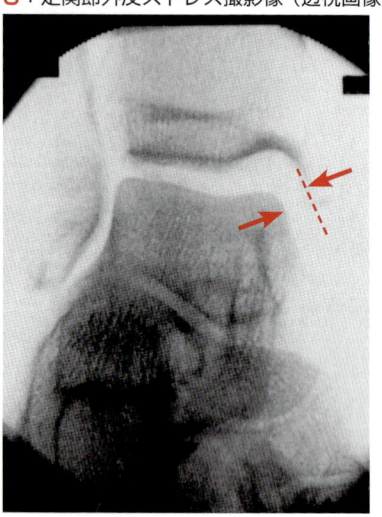

D：下腿単純X線下腿正面像　E：単純X線下腿側面像

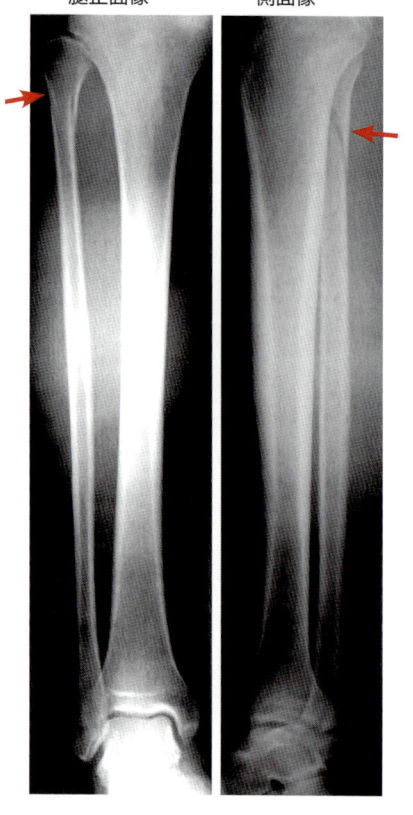

写真A：足関節正面像からでは骨折や靱帯損傷は指摘できない．
写真B：足関節側面像ではほとんど転位のない後果骨折を認める．
写真C：足関節外反ストレス撮影像では内側関節裂隙の開大を認め，三角靱帯の損傷が疑われる．術中所見では，三角靱帯は脛舟部，脛距部が断裂していた．
写真D, E：下腿全長の画像では腓骨近位部に転位の少ない斜骨折を認める．

症例3　外旋-外転骨折, Lauge-Hansen分類　PER Stage 4

AO分類：44-C1（靱帯結合より近位での腓骨骨折・単純なもの）

● 30歳, 女性. スキーで足を捻り受傷.

A：足関節単純X線正面像　　B：足関節単純X線側面像

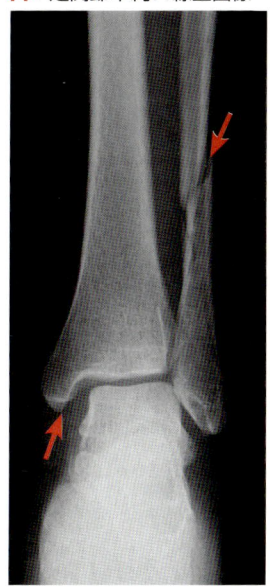

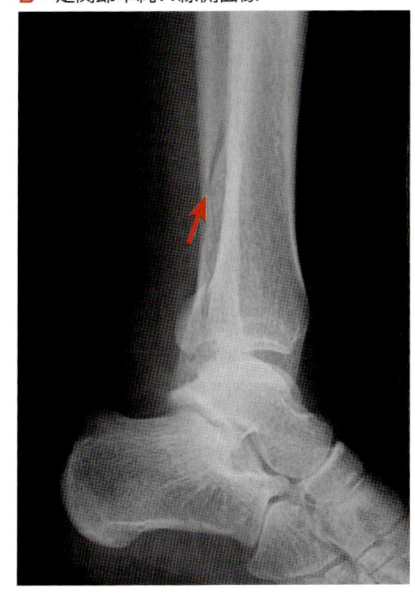

C：足関節単純X線正面像　　D：足関節単純X線側面像
　　術後　　　　　　　　　　　術後

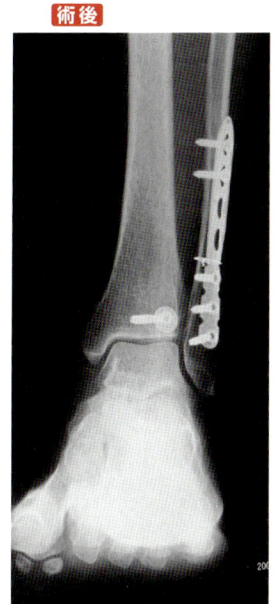

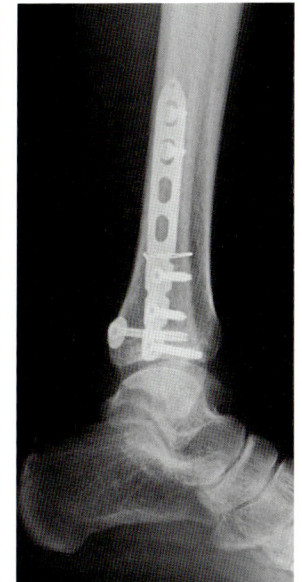

第10章　足関節・足部

写真A：正面像では, 腓骨は関節レベルよりも高位で骨折し, やや長い螺旋骨折となっている. また, 内側関節裂隙が開いており, 三角靱帯損傷が疑われる.

写真B：側面像では後果骨折を認めるが, 比較的小さい骨片で, 後脛腓靱帯による裂離骨折と考えられる.

写真C, D：解剖学的に整復し, 腓骨はプレートとスクリューおよびワイヤリングで固定. 後果はスクリューとワッシャーで固定した.

3. 足関節果部骨折・脱臼骨折　●　257

ここが診断のポイント！

- 足関節に外旋力がかかったときに，足関節窩で距骨が回旋して果部の骨折や靱帯損傷を生じる．その結果，距骨は脱臼ないし亜脱臼する．
- 単純Ｘ線像は足関節4方向を撮影し，骨折の有無に加えて，以下の点をチェックする．わかりにくい場合には健側2方向と比較するか，麻酔下にストレス撮影して確認する．
  - 内側関節裂隙（Medial clear space）：開大している場合（4mm以上）には，三角靱帯の損傷により，距骨が外側偏位あるいは外旋していると考える．三角靱帯の断裂がなくとも外果が骨折すれば2～3mmは開くことがある．三角靱帯断裂の診断には，ストレス撮影が必要となる場合がある．
  - 脛腓結合：前後像では，関節裂隙から1cmの高位で後果と腓骨の間隙は5mm以下である．脛腓間が拡大していれば脛腓靱帯の損傷を疑う．
  - 前脛腓靱帯の損傷に代わって，前脛骨結節（Tillaux-Chaput結節）の裂離骨折，あるいは腓骨付着部の裂離骨折が生じることがある．
  - 関節裂隙の間隔：正面像では外果関節面，内果関節面，天蓋部とも関節裂隙は均等である．不均等があれば，靱帯損傷により足関節の不安定性があるか，骨軟骨損傷を疑う．
  - 腓骨の短縮：正常では外果関節面の上縁にみられる突出は脛骨天蓋の下縁と同じ高位にあるが，短縮が生じているときは上方化している．
- 外旋骨折のStage 1と2，外旋-外転骨折のStage 1は保存的に治療するが，骨折の転位が大きい場合（一般に2mm以上）や，早期荷重を希望する場合には手術を行う[1]．その他は手術が必要．
- 果部骨折は関節内骨折であり，関節面のわずかな不適合は，軟骨に過剰な負担をかけるため，正確な整復を要する．したがって，転位の程度を正確に評価する必要がある．変形治癒は将来，変形性関節症の発生につながるおそれがある．
- 必ずしもCTは必要ではないが，後果骨折の形態がわかりづらい場合には有用である．

文献

1) 原口直樹：足関節果部骨折の病態と治療 ―新しいコンセプト―．整・災外，53：1449-1458, 2010

<窪田　誠>

4. 距骨骨折（頸部骨折）

Point
- 比較的まれな骨折である．
- 転位により距骨体部への血流が途絶して，壊死を起こすことがある．このことは距骨には軟骨面が多く，血管の進入路が限られることに起因している[1]．Hawkins分類がより重篤なもの，すなわち転位の大きいものは壊死の発生頻度が高い[2]．
- 血流の可及的温存を図るために，転位がある場合には緊急に整復して，Kワイヤなどで仮に固定しておき，骨折部の安定を得ることが必要である．

代表的な分類 ◆ Hawkins分類（距骨頸部骨折）[2]

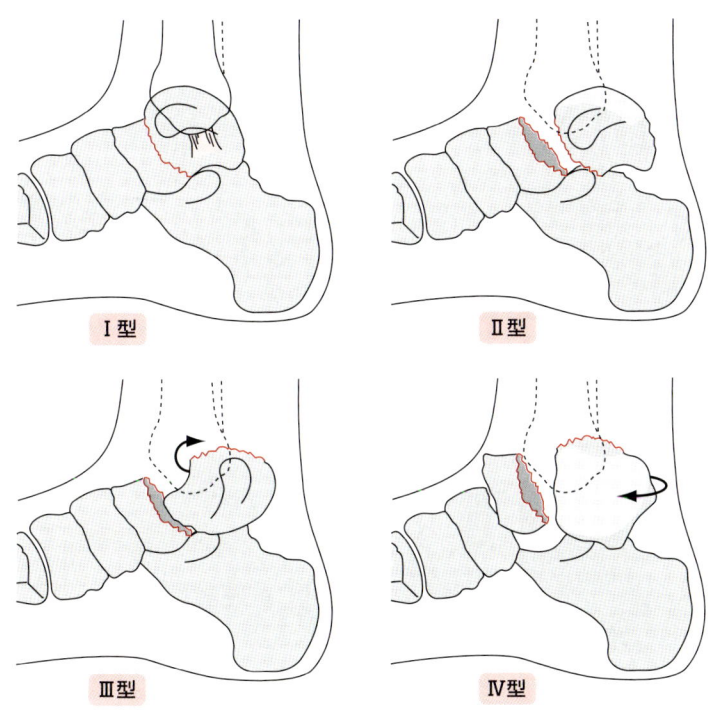

Ⅰ型　Ⅱ型　Ⅲ型　Ⅳ型

（文献3を参考に作製）

Ⅰ型：脱臼なし．
Ⅱ型：距骨下関節脱臼（亜脱臼）あり．
Ⅲ型：距骨下および距腿関節が脱臼（体部が距腿関節窩より脱出）．
Ⅳ型：距骨下，距腿，距舟関節のすべてが脱臼（Canaleが追加[4]）．

文献
1) Mulfinger, G. L. & Trueta, J.：The blood supply of the talus. J. Bone Joint Surg. Br., 52：160-167, 1970
2) Hawkins, L. G.：Fracture of the neck of the talus. J. Bone Joint Surg. Am., 52：991-1002, 1970
3) Inokuchi, S.：Talus fractures：open reduction and internal fixation. "An atlas of Foot and Ankle Surgery" pp.251-259, Martin Dunitz, 1998
4) Canale, S. T.：Fractures of the neck of the talus. J. Bone Joint Surg. Am., 60：143-156, 1978

症例1　Hawkins分類 Ⅲ型

● 33歳，男性．転落して受傷．

A：足関節単純X線側面像　B：足関節単純X線正面像

C：足関節3D-CT

距骨体部

距骨体部は内果の後方に脱臼しており，Ⅲ型の損傷である．

症例2　Hawkins分類 Ⅱ型

● 38歳，男性．転落して受傷．

A：足関節単純X線正面像　B：足関節単純X線側面像

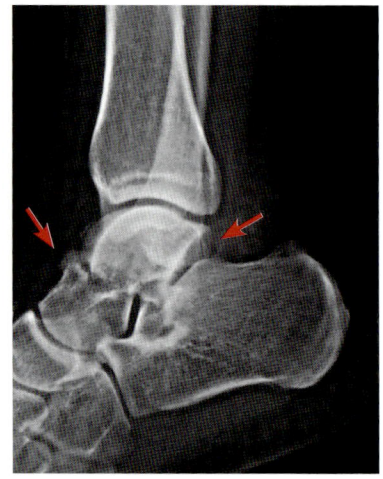

距骨頸部の骨折を認める．転位は少ないが後距踵関節の不適合を認め，Ⅱ型の損傷である．

ここが診断のポイント！

- 単純X線像では足関節正面，側面，斜位を撮影し，さらに距骨下関節の評価にはAnthonsen（アントンセン）撮影，舟状骨やChopart（ショパール）関節の観察には足部正面の撮影が有用である．
- 単純X線像により診断可能であるが，詳細な検討のためCTが必須である．
- 内果，踵骨，舟状骨，立方骨，距骨外側突起，後方突起などの骨折を合併していることがある．
- X線撮影をするまでに，距骨下関節の脱臼が自然整復されることがある．しかし，骨間靱帯が損傷されていれば，無腐性壊死の可能性は脱臼が整復されていないときと同様に高いので，距骨下関節の不適合（関節裂隙の不均等など）があれば脱臼ありとしなければならない[1]．
- II型以上では手術が必要で，強固な内固定を行う．
- 無腐性壊死の診断としてHawkins's sign[2]が用いられる．受傷後6〜8週で足関節周囲の骨萎縮が起きてくるが，足関節単純X線正面像で距骨滑車の軟骨下骨に骨萎縮が認められればHawkins's sign陽性とする．血流が途絶えている場合には骨萎縮が起こらず，周囲に比べて濃くみえる．このsignが陽性ならば壊死は進行しないと考えてよいが，Hawkins's signがなくとも壊死に進行しないこともある[3]．
- 壊死の診断にはMRIが有用であり，異常がなければ壊死は心配ない．しかし，早期に異常所見があっても最終的な壊死には至らない症例もある．最終的な診断は受傷後3カ月頃より体部の骨硬化像が生じてくることによって確定する[1]．

文献

1) 井口 傑：外傷．距骨骨折．「最新整形外科学大系 第18巻」，pp.364-369，中山書店，2007
2) Hawkins, L. G.：Fracture of the neck of the talus. J. Bone Joint Surg. Am., 52：991-1002, 1970
3) Daniels, T. R., et al.：Talar neck fracture. Foot Ankle, 14：225-234, 1993

<窪田　誠>

第10章 足関節・足部

5．距骨骨折（距骨体部骨折）

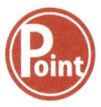

Point
- 距骨頸部骨折よりもさらにまれな骨折である．
- 転位，脱臼があれば整復・固定を行うが，無腐性壊死の可能性は高い．

代表的な分類 ◆ Sneppen 分類[1]

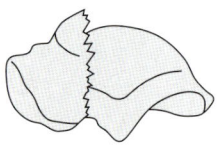

圧迫骨折（正面）　冠状面剪断骨折（側面）　矢状面剪断骨折（正面）　後突起骨折（側面）

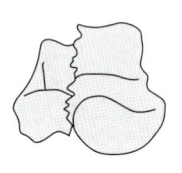

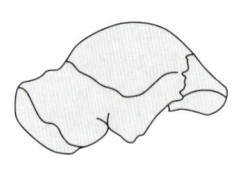

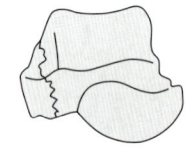

外側突起骨折（正面）　粉砕骨折（正面）

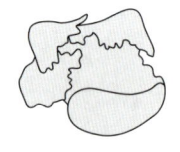

（文献1を参考に作製）

骨折の形態と部位によって分類されている．ただし，井口分類（下記のColumnを参照）によるとSneppen分類，冠状面剪断骨折は頸部骨折に分類すべきものとなる[2,3]．

文献
1) Sneppen, O., et al.：Fracture of the body of the talus. Acta. Orthop. Scand., 48：317-324, 1977
2) 井口 傑 ほか：距骨骨折の分類－頸部骨折と体部骨折の区別．日本足の外科学会誌，17：199-203, 1996
3) 井口 傑：Ⅴ．外傷の治療－2-3．距骨骨折．「整形外科Knack & Pitfalls 足の外科の要点と盲点」（岩本幸英 監，山本晴康 編），文光堂，2006

Column

◆ 井口分類

足頸部骨折と体部骨折は解剖学的位置から分類されてきたが，頸部と体部にまたがる骨折線がみられる場合があり，分類が混乱していた．その区別を明らかにしたのが井口分類である．

井口らは215例の距骨骨折の骨折線の走行を分析し，距骨上面でみると骨折線の通る部位は頭部から滑車後部まで連続的に分布するため，頸部骨折と体部骨折を区別することは難しいが，距骨底面に着目すれば明瞭に分類されるとした．すなわち骨折線が距骨溝にあるものを頸部骨折，それより後方で後距骨下関節（後距踵関節）を通るものを体部骨折，さらにそのほかのもの（頭部骨折，矢状面骨折，外側突起基部骨折，後突起骨折，内側突起骨折）に分類した．

| 症例 | 距骨体部骨折 |

● 58歳　女性．自転車で転倒して受傷．

A：足関節単純X線正面像 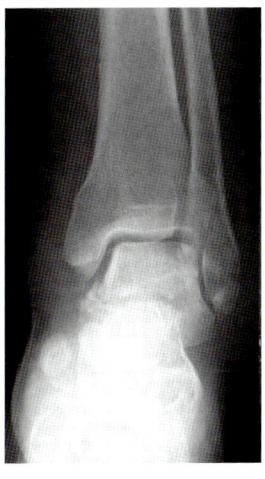
B：足関節単純X線側面像 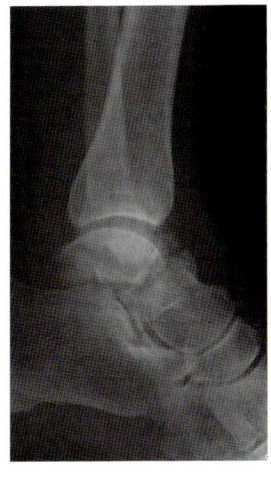
C：足関節CT矢状断像 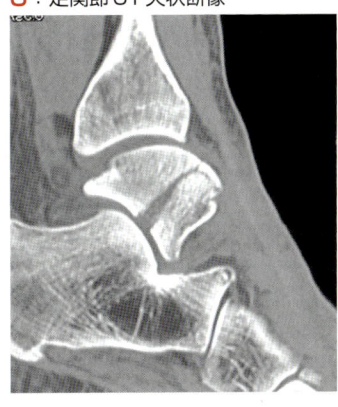
D：足関節3D-CT 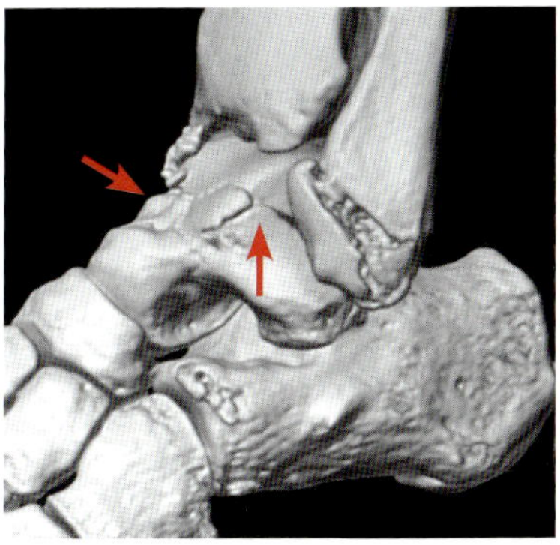
E：足関節単純X線正面像　術後 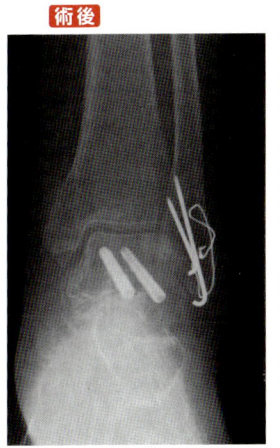
F：足関節単純X線側面像　術後

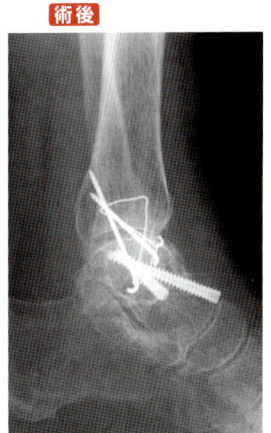

写真A, B：足関節単純X線像では，距骨頸部，体部の骨折を認める．また，外果骨折を合併している．

写真C, D：CTでは距骨，後距踵関節面の骨折，転位を認める．骨折は体部，頸部にまたがっている．

写真E, F：距骨の整復，固定（ヘッドレススクリュー2本）を行い，外果骨折も内固定した（8の字鋼線締結法）．

ここが診断のポイント！

- 撮像法は距骨頸部骨折に準ずる（「第10章-4」参照）．
- 骨折線は距骨溝内側部から後距踵関節を通り，後外方に至るものが多い．

<窪田　誠>

第10章 足関節・足部

6. 踵骨骨折（X線像による分類）

> **Point**
> ● 踵骨骨折のなかで最も頻度が高い．
> ● 高所からの転落によるものが多い．

代表的な分類 ◆ **Essex-Lopresti 分類**[1]

関節内骨折

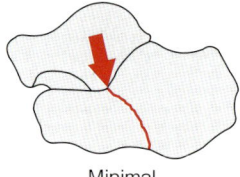

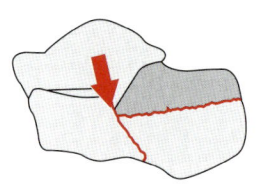

※矢印は外力の方向を示す

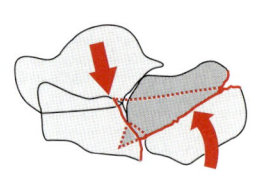

舌状型（Tongue type）
Minimal / Moderate / Severe

関節陥没型（Joint depression type）
Minimal / Moderate / Severe

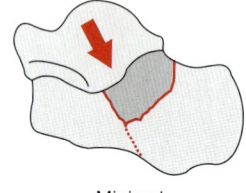

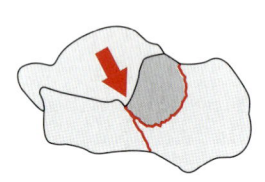

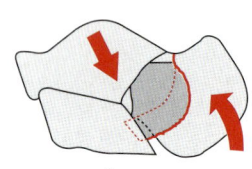

関節外骨折

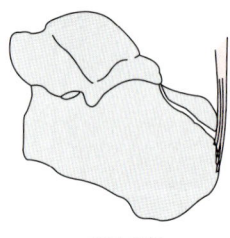

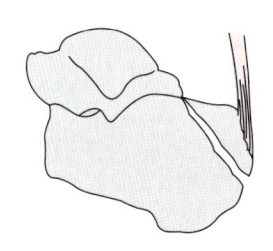

嘴状骨折 / 裂離骨折

（文献1を参考に作製）

　単純X線像による踵骨骨折の分類は，距骨下関節，特に後距踵関節面に骨折線が及ぶか否かによって，関節外骨折と関節内骨折とに分けているものが多い．Essex-Lopresti分類は，さらに関節内骨折を踵骨隆起と後距踵関節面が一体となって骨折する舌状型と，後距踵関節面の一部，もしくは全体が踵骨隆起とは関係なく底屈方向に回転して落ち込む関節陥没型に分類するのが特徴である．この分類は簡便であり，現在，最も広く用いられている．舌状型ではWesthues法，関節陥没型では観血的整復固定術の適応となり，術式決定のための重要な指標となる[2]．

文献

1) Essex-Lopresti, P.: The mechanism, reduction technique and results in fracture of the os calcis. Br. J. Surg., 39：359-419, 1952
2) 北田　力：踵骨骨折の分類．整形・災害外科，43：877-881, 2000

症例1　Essex-Lopresti分類 関節内骨折 関節陥没型

● 49歳，男性．高所より転落し，受傷．

A：踵骨単純X線側面像（患側）

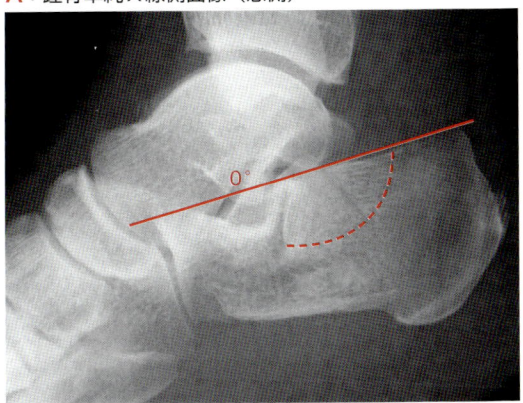

B：踵骨単純X線側面像（健側）

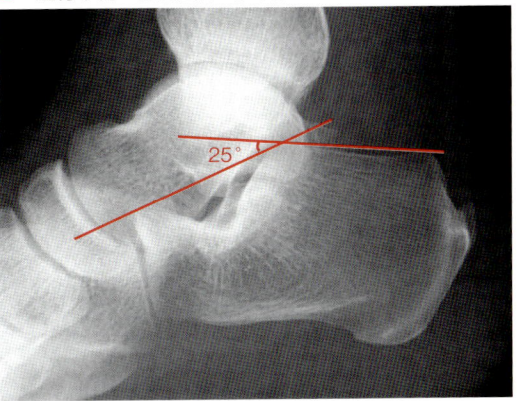

C：踵骨単純X線軸射像（患側）

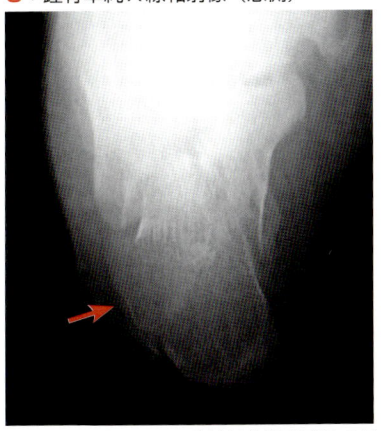

D：踵骨Anthonsen撮影像（患側）

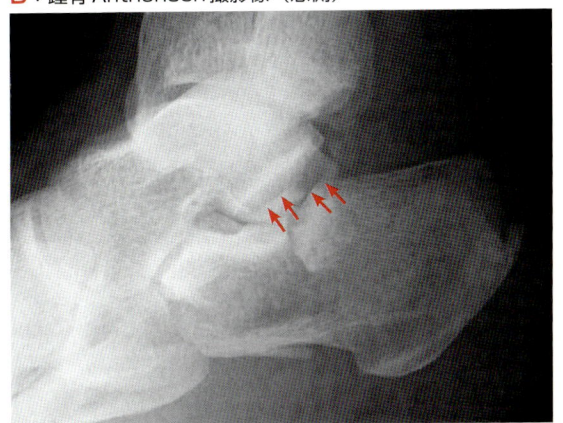

A）Böhler角は0°．破線は後距踵関節の骨折線．B）Böhler角は25°．C）外側壁の膨隆を認める（→）．
D）関節面の陥没を認める．

写真A，B：踵骨側面像で，後距踵関節面を含む点線の骨片が踵骨隆起と分かれておじぎをするように底屈方向に回転し，踵骨の海綿骨内に陥没している．Essex-Lopresti分類の関節陥没型である．踵骨前方突起と踵骨隆起のそれぞれから後距踵関節最上点に引いた直線のなす角であるBöhler角（ベーラー角）は，健側（左右を反転してある）と比較するとその差が明瞭である．健側25°に対して患側は0°と低下している．

写真C：踵骨軸射像では，左側の矢印の踵骨外側壁が，陥没した骨片により外側に割れて押し出され，膨隆している．

写真D：Anthonsen撮影では，後距踵関節面の段差を認める．

症例2　Essex-Lopresti分類 関節内骨折 舌状型

● 35歳，男性．高所より転落し受傷．

A：踵骨単純X線側面像

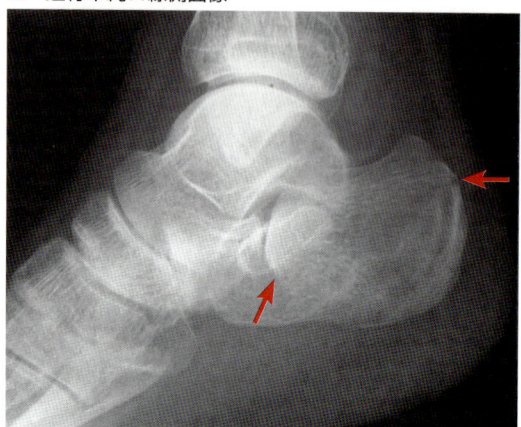

B：踵骨CT矢状断像

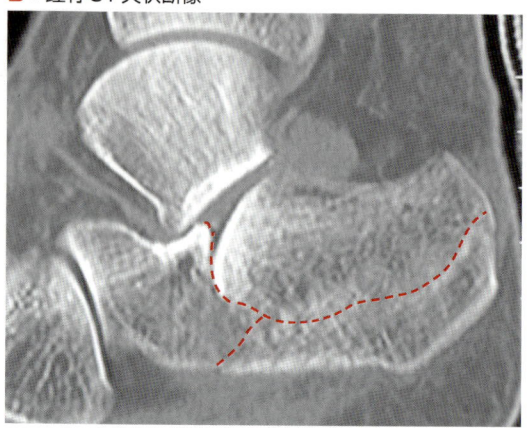

写真A：後距踵関節面が踵骨隆起と一体となって舌のような骨片が落ち込んで骨折している舌状型である．

写真B：CTで骨折部はより明瞭となり，舌状の骨片が転位している．

ここが診断のポイント！

- 踵骨骨折のX線診断には，踵骨側面像，軸射像，Anthonsen撮影を行う．
- 踵骨側面ではBöhler角を計測する．Böhler角は，踵骨前方突起と踵骨隆起のそれぞれから後距踵関節最上点に引いた直線のなす角で，骨折の重症度や整復状態の判定に用いられる．正常でも25°〜40°とばらつきが大きいため，健側との比較が必要である．
- 軸射像では，骨折による踵骨外側壁の膨隆を評価できる．
- Anthonsen撮影は，足部の外側にフィルムを置き，足部を40°外旋し，20°頭側より入射し撮影する．後距踵関節面の評価に有用である．
- 関節外骨折か，関節内骨折か，さらに関節内骨折であれば，舌状型，関節陥没型の鑑別が重要である．これにより術式が決定する．
- CTは骨折部の詳細な評価に有用である．

<田口哲也>

7. 踵骨骨折（CTによる分類）

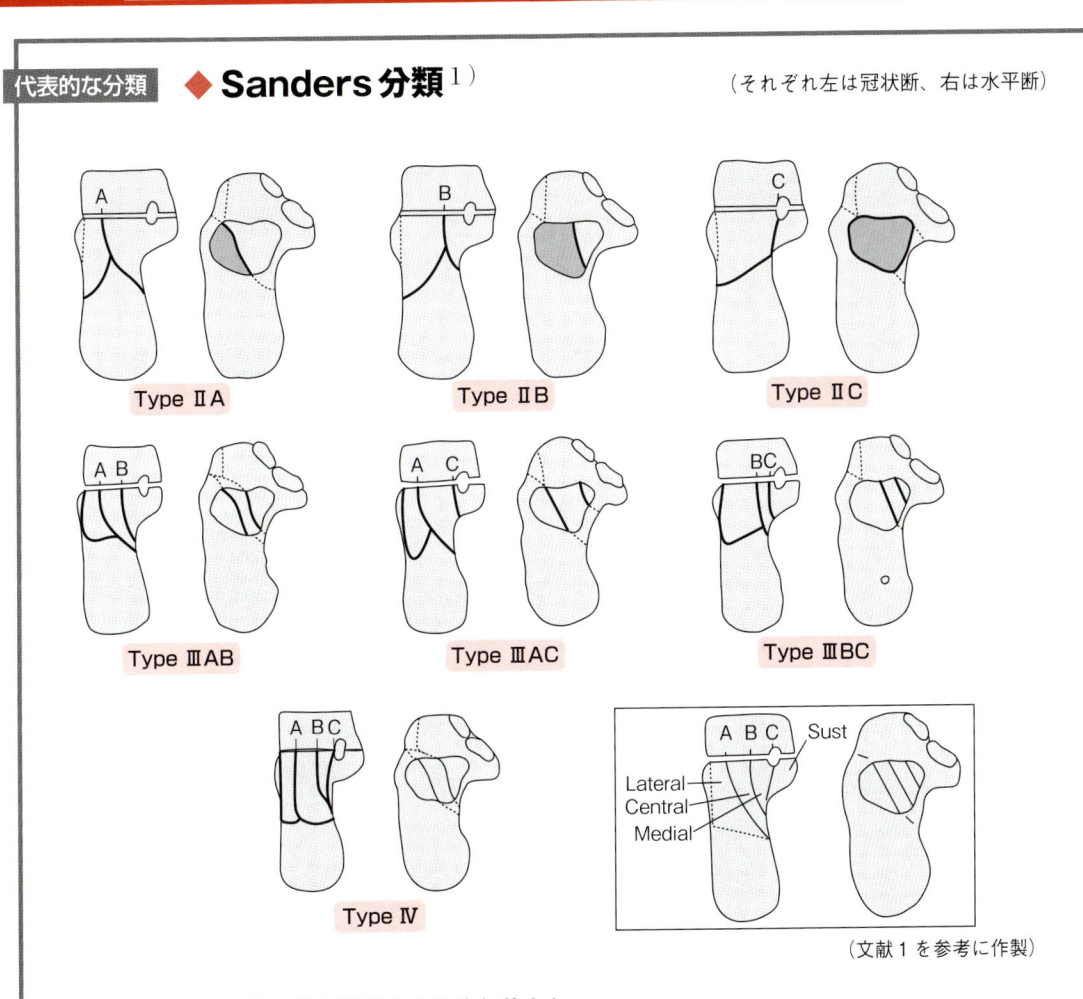

代表的な分類 ◆ Sanders 分類[1]　　（それぞれ左は冠状断、右は水平断）

Type ⅡA　　Type ⅡB　　Type ⅡC

Type ⅢAB　　Type ⅢAC　　Type ⅢBC

Type Ⅳ

Type Ⅰ：骨折線の数と関係なく骨片転位なし．
Type Ⅱ：1本の骨折線．
Type Ⅲ：2本の骨折線．
Type Ⅳ：3本の骨折線，粉砕骨折．

（文献1を参考に作製）

　踵骨は複雑な解剖学的構造を有し，これに外傷が加わると単純X線像では損傷の程度を把握し，損傷形態を立体的に把握することは難しいため，CTが有用である．CTによる骨折分類は，本邦では藤田のCALCIS分類があるが[2]，近年ではSanders分類が広く用いられている．
　Sanders分類は後距踵関節の損傷度に注目した分類で，CTで踵骨前額断像と水平断像を撮影し，前額断像で後距踵関節が最大幅となるスライスを用い，骨折線の部位を外側からA，B，Cと定義する．骨折型はType Ⅰ～Ⅳに分け，治療法の選択，治療成績と関連づけている．すなわち，骨折線の数に関係なく転位のないType Ⅰは保存療法，1本の骨折線が入るいわゆる2-part骨折のType Ⅱは，観血的整復固定術で良好な成績が期待できる．しかし，骨折線が2本入るType Ⅲでは予後が不良で，粉砕したType Ⅳでは一期的な距骨下関節固定術の選択も推奨されている[3]．

文 献

1) Sanders, R.: Intra-articular fracture of the calcaneus; present state of the art. J. Orthop. Trauma, 6: 252-265, 1992
2) 藤田隆生:踵骨骨折の診断. MB. Orthop., 8: 11-27, 1995
3) 中野哲雄 ほか:CTによる踵骨骨折の分類-Sanders分類-について. 整形外科と災害外科, 44: 1371-1375, 1995

症例1　Sanders分類 Type Ⅲ AB

● 49歳, 男性. 高所より転落.

A:踵骨単純X線側面像

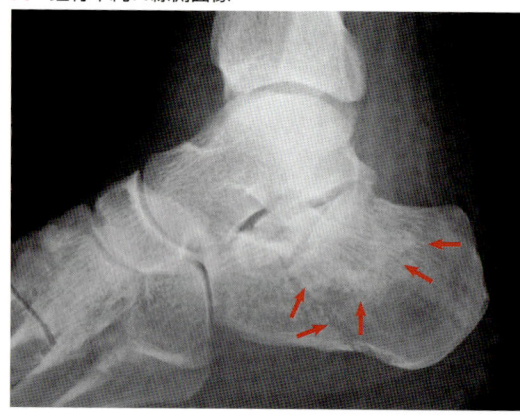

B:踵骨CT冠状断像

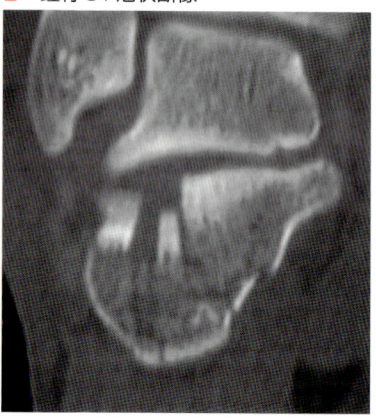

C:踵骨単純X線側面像 術後

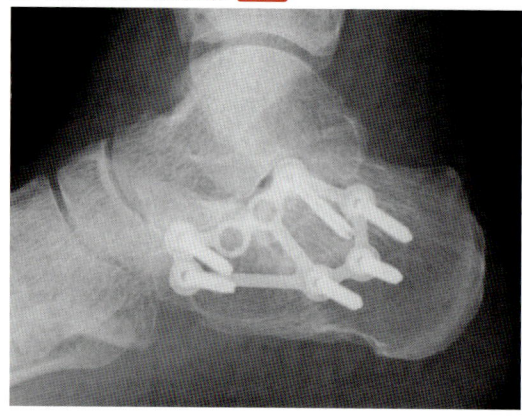

D:踵骨単純X線軸射像 術後

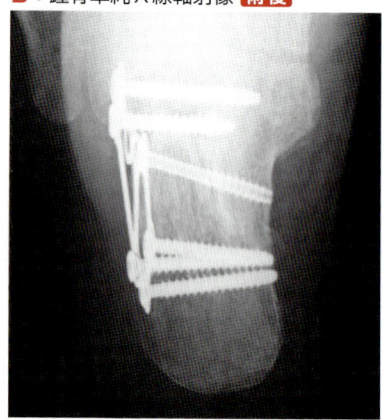

写真A:単純X線側面像で, 矢印の後距踵関節を含む骨片が, 踵骨の海綿骨内におじぎをするように陥没しているEssex-Lopresti分類の関節陥没型である. Böhler角は15°である.

写真B:CTでは, 冠状断像で骨折線がAとBの2本入るSanders分類のType Ⅲ ABであることがわかる.

写真C, D:術後の画像では, 後距踵関節を含む骨片は正確に整復され, プレートとスクリューで固定されている.

症例2　Sanders分類 Type Ⅲ AB

● 35歳，男性．高所より転落．

A：踵骨単純X線側面像

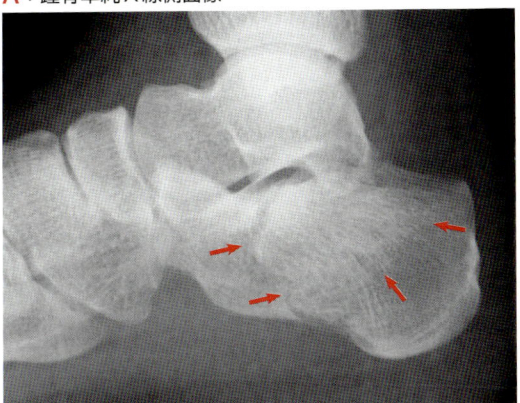

B：踵骨CT矢状断像

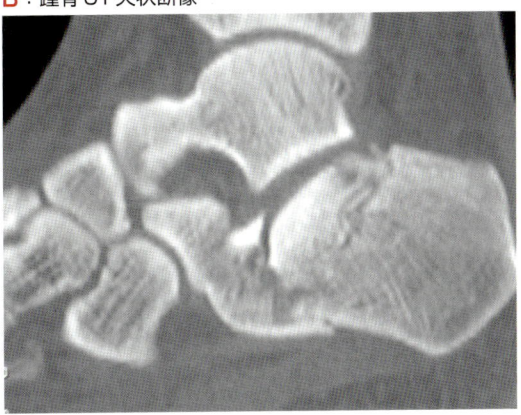

C：踵骨CT冠状断像

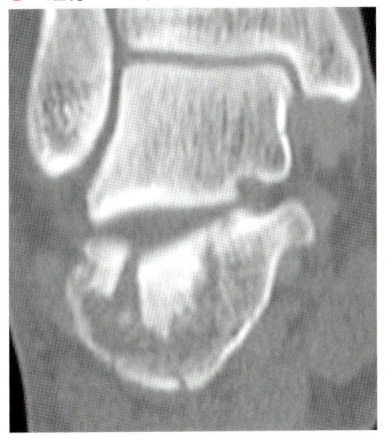

D：踵骨CT水平断像

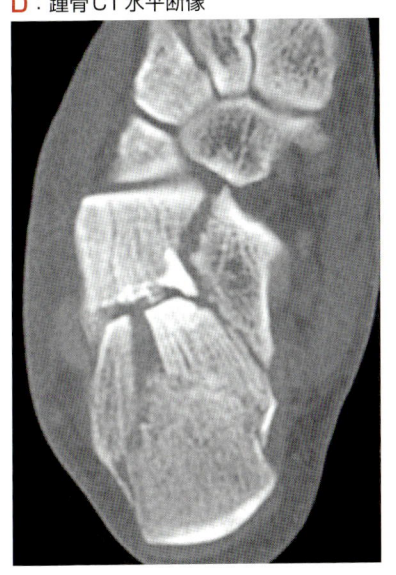

写真A：関節陥没型で，Böhler角は5°である．
写真B〜D：CTのSanders分類では，Type Ⅲ ABである．
プレートとスクリューによる観血的整復固定術を行った．

ここが診断のポイント！

- CTによるSanders分類では，踵骨の冠状断水平断像より骨折部の詳細な損傷度を評価できる．
- Type別に治療法の選択と治療成績の予測が可能で，術前の患者へのインフォームドコンセントに際しても有用である．

<田口哲也>

第10章 足関節・足部

8. Lisfranc（リスフラン）関節損傷

Point
- 中足骨と足根骨（楔状骨，立方骨）との関節全体をLisfranc（リスフラン）関節という．この部位で発生する種々の形態の脱臼・骨折・靱帯損傷をLisfranc関節損傷とよぶ．
- Lisfranc靱帯損傷もこの範疇である（症例2）．
- 比較的診断が難しく，初診時に見落とされることがある．
- 見逃し例の治療には難渋し，関節固定術が必要となる．そのため，初期の正確な診断・治療が重要である．

代表的な分類 ◆ Myerson分類[1]

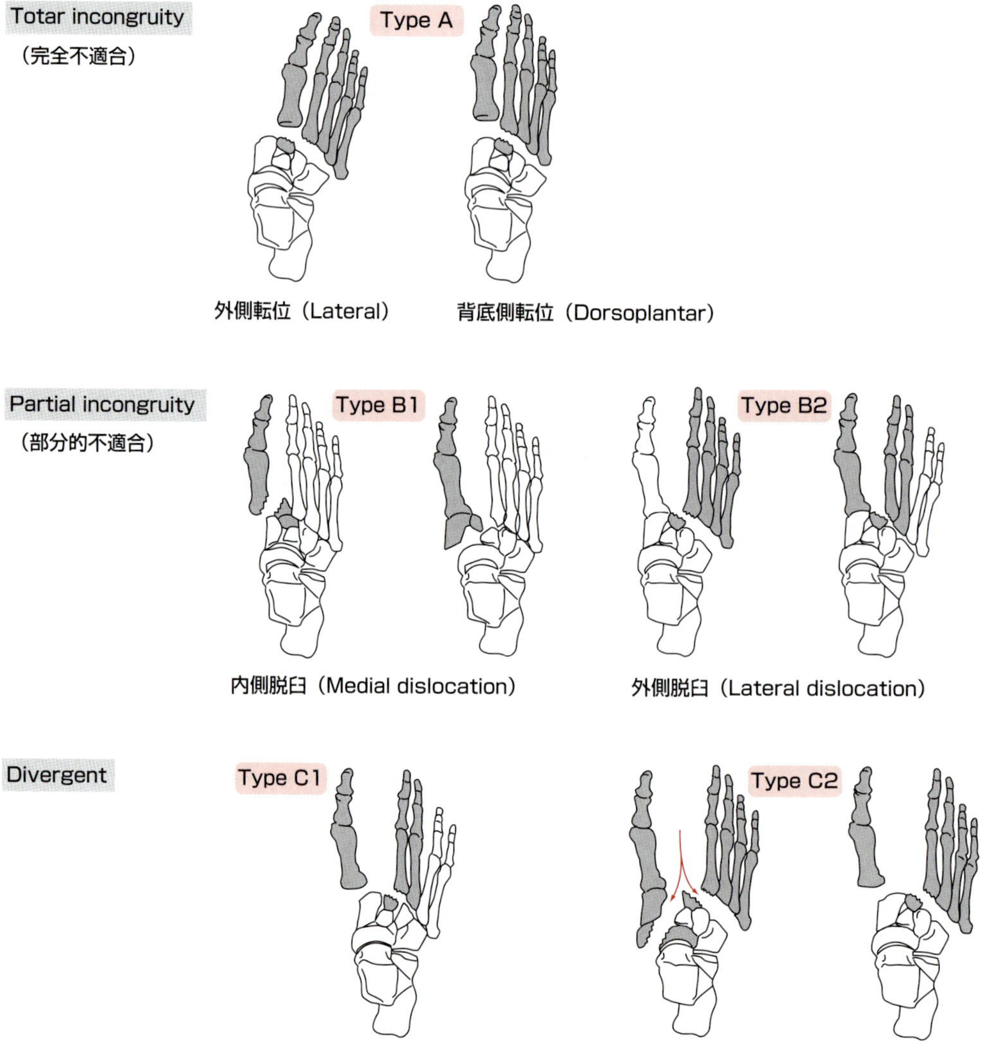

Totar incongruity（完全不適合）
- Type A
  - 外側転位（Lateral）
  - 背底側転位（Dorsoplantar）

Partial incongruity（部分的不適合）
- Type B1：内側脱臼（Medial dislocation）
- Type B2：外側脱臼（Lateral dislocation）

Divergent
- Type C1：部分転位（Partial displacement）
- Type C2：完全転位（Total displacement）

Hardcastle分類[2]を改変したもので，損傷の範囲と方向で分類されている．

文 献

1) Myerson, M. S., et al.：Fracture dislocations of the tarsometatarsal joints. End results correlated with pathology and treatment. Foot Ankle, 6：225-242, 1986
2) Hardcastle, P. H., et al.：Injury to the tarsometatarsal joint. J, Bone Joint Surg. Br., 64：349-356, 1982

症例1　Myerson分類 Type B2

● 21歳，男性．隙間に足を挟んだ状態で転倒した．

A：足部単純X線正面像　　B：足部3D-CT（正面）

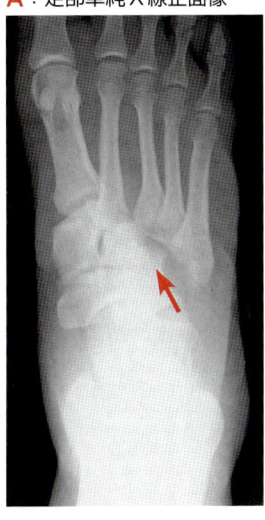

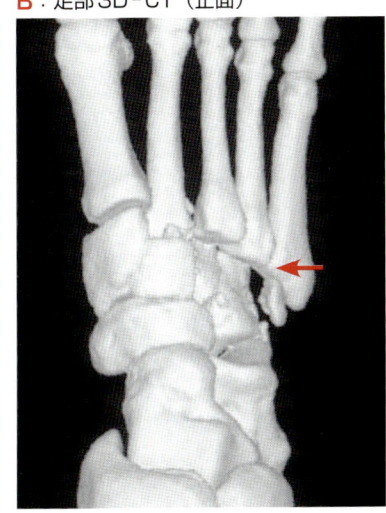

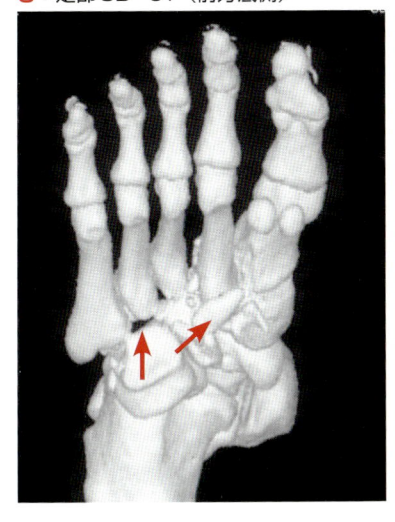

C：足部3D-CT（前方底側）　　D：足部単純X線正面像 術後

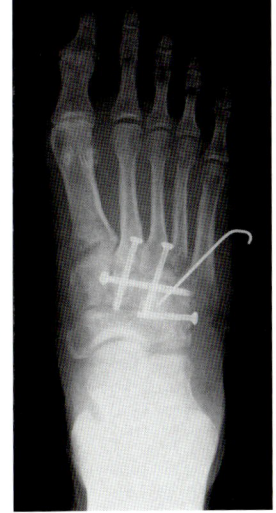

写真A：足部単純X線正面像では第3～5中足骨は外側へ偏位している．
写真B：3D-CTでは第3～5中足骨は背側に脱臼している．第2中足骨は底側へ変位しているが，通常は他趾と同様に背側に脱臼する．徒手整復による影響と考えられる．
写真C：前方底側から観察．
写真D：損傷部は不安定で，整復しても再転位するので，多くの場合手術が必要となる．近年ではスクリューによる強固な内固定が推奨されている．

8．Lisfranc（リスフラン）関節損傷 ● 271

症例2　Lisfranc靱帯損傷（Myerson分類Type B2）

● 26歳，男性．相撲中，土俵際でつま先立ちになり強く踏ん張ったときに受傷．

■ 単純X線足部正面像

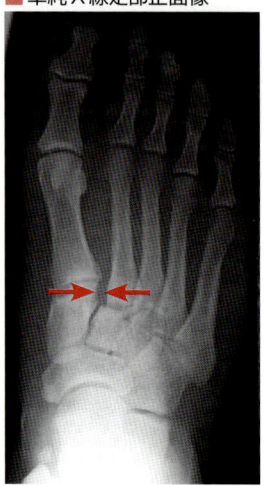

　第1楔状骨・第2中足骨基部間が開大（5 mm）しており，Lisfranc靱帯損傷と診断できる．軽度のLisfranc関節脱臼骨折（Type B2）である．

ここが診断のポイント！

- 3方向の足部単純X線撮影を行う（正面，側面，回内斜位）．健側と比較するとよい．
- 詳細な検討のため，CTの撮影が推奨される．
- 第2楔状骨は，第1および第3楔状骨に比べてやや短いため，第2中足骨の基部は凹みにはまった状態で靱帯に支持されている．そのため，Lisfranc関節に外力が及ぶと，第2中足骨基部は骨折することが多い．
- 第1楔状骨と第2中足骨基部の間は，Lisfranc靱帯で連結されている．Lisfranc靱帯損傷でもCTで検討すると周囲に小骨折がみられることも多く，軽度のLisfranc関節脱臼骨折の範疇と考えられる．荷重位との比較，ストレス撮影が有用である．健側比で2 mm以上開いている場合，手術が必要とされている．

＜窪田　誠＞

9. 第5中足骨基部骨折

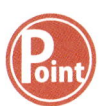

> **Point**
> - 第5中足骨基部骨折は骨折部位によって3つに分類され，それぞれ受傷機転が異なる．
> - 基部（結節部，粗面部ともいう）裂離骨折は頻度の高い骨折で，足部を強く内反した時に短腓骨筋腱あるいは足底腱膜外側束によって牽引されて骨折する．
> - Jones骨折は近位骨幹端付近の骨折で，足部外側を強く着いたときに第4・5中足骨間関節部で骨折する．
> - 近位骨幹部骨折は，くり返す外力による疲労骨折である．

代表的な分類 ◆ **第5中足骨基部骨折**

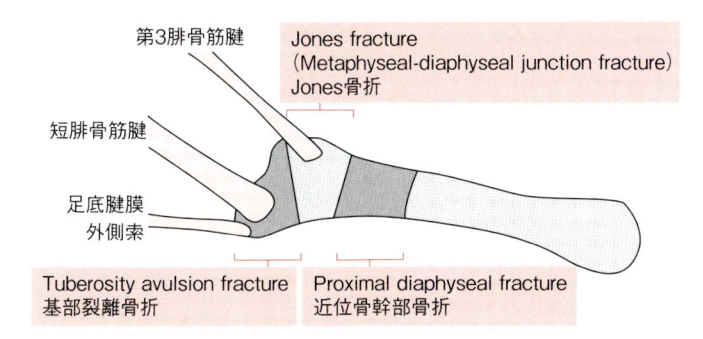

- 第3腓骨筋腱
- Jones fracture（Metaphyseal-diaphyseal junction fracture）Jones骨折
- 短腓骨筋腱
- 足底腱膜外側索
- Tuberosity avulsion fracture 基部裂離骨折
- Proximal diaphyseal fracture 近位骨幹部骨折

足の外科学会用語委員会[1]では，American Academy of Orthopaedic Surgeons（AAOS）の指針[2]に準じて，次の3つに分類している．

1. 基部裂離骨折（Tuberosity avulsion fracture）
2. Jones骨折（Jones fracture）
3. 近位骨幹部骨折（Proximal diaphyseal fracture）

- 粗面部裂離骨折は，第5中足骨基部外側に突出している粗面（結節）を含み，立方骨との関節面に骨折が及んでいることがある．
- Jones骨折についてはさまざまな混乱があるが，原著に従えば粗面部よりも末梢の骨折で，骨折線の内側は第4・5中足骨間関節の部分にある．
- 近位骨幹端部骨折では，一般に骨折線の内側は第4・5中足骨間関節より近位に及ばない．

文献
1）「足の外科用語集 第2版」（日本足の外科学会 編）p.45，南山堂．2012（日本足の外科学会 編）
2）Den Hartog, B. D. Fracture of the proximal fifth metatarsal. J. Am. Acad. Orthop. Surg., 17:458-464, 2009.

症例1　基部裂離骨折

● 65歳，女性．足を強く内反して受傷．

A：足部単純X線正面像

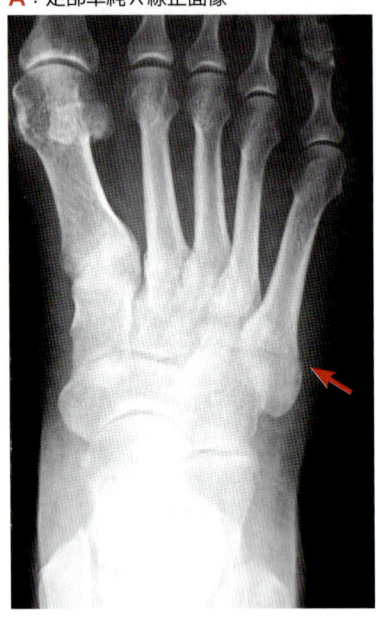

B：足部単純X線斜位像

写真A：基部の裂離骨折．正面像では骨折線はやや不明瞭である．
写真B：骨折は粗面部より第4・5中足骨間関節に及ぶ．

症例2　Jones骨折

● 80歳，男性．足の外側を強くついて受傷．

A：足部単純X線斜位像（受傷時）

B：足部単純X線斜位像（受傷後5週）

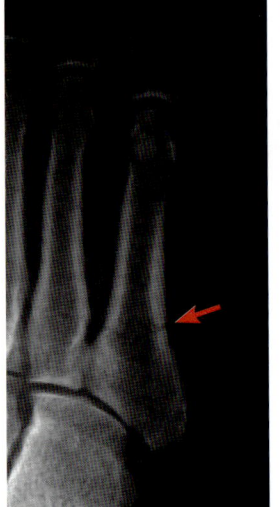

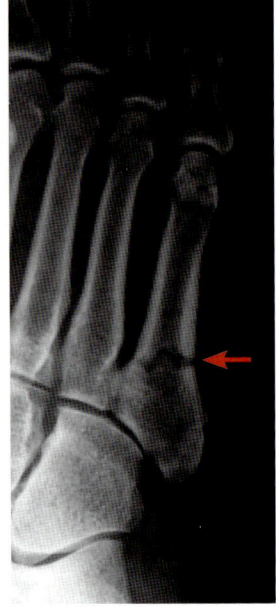

写真A：受傷時には第4・5中足骨間関節部より外側に延びる骨折線を認める．
写真B：他医で治療を受けていたが，受傷後5週では転位が拡大している．

症例3　近位骨幹部の疲労骨折

- 15歳，男子．サッカーの選手．しばらく前から徐々に疼痛が増悪してきていたが，急に痛みが強くなった．

A：足部単純X線斜位像

B：足部単純X線斜位像 術後

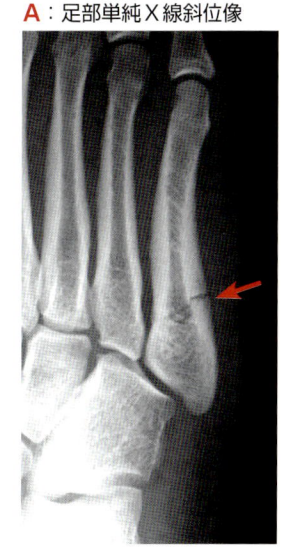

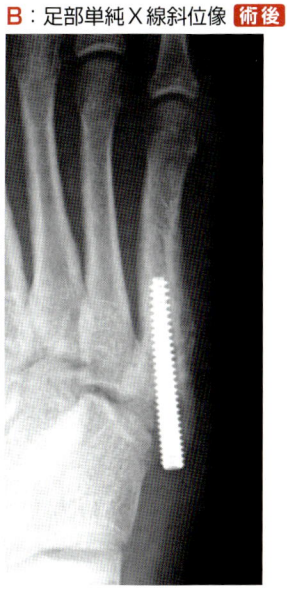

写真A：近位骨幹端部の疲労骨折．経過の長いものでは骨幹部の骨皮質が肥厚し，骨折部周囲にも骨硬化像を認めることがある．

写真B：本症例では手術により早期に骨癒合が得られた．

ここが診断のポイント！

- 通常，足部2方向（正面，斜位）の単純X線撮影で容易に診断可能である．
- 「足をひねった」と聞いて，疼痛部位をよく確認しないで足関節のみを撮影した場合には，骨折部が撮影範囲に入らないので診断できない．
- 粗面部裂離骨折は，短腓骨筋あるいは足底腱膜外側束の牽引によって生じると考えられている．一般にギプスシーネ固定などの保存的治療で癒合するが，関節面に及んでおり，大きく転位しているものに対しては手術が行われている．
- Jones骨折は，強い内転力による急性の骨折を指すと定義するのが適当と思われる（次ページのColumnを参照）．不安定であり，骨癒合に時間を要することが多い．
- 近位骨幹端部骨折では，一般に骨折線の内側は第4・5中足骨間関節に及ばない．また一般に，骨幹端部骨折はくり返す外力による疲労骨折である．保存療法では骨癒合に時間を要するので，早期のスポーツ復帰を希望するものや再発するものには手術が行われる．

Column

◆ Jones骨折について

　第5中足骨基部骨折のうち，治療に難渋する骨折としてJones骨折が知られている．1902年にJonesは6例の第5中足骨基部骨折を報告した[1]．その第1例目がJones本人であり，骨折の部位は基部から3/4インチ（約2 cm）"About three-fourths of an inch from its base"とされている．また，受傷機転は尖足位で足の外側で踏みつけた"accident"であるとしている．さらにJonesはこの骨折は第5中足骨基部が周囲と靭帯によって強固に固定されているため，脱臼は起こらずに骨折すると推察している．その後，いくつかの報告がなされていくうえで，第5中足骨の基部骨折全体をJones骨折とするものが現れたり，再発をくり返す疲労骨折とするものもみられ，「Jones骨折とは何であるか」については現在でもさまざまな混乱がみられる．しかし筆者は，今後の混乱を回避するために，前述の定義（p.275参照）に従って検討することが必要であると考えている．

文　献
1) Jones, R.：Fracture of the base of the fifth metatarsal bone by indirect violence. Ann. Surg., 35：697-700, 1902

＜窪田　誠＞

第11章 小児の骨折

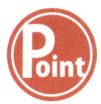

1. 骨端線損傷

> **Point**
> - 骨端線損傷は長管骨の長軸成長を司る軟骨組織の損傷で，その後の骨変形や成長障害を招く可能性があるため，小児の外傷に際しては常に留意すべき損傷である[1)~3)]．
> - 発症年齢は12～13歳時にピークがあるとされている[4)]．

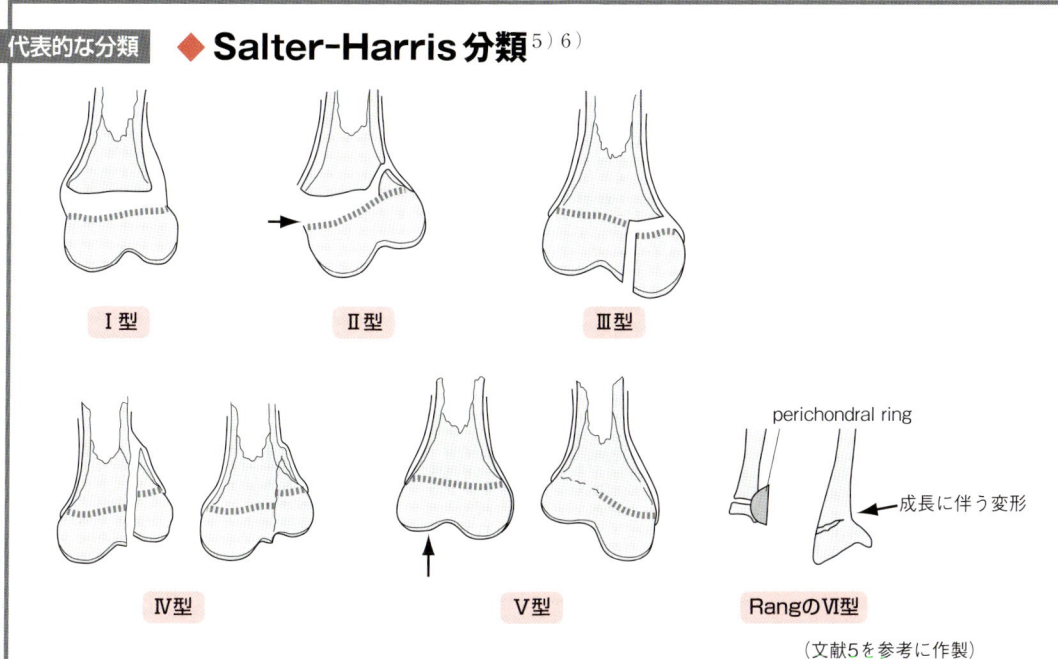

代表的な分類 ◆ Salter-Harris 分類[5)6)]

Ⅰ型　Ⅱ型　Ⅲ型

Ⅳ型　Ⅴ型　RangのⅥ型

perichondral ring　成長に伴う変形

（文献5を参考に作製）

Ⅰ型：骨端線に沿って損傷が生じ，骨端部が完全に骨幹端部から離開．
Ⅱ型：最も頻度が高く，骨端側に骨幹端の三角形の骨片を伴う．
Ⅲ型：骨端軟骨板の分離に骨端側の骨片を伴い，関節面に及ぶ．
Ⅳ型：関節面から骨端軟骨板を通過して骨幹端に達する．右は骨端線早期閉鎖による変形治癒．
Ⅴ型：強い圧迫力が加わって骨端軟骨板が圧挫される．
Ⅵ型：骨端軟骨板周囲の軟骨周囲輪（Perichondral ring）の損傷（剥離）．(Rangによる追加)．

文献

1) 日下部虎夫：骨端軟骨板の構造と生体力学的特性．Orthopaedics, 13：1-9, 2000
2) 井上 博：骨端線損傷の診断．Orthopaedics, 13：10-20, 2000
3) 金 郁哲：骨端線損傷の病態生理．関節外科, 23：19-31, 2004
4) 河本浩栄 ほか：骨端線損傷の疫学調査．関節外科, 23：32-38, 2004
5) Salter, R. B., et al.：Injuries involving the epiphyseal plate. J. Bone Joint Surg., 45A：587-622, 1963
6) Rang, M.：Injuries of epiphyses, the growth plate, and the perichondralring. "Children's fractures. 2nd ed.", pp.10-25, JB Lippincott, 1983

症例 1　Salter-Harris 分類 II 型

AO 分類：23r-E/2.1（橈骨遠位部-遠位骨端線骨折・骨幹端のウェッジを伴う骨端線離解）

● 12歳，女児．スポーツ中に転倒し，受傷．

A：手関節単純 X 線正面像

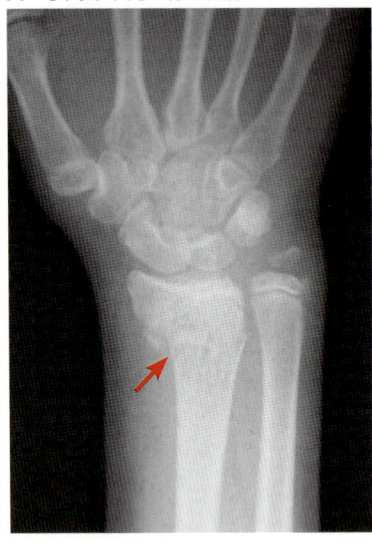

B：手関節単純 X 線側面像

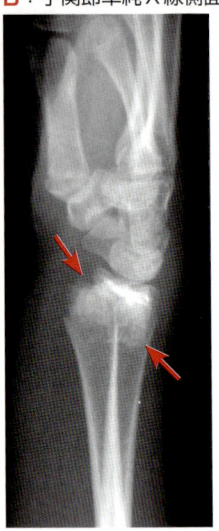

C：手関節単純 X 線正面像（整復後）

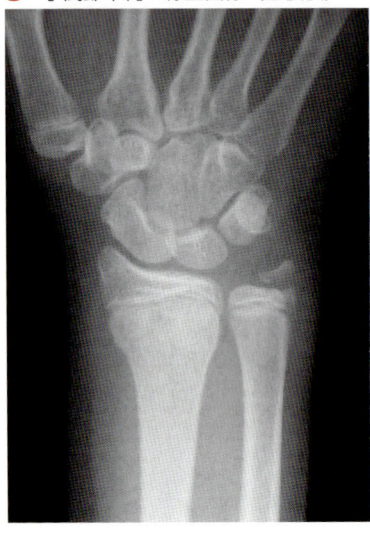

D：手関節単純 X 線側面像（整復後）

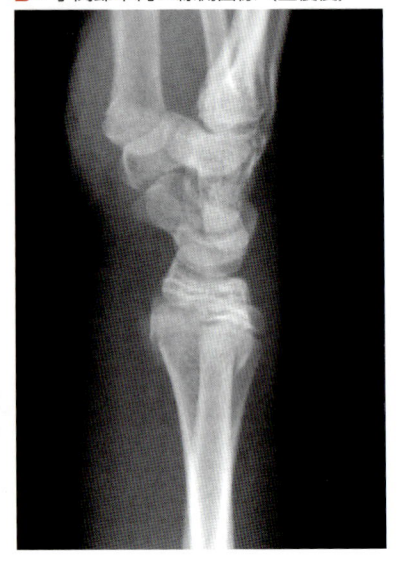

写真 A, B：スポーツ中に転倒し，受傷．橈骨遠位骨端線損傷を認める．三角形の骨幹端部骨片が存在し，Salter-Harris II 型の損傷と診断された．

写真 C, D：徒手整復後を示す．

症例2　Salter-Harris 分類 Ⅲ型

AO 分類：43t-E/5.1（脛骨遠位部 – 遠位骨端線骨折・Salter-Harris Ⅲ型）

● 12歳，女児．スポーツ中に足関節を強く外施して受傷．

A：足関節単純X線正面像　　**B**：足関節単純X線側面像　　**C**：足関節単純X線正面像 術後

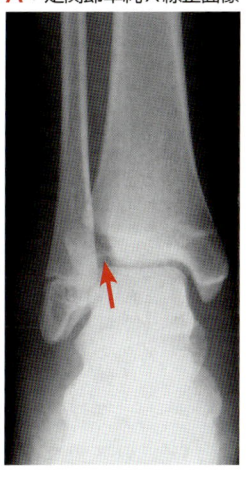

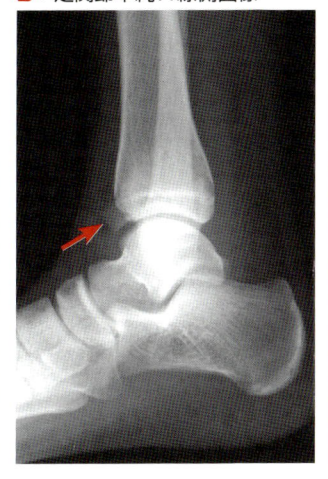

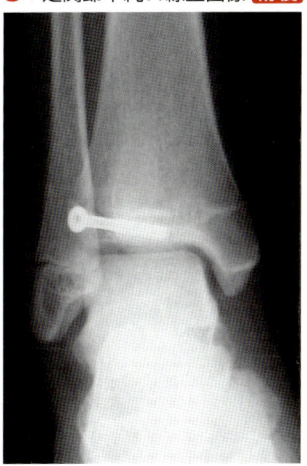

写真A，B：スポーツで受傷．脛骨遠位端のSalter-Harris Ⅲ型の骨端線損傷．この部位では成長板は内側部から閉鎖してくるため，回旋力によって前外側の裂離が生じる．Tillaux骨折とよばれる．脛骨外側に小さな骨片があり，骨端線との位置から，Salter-Harris分類Ⅲ型と診断された．

写真C：海綿骨スクリューによる観血的整復固定術を施行した．

ここが診断のポイント！

- Ⅰ型とⅡ型はほかの分類型に比べ骨端軟骨板の損傷に伴う骨端線早期閉鎖は生じにくいとされている[1]．
- Ⅲ型はまれな損傷で脛骨の近位もしくは遠位に多い．この型は関節軟骨にも損傷が及ぶため，成長障害に加え関節面の適合性が問題となり，解剖学的整復を必要とする．
- Ⅳ型は強い外力によって生じるとされ，上腕骨外顆骨折に多い．著しい変形を伴う成長障害を生じることがあり，Ⅲ型よりさらに正確な解剖学的整復を必要とする．
- Ⅴ型は転位を起こさないため，受傷時に単純X線像で診断が困難であり，また急性期を過ぎると症状も軽快するため放置されることがある．しかし，骨端軟骨板の早期閉鎖により成長障害が現れてくるため，少しでも損傷が疑われる場合には十分に説明し，慎重に経過を観察する必要がある．
- Ⅵ型は損傷部の骨性架橋を形成し同部位の骨端線早期閉鎖をきたすため，局所的な成長障害を生じる可能性がある．
- 障害部位と疼痛を訴える部位が異なる場合があり，両部位を含んだX線撮影を行い，健側の同一部位を撮影し比較検討することが重要である．
- 関節内骨折や単純X線像で診断が困難な場合には，CTやMRIが診断のみならず治療法の選択などにも必要となる[2]．

文　献

1) 松本秀男 ほか：骨端線損傷の分類と診断．関節外科：23, 41-46, 2004
2) 井上　博：骨端線損傷の診断．Orthopaedics, 13：10-20, 2000

＜田邊登崇＞

第11章 小児の骨折

2．小児に特徴的な骨折

> **Point**
> - 小児では，骨格の構造や骨の力学的特性が成人とは異なる．第11章-1で述べた通り骨端線が存在することも大きな特徴であるが，そのほかに小児の長管骨は成人と比べ粘弾性が高く多孔性で，骨膜も強靭で厚いため不全骨折を生じやすい[1]．
> - 小児では骨癒合能が高く，変形治癒に対しても自家矯正能によってリモデリングされる．しかし，回旋転位など自家矯正されないものもあり，自家矯正能を過度に期待した治療により，後に変形が残存したり成長障害をきたすことがある．

代表的な分類 ◆不全骨折

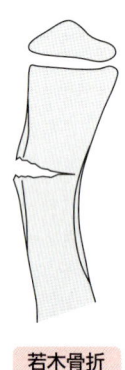

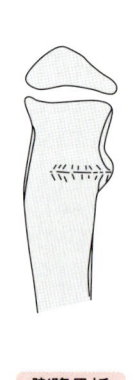

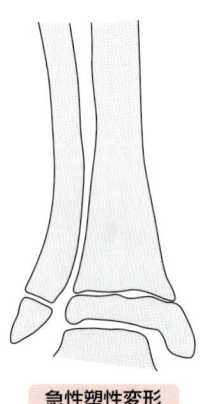

若木骨折　　膨隆骨折　　急性塑性変形

若木骨折：
骨に塑性変形の限界を超えて曲げ負荷がかかり生じる．治療中に再転位することがある．

膨隆骨折（花托骨折・圧潰骨折）：
骨に長軸方向の圧迫が加わると骨幹端部に竹節状の隆起を生じる．前腕骨に多い．

急性塑性変形：
小児では骨に長軸方向に外力が加わると弯曲を生じるが骨折はせず，弾性の限界内であれば外力が消失すると元の形状に戻る．しかし，限界を超えて外力が作用すると骨は弯曲したまま変形が遺残し，これを急性塑性変形という．前腕骨や腓骨に多い．

文 献
1) 金　郁哲：骨折および骨端線損傷の診断と治療．小児科診療，69：1279-1285, 2006

症例1　橈骨遠位の完全骨折/尺骨遠位の若木骨折

AO分類：23-M/3.1（橈尺骨遠位部-遠位骨幹端骨折・完全骨折）

● 7歳，男児．階段で転倒し，受傷．

A：右手関節単純X線正面像

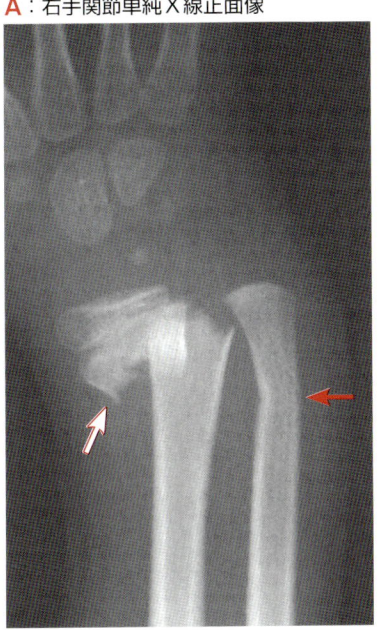

B：右手関節単純X線側面像

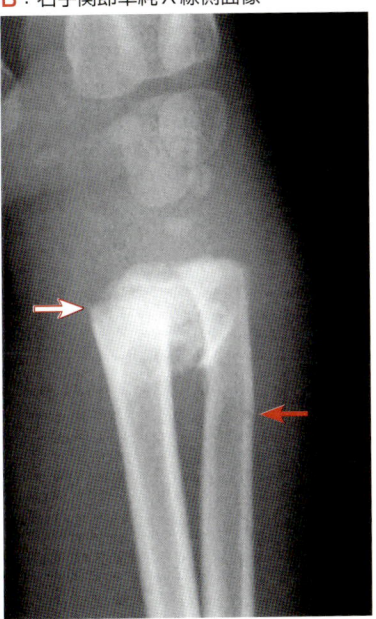

C：右手関節単純X線正面像（整復後）

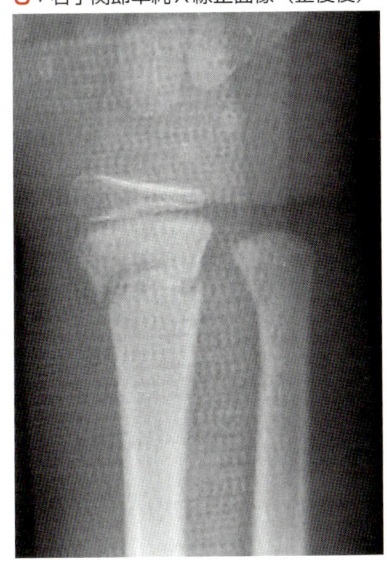

D：右手関節単純X線側面像（整復後）

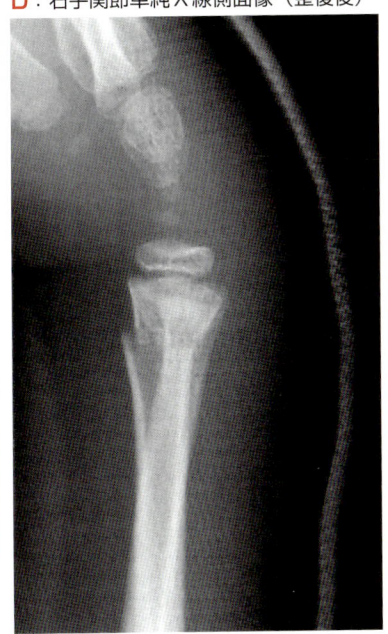

写真A, B：階段で転倒して手をついた．橈骨遠位の完全骨折（⇨）と尺骨遠位の若木骨折（→）を認める．

写真C, D：徒手整復により，概ね整復された．キブスシーネ固定を行った．完全骨折にだけ気を奪われることなく，骨のアライメントの異常など健側と注意深く比較する．

第11章　小児の骨折

2．小児に特徴的な骨折　●　281

症例2　左橈骨遠位の膨隆骨折

AO分類：23r-M/2.1（橈骨遠位部-遠位骨幹端骨折・膨隆骨折）

● 12歳，女児．バスケットボールの試合で転倒し，受傷．

A：右手関節単純X線正面像　　B：右手関節単純X線側面像

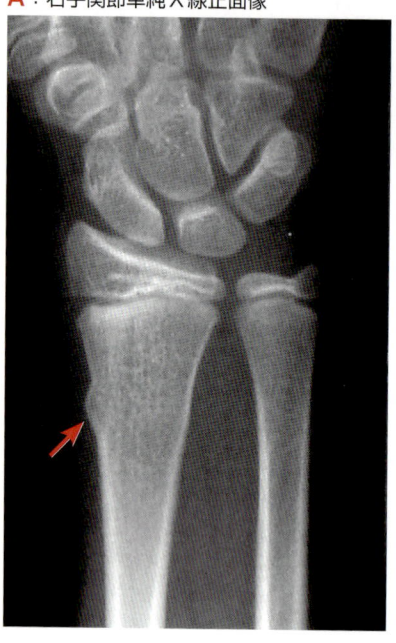

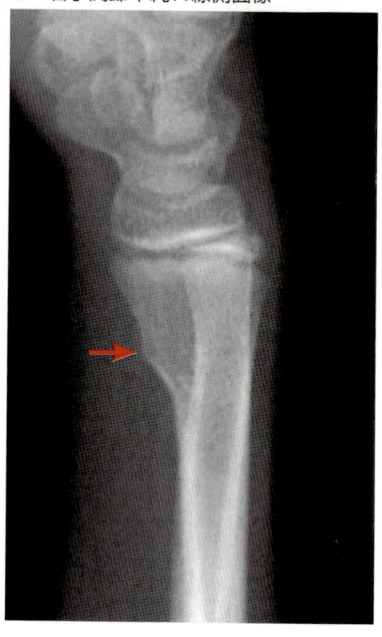

写真A，B：バスケットボールの試合中に転倒し受傷．橈骨遠位の膨隆骨折を認める．十分に触診し，圧痛点付近に骨皮質の不整などがないか注意深く観察する．

症例3　鎖骨の分娩骨折

● 分娩骨折．生後1週間で発見された．

A：右鎖骨単純X線正面像（生後8日）　　B：右鎖骨単純X線正面像（生後24日）

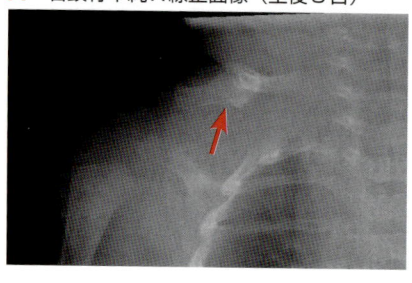

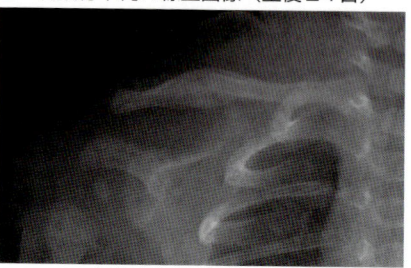

写真A，B：生後8日目の単純X線で右鎖骨骨幹部骨折を認める（A：➡）．生後24日目にはほぼ治癒している（B）．

ほとんどの場合，自然治癒するが，腕神経叢麻痺（分娩麻痺）を合併することがあるので注意が必要である．

ここが診断のポイント！

- 小児の外傷は本人の訴えだけでなく，周囲の大人の情報が重要である．
- 骨系統疾患（骨形成不全症，軟骨無形成症，大理石病など）や代謝性疾患などの情報も大切である．
- 健側の同一部位の単純X線像を撮影し，比較検討することが重要である．
- 訴えがはっきりしない場合，広範囲にX線撮影することが大切である（例えば膝関節痛を訴えている場合に股関節も含めて撮影するなど）．
- 成人と比べX線像の読影が難しいため，必要に応じて斜位像を追加したり，CTやMRIなどの検査を追加する．

〈分娩骨折〉

- 分娩骨折とは，分娩時に発生した骨折の総称で，ほとんどは鎖骨骨折で，まれに上腕骨骨折や大腿骨骨折がみられる．また腕神経叢麻痺（分娩麻痺）を合併することもあるので注意が必要である[1]．発生の危険因子は骨盤位分娩，鉗子分娩，吸引分娩，帝王切開による緊急娩出などである．

〈被虐待児症候群〉

- 1962年Kempeにより報告された[2]．親（もしくは保護者）に問題があるだけでなく，被虐待児自身に奇形や精神発達遅滞などの障害があり，それが親（保護者）の養育の意欲を低下させ虐待につながる場合も多い．多発する骨折やさまざまな治癒過程の骨折が混在する場合などは被虐待児症候群の可能性も考慮する．
- 疑わしい場合は，広範囲にX線撮影を行う（上半身，下半身など）．

文　献

1） 吉田健治 ほか：小児骨折の特殊性．NEW MOOK 整形外科．8：57-68, 2000
2） Kempe, C. H., et al.：The battered child syndrome．：JAMA., 181：17-24, 1962

〈田邊登崇〉

第12章 疲労骨折

1．上肢・胸郭の疲労骨折

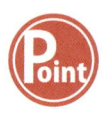

> **Point**
> - 疲労骨折（Stress fracture, Fatigue fracture）とは，1回の強い外力によって生じる通常の骨折とは異なり，同一部位にくり返し外力が加わることによって骨の疲労現象を生じ，骨皮質，海綿骨，骨梁の中断や結合組織の断裂，骨膜反応が起こり，さらには明らかな骨折に至る一連の変化を指す[1)2)]．
> - 疲労骨折はほとんど全身の骨に発生するが，特に下肢に多い[3)]．
> - 年齢的には発育期の10歳代に集中する．
> - スポーツ活動によって生じる疲労骨折が多く，使いすぎ症候群（overuse syndrome）に含まれる．

代表的な分類

◆ **疲労骨折の治癒過程**（WilsonとKatzによる分類）[4)]

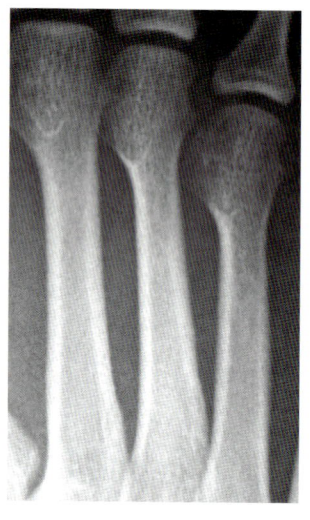

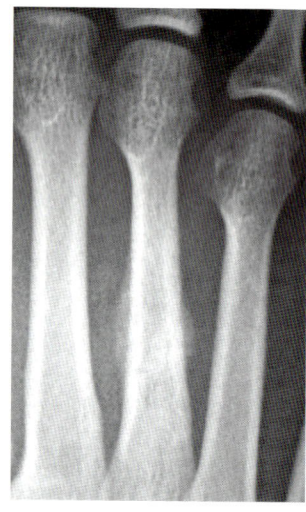

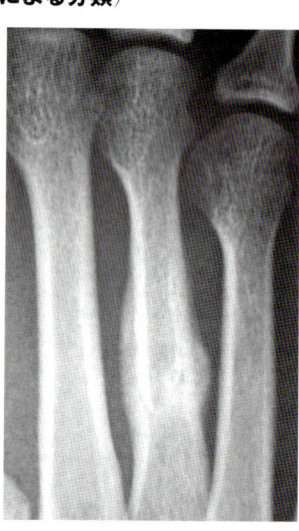

| I型 | II～III型 | III型 |

I型：骨折線のみ観察され，内骨膜性仮骨や骨膜反応は認めない．（Type I：Fracture line only demonstrable）．
II型：骨の巣状硬化像，ならびに内骨膜性仮骨（Type II：Focal sclerosis and endosteal callus）．
III型：骨膜反応および仮骨形成像（Type III：Periosteal reaction and external callus）．
IV型：上記の混合型（Type IV：Mixed type）．

- I型からII型，III型へと進行し，骨折初期→ 修復期→ 治癒期と変化していく．
- 単純X線像で変化が明瞭となるのは，II型の時期である．この時点で患部の安静が保てれば治療期間が短縮できる．

文献
1) 武藤芳照 ほか：疲労骨折．「スポーツ整形外科学」（中嶋寛之 編），pp.30-40，南江堂，1987
2) 杉浦保夫 ほか：スポーツ選手の疲労骨折（過労性骨障害）．整形外科．30：675-682．1979
3) "Stress fracture."（Devas, M. B.），Churchill Livingstone, 1975
4) Wilson, E. S. Jr. & Katz, F. N.：Stress fractures. An analysis of 250 consecutive cases. Radiolody, 92：481-486, 1969

代表的な分類　◆ **主な疲労骨折の発生部位（上肢・胸郭）**

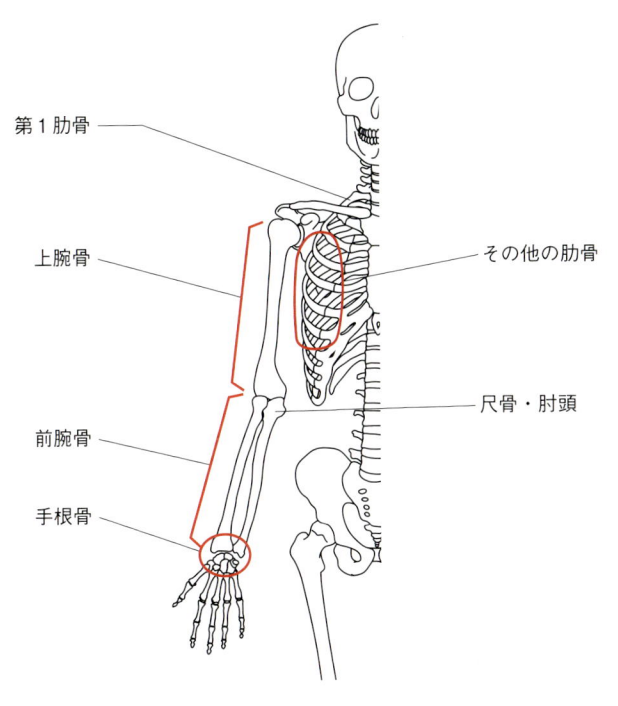

＜各骨折のポイント＞

上肢の疲労骨折

　上肢の疲労骨折は，下肢に比べて発生頻度が低い．

　上腕骨：成長期に発生する上腕骨近位骨端離開（Little leaguer's shoulder），上腕骨内上顆骨端離開（Little leaguer's elbow）がある．骨幹部ではまれである．

　前腕骨：発育期の少年野球の投球動作において肘頭疲労骨折が生じることがあり，完全骨折になるまで診断されずにいるか，痛みが激しくなってはじめて病院へ受診するケースがある．尺骨・橈骨骨幹部のいずれにも生じるが，頻度は多くない．ソフトボール[1]，太鼓叩き[2]，剣道[3]，柔道[4]，などによる尺骨疲労骨折の報告もある．

　手根骨：舟状骨，豆状骨，小菱形骨に発生するが，これらは上肢のなかでもさらにまれなものである．

胸郭の疲労骨折

　いわゆる「ゴルフ骨折」といわれる第4～7肋骨に発生するものと，第1肋骨に発生するものがある．第1肋骨疲労骨折の頻度は全肋骨骨折の0.05～5.5％とされている．

文　献
1) 佐々木資成 ほか：ソフトボール投手における尺骨疲労骨折の2例．青森県スポーツ医学研究会誌，14：33-35，2005
2) 服部美和 ほか：太鼓叩きによる尺骨疲労骨折像偽関節の1例．関東整災会雑誌，30：85-89，1999
3) 三角祐貴 ほか：剣道における尺骨疲労骨折の3症例．柔道整復・接骨医学，15：131，2007
4) 河原郁生 ほか：柔道練習中に発症した尺骨骨幹部疲労骨折の1例．日本整形外科スポーツ医学会雑誌，24：244-248，2004

ここが診断のポイント！

- 明らかな外傷の既往がない．
- 単純Ｘ線像で，圧痛部に一致した骨膜の肥厚所見を認めれば診断は容易であるが，外傷性骨折と異なり，疲労骨折の発症早期にはＸ線学的異常は認められないことがほとんどである．
- 一般的に，発症からＸ線上の変化が認められるまでの期間は約２〜６週といわれている．
- 初診時のＸ線像に異常がなくとも，疼痛が持続し疲労骨折が疑われる場合，定期的なＸ線撮影を行う．
- MRI，骨シンチグラフィーは早期診断に有用である．
- 小児の場合，骨端線損傷や骨腫瘍との鑑別が困難なケースもあるため，健側のＸ線像を撮影して比較した方がよい．

症例　第１肋骨疲労骨折

- １５歳，男性．スポーツダンスの練習後より右前胸部痛，上肢の挙上時痛を訴えた．

A：胸部単純Ｘ線正面像（初診時）

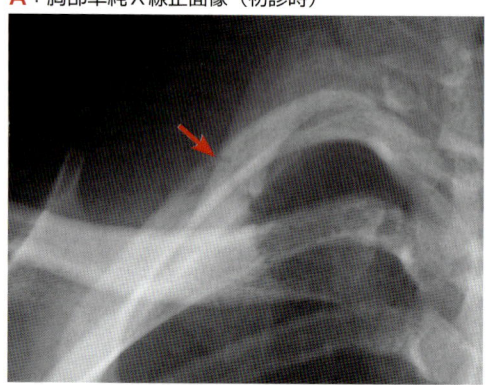

B：胸部単純Ｘ線正面像（６週間後）

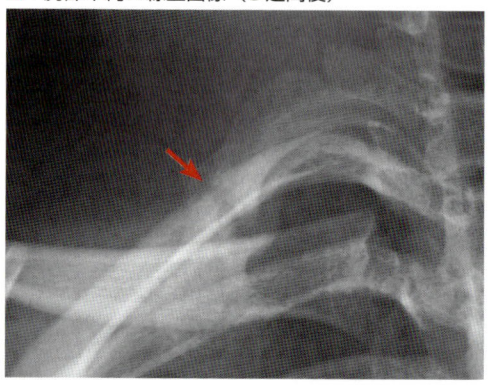

C：CT像接線撮影法

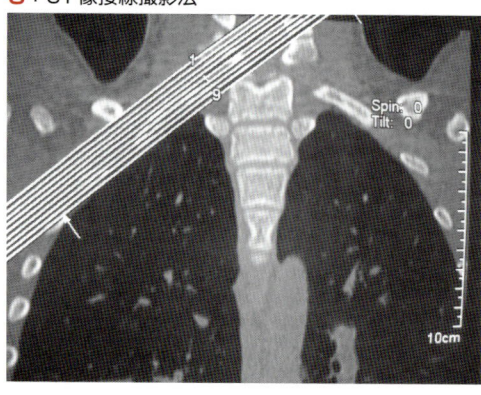

D：CT像接線画像

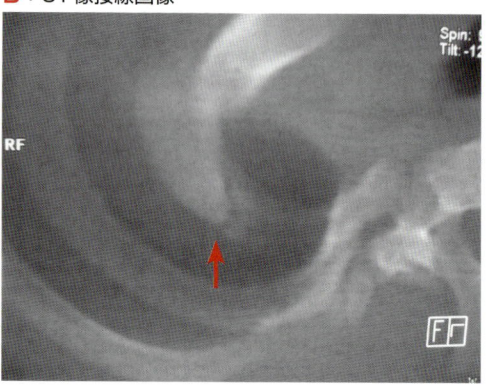

写真A：第１肋骨中央での骨折を認める（→）．
写真B：６週間後，仮骨の形成が旺盛となる（→）．
写真C：第１肋骨に対して接線方向に撮影する．
写真D：肋骨の前から後縁にかけて骨折線を認める（→）．

ここが診断のポイント！

- 検査をオーダーする際，肋骨の条件で撮影しがちであるが，第1肋骨は「胸部X線正面像」の方が観察しやすい[1]．頸椎と上肢の運動により，第1肋骨は前・中斜角筋により引き上げられ，前鋸筋と肋間筋により引き下げられる．そのくり返しにより，解剖学的に脆弱な鎖骨下動脈溝にストレスが加わり骨折を生じると考えられている[1,2]．
- 前胸部痛や，上肢の挙上に伴う胸部痛，ときに背部痛では本骨折を念頭に入れ，マルチスライスCTやMRIで評価する．

文 献

1) 島田憲明 ほか：重量挙げ選手にみられた背部痛を主訴とする第1肋骨疲労骨折の2例．日本整形外科スポーツ医学会雑誌，25：31-34, 2006
2) 渡邉忠良 ほか：水泳選手に生じた第1肋骨疲労骨折の1例．整形外科，55：166-168, 2004

<油井直子>

第12章 疲労骨折

2．下肢の疲労骨折

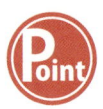

> **Point**
> - 全身の疲労骨折のなかでも脛骨は発生頻度が最も高い部位である．主として骨幹部に発生する[1,2]．
> - スポーツ活動によって生じるものが多い．
> - 原因となるスポーツ活動で最も頻度が高いのはランニングであるが，バスケットボール，バレーボールなどジャンプをくりかえす動作でも多く発生する．

代表的な分類

◆ 脛骨疲労骨折の分類

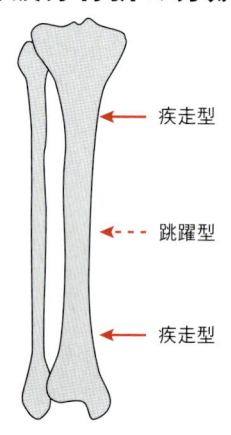

- 疾走型
- 跳躍型
- 疾走型

◆ 主な疲労骨折の発生部位（下肢）

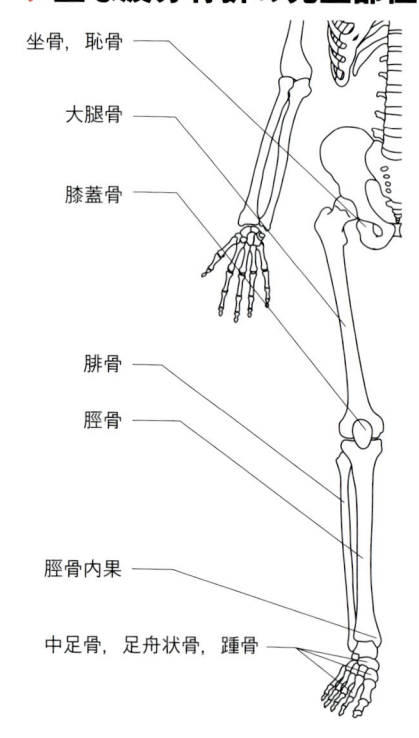

- 坐骨，恥骨
- 大腿骨
- 膝蓋骨
- 腓骨
- 脛骨
- 脛骨内果
- 中足骨，足舟状骨，踵骨

発生部位とその原因により，「疾走型」と「跳躍型」に分類されている．

疾走型：脛骨上中1/3または中下1/3境界部に発生し，ランニングのように脛骨に圧縮応力が集中することにより生じる．

跳躍型：脛骨中央に発生し，ジャンプのような脛骨へ張力が加わる動作により生じる．
腓骨疲労骨折は下肢の疲労骨折のなかで，脛骨，中足骨に次いで多く発生する．

・遠位1/3，次いで近位1/3に多く発生するとされている．前者を跳躍型，後者を疾走型とよんでいる．

文献

1) Matheson, G. O., et al.：Stress fractures in athletes. Am. J. Sports Med., 15：46-58, 1987
2) Hulkko, A., et al.：Stress fractures in athletes. Int. J. Sports Med., 8：221-226, 1987

症例1　疾走型脛骨疲労骨折

● 35歳，男性．引っ越し業務に従事し，重い荷物を持って何度も段差の行き来をくり返すうちに両下腿内側痛を生じた．

A：脛骨遠位単純Ｘ線正面像（初診時）

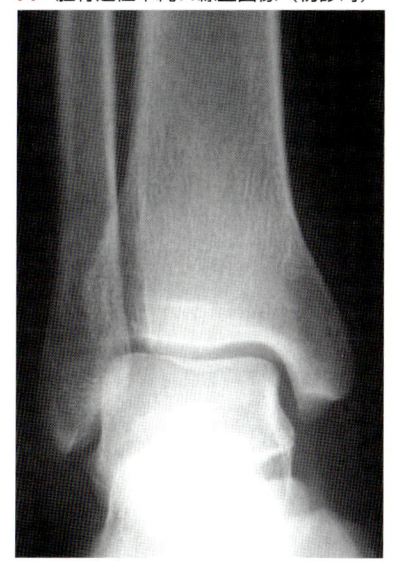

B：脛骨遠位MRI冠状断（T_2強調）像（初診時）

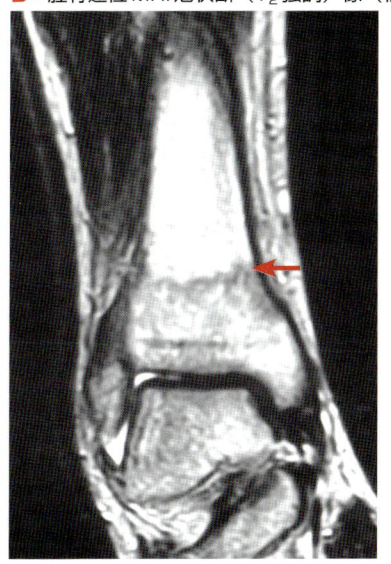

C：脛骨遠位単純Ｘ線正面像（4週間後）

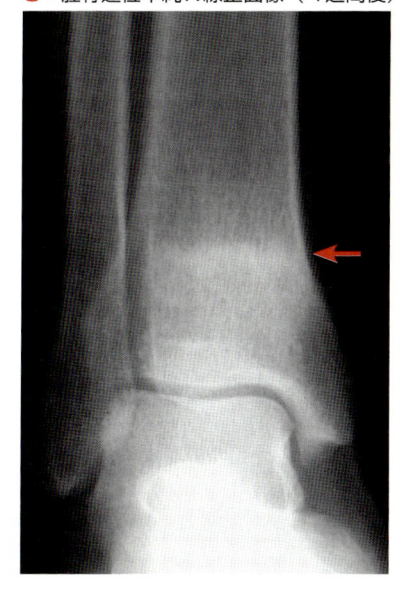

写真A：初診時，明らかな変化を認めない．
写真B：脛骨遠位部に骨折線が確認できる（→）．
写真C：4週間後，帯状硬化像がみられる（→）．

ここが診断のポイント！

- 単純Ｘ線だけでは判明しにくいため，初期の疲労骨折を疑った際にはMRIで評価する．
- 初期には見分けのつかない足関節内果の関節面に至る疲労骨折は難治例が多いため，マルチスライスCTによる評価も考慮する．

症例2　第3中足骨疲労骨折

● 18歳，男性．駅伝の練習を続けていて足部の違和感を訴えた．

A：足部単純X線正面像

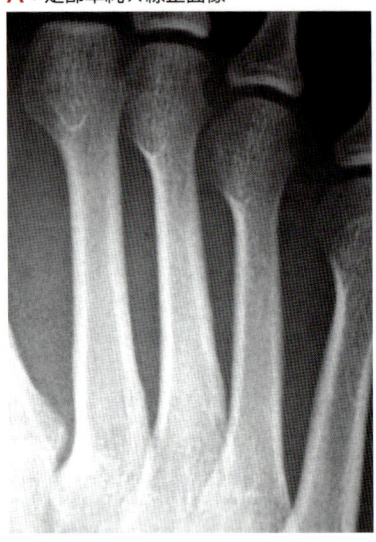

B：足部単純X線正面像（3週間後）

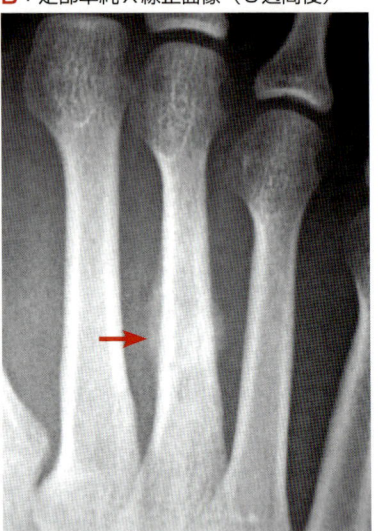

C：足部単純X線正面像（8週間後）

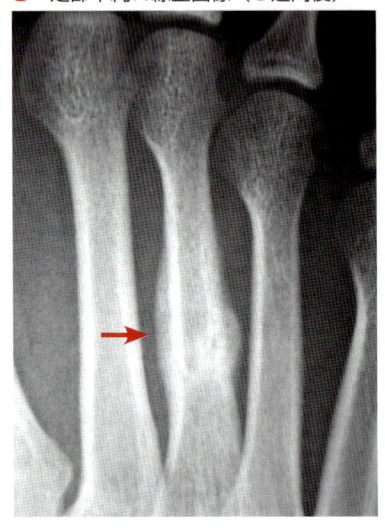

写真A：初診時．明らかな異常所見は認めない．
写真B：3週間後．第3中足骨中央に仮骨が出現．特に固定はせず長距離走のみ禁止した（→）．
写真C：8週間後．旺盛な骨形成像がみられ，疼痛は消失した（→）．

ここが診断のポイント！

- 中足骨では，第2・3中足骨骨幹部での発生が多い．
- スポーツではあらゆる競技種目に発生する．
- 疲労骨折が疑わしければ定期的なX線撮影を行うことが重要である．

症例3　足舟状骨疲労骨折

● 14歳，男性．サッカーの練習をしていて，徐々に足部内側に痛みが出現した．

■ 足部単純X線正面像

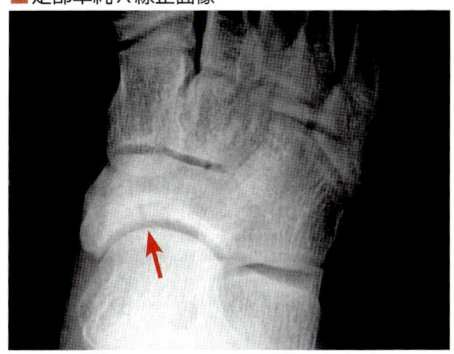

舟状骨関節面中央に骨折線を認める（→）．

ここが診断のポイント！

- 臨床的に足部の疼痛部位を詳細に観察して，X線像と見比べることが重要．
- 足根骨では舟状骨疲労骨折が多い．
- 距舟関節面と背側面から骨折線が発生するが，単純X線像では骨折線が不明瞭なことが多い．
- 舟状骨は周囲を軟骨で覆われているため血行が乏しく，骨癒合しにくいため，手術を選択することが多い．

<油井直子>

3. 脊椎の疲労骨折（腰椎椎弓疲労骨折）

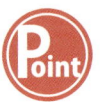

Point
- 近年では，諸家の一致した見解として，腰椎分離症は椎弓の疲労骨折と考えられている．
- 腰痛，下肢痛を訴えて整形外科外来を受診した患者のうち，分離症は8％前後に認められるが[1]，運動選手の腰痛の原因としては分離症が半分を占めるともいわれる．
- 好発部位：第5腰椎に多い．
- 発生機序：成長期のくり返しの腰椎伸展・回旋運動に起因すると考えられている[2)3)]．

代表的な分類 ◆ 腰椎椎弓疲労骨折（腰椎分離症）の病期分類[3]

初期　　　　　　　　　　進行期　　　　　　　　　　終末期

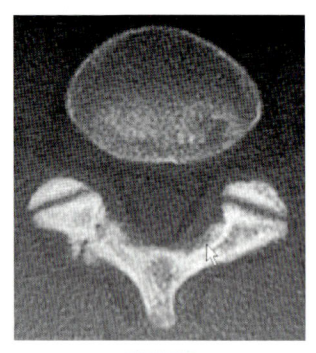

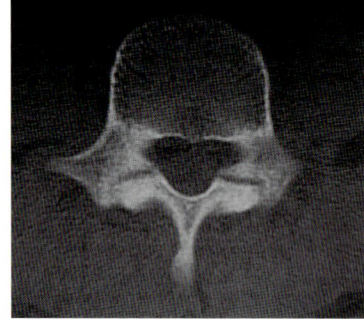

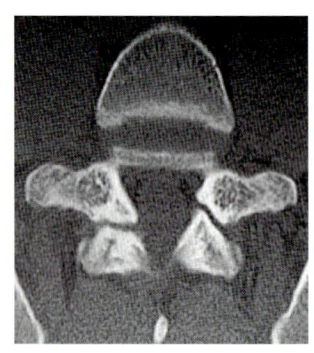

初期：椎弓の骨折線がhair line様の亀裂として観察される．この時期に，硬性コルセットを使用し，後屈動作と回旋動作を制限すれば骨癒合が期待できる．

進行期：明瞭な亀裂を伴うが，分離部の骨硬化を認めない．

終末期：いわゆる偽関節型であり，分離部の完全な骨硬化像がみられる．すでにこの時期には分離部の癒合は期待できないので，腰椎固定は行わず運動を許可する．

文献
1) 尾形直則 ほか：腰椎分離症の疫学．MB. Orthopaedics, 20：1-6, 2007
2) 西良浩一 ほか：発育期脊椎分離症・すべり症の発生メカニズム．MB. Orthopaedics, 20：7-15 2007
3) 西良浩一ほか：腰椎分離症発症メカニズムとその予防，再発予防．臨床スポーツ医学臨時増刊号，25：211-220, 2008

症例　腰椎椎弓疲労骨折＋（終末期）

● 15歳，女性．小学生時代よりバレーボール選手として活動していたが，中学生になり腰痛が出現した．

A：腰椎単純X線45°斜位像

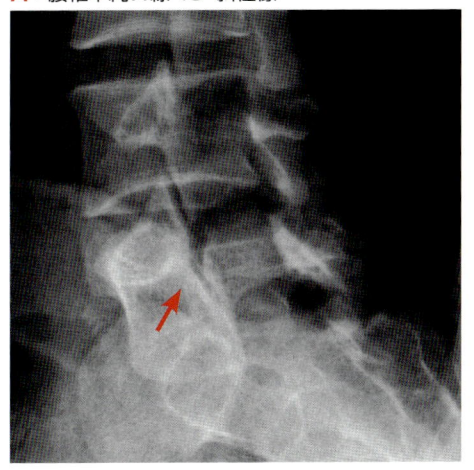

B：典型的な画像のシェーマ

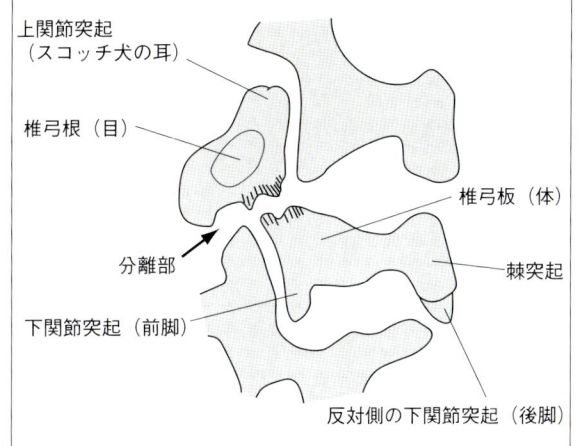

C：腰椎CT横断像

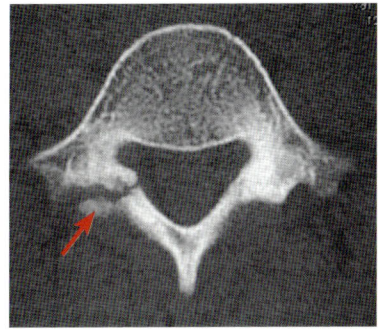

D：CT椎弓に沿うスライス画像

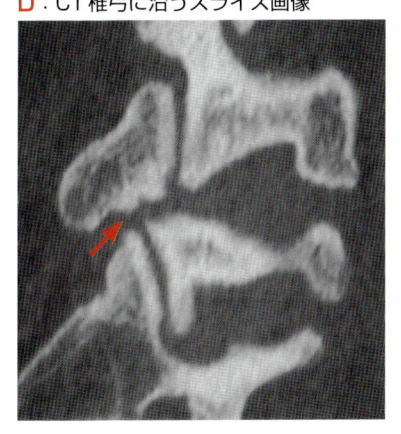

写真A，図B：第5腰椎の関節突起間部に「スコッチドッグサイン」として分離部を認める（→）．
写真C：右関節突起間部に分離部を認める（→）．
写真D：分離部の骨硬化像がみられ偽関節型を認める（→）．

ここが診断のポイント！

- 腰椎4方向撮影（正面・側面・左右斜位45°）で分離の有無を確認する．また，不安定性の確認のため動態撮影（前屈・後屈）も行うことがある．
- 単純X線45°斜位像で，分離部は犬のスコッチテリアが首輪をつけているように見える．
- 分離症における骨折線方向は個体差が大きいため，側面撮影の方が判断しやすい場合もある．
- 単純X線像では分離が出現する以前の初期例に対して，診断が困難であるため，積極的にCT，MRIを行う．

＜油井直子＞

索引　Index

【欧文】

A〜C

- ABCDEアプローチ　15
- ACL損傷　214
- ADD　155, 157
- Allen分類　164
- AMPLE　18
- Anderson分類　161
- angular deformity　33
- anterior column　184
- anterior cruciate ligament（ACL）　214
- anterior fat pad　89
- anterior humeral line　89
- AO分類　27, 130, 217, 241
- apophysis　187
- atanto-dental distance　157
- Avulsion fracture　25
- Bado分類　118
- Bankart lesion　75, 86
- Basion-dental distance　157
- Battle's sign　45
- Bennett骨折　149
- Böhler　244
- Bone bruise　24
- Carpenter分類　230
- Cervicometry　157
- Chauffeur骨折　137
- Cock robin position　156
- Colles骨折　135
- Colton分類　108
- Comminuted fracture　26
- Compression fracture　25
- Craig分類　80
- CT　267

D〜F

- Denisの脊椎3柱　168, 174
- Deppressed fracture　25
- Diaphyseal fracture　23
- DingmanとNatvigらによる分類　63
- displacement　32
- distraction　32
- Duverney骨折　181
- Epiphyseal fracture　23
- Epstein分類　189
- Essex-Lopresti分類　264
- Evans分類　202
- extended iliofemoral approach　192
- FAST　17
- Fatigue fracture　21, 284
- Fielding分類　155
- FIXES　20
- floating shoulder　75
- Fracture dislocation　23

G〜I

- Galeazzi骨折　117
- Garden分類　199
- Gerdy結節裂離骨折　235
- Gilulaの手根骨ライン　123
- Gracia-Eliasらの分類　148
- Grantham分類　106
- Green分類　149
- Hardcastle分類　270
- Hawkins分類　259
- Herbert分類　141
- Hill-Sachs lesion　86
- Hill－Sachs病変　70
- Hoffa骨折　219
- Hohl分類　226
- Ideberg分類　74
- iliac oblique view　186
- Ilioinguinal approach　183
- Impacted fracture　25
- Insufficiency fracture　21
- Intra-articular fracture　23
- intramedullary rod　37

J〜N

- Jarrett-Whitesideの分類　158
- JATEC™　14
- Joint depression type　264
- Jones骨折　273
- Judet & Letournelの分類　184
- Lauge-Hansen分類　254
- Le Fort骨折分類　52
- Lisfranc靱帯損傷　270
- little leaguer's elbow　285
- little leaguer's shoulder　285
- Maisonneuve骨折　255
- Malgaigne骨折　181
- Mason分類　113
- McRae分類　113
- Metaphyseal fracture　23
- Meyers-Mckeeverの分類　222
- minimal displacement　83
- Monteggia骨折　118
- Morreyの分類　114
- Morrey分類　113

Müller 分類	130
Multifragmentary fracture	26
Myerson 分類	270
Neer 分類	82

O〜R

Oblique fracture	26
obturator oblique view	186
Open book 型損傷	181
Osteochondral fracture	23, 230
OTA 分類	230
overuse syndrome	284
Pathologic fracture	21
PCL の脛骨付着部裂離骨折	214
pelvic inlet view	183
Pipkin 分類	196
plastic bowing	121
plevic outlet view	183
posterior column	184
posterior cruciate ligament (PCL)	214
posterior fat pad	89
posterior retinaculum	199
Primary Survey	14, 15
radio-capitellar line	89
Regan-Morrey の分類	111
Rockwood 分類	77
Rowe & Lowell の分類	191
Rüedi 分類	250

S・T

Salter-Harris 分類	277
Sanders 分類	267
Schatzker 分類	226
Secondary Survey	14, 18
Segond 骨折	214, 235
Seinsheimer 分類	206

Shearing fracture	25
shortening	32
sleeve fracture	236
Sneppen 分類	262
Spiral fracture	26
Stieda 陰影	239
stress fracture	21, 284
Striker view	79
TAF3X	16
tension band wiring	38, 231, 232
Tertiary Survey	20
Thompson & Epstein 分類	193
Tile 分類	181
Tillaux 骨折	279
Tongue type	264
Transverse fracture	26
Trauma Series	76
Traumatic fracture	21

W〜Z

Wadsworth 分類	98
Watson-Jones 分類	100
Wedge fracture	26
West Point view	75
Zanca view	78

【 和 文 】

あ行

圧迫屈曲損傷	164
圧迫骨折	25
圧迫伸展損傷	165
阿部の分類	93
井口分類	262
溢血斑	45

烏口鎖骨靱帯	77
烏口突起骨折	79
腋窩神経麻痺	88
炎症性斜頸	155
円錐靱帯	80
横骨折	26
横靱帯	158
横突起骨折	159

か行 (か)

外傷	14
外傷性骨折	21
外傷性耳小骨離断	69
回旋位固定	155
外旋-外転骨折	254
外旋骨折	253
回旋転位	32
外側塊骨折	158
外側関節包靱帯付着部裂離骨折	235
外側側副靱帯・大腿二頭筋腱付着部裂離骨折	235
外転咬合骨折	199
外反屈曲	33
外反母趾	247
解剖頸	83
開放骨折	27
海綿骨ねじ	35
下顎骨骨折	63
顆間隆起骨折	223
角形成	33
拡大腸骨大腿進入法	192
下結節裂離骨折	159
顆上骨折	90
下前腸骨棘	187
滑膜性骨軟骨腫症	239
金田分類	171

下方脱臼	86
眼窩底骨折	60
寛骨臼縁骨折	193
寛骨臼骨折	184
寛骨臼底骨折	193
環軸椎	152
冠状縫合	42
関節液貯留	90
関節陥没型	264
関節唇	88
関節内骨折	23, 31
関節包断裂	88
完全骨折	24
環椎骨折	158
環椎歯突起間距離	155, 157
嵌入骨折	25
陥没骨折	25, 45
顔面骨	49
顔面中央部中心部骨折	52

か行（き〜け）

急性塑性変形	280
頬骨骨折分類	56
頬骨上顎骨折	56
胸椎	167
胸腰椎	167
胸腰椎移行部骨折	171
距骨頸部骨折	259
距骨体部骨折	263
屈曲回旋脱臼骨折	171
屈曲骨折	25
屈曲伸延損傷	172
屈曲変形	33
屈筋腱	128
屈筋腱鞘	128
脛骨	241

脛骨粗面裂離骨折	235
脛骨疲労骨折	288
脛骨プラトー骨折	226
頸椎	152
外科頸	83
血管溝	48
血管束損傷	86
楔状圧迫骨折	171
月状骨周囲脱臼	145
楔状骨折	26
月状骨脱臼	145
肩関節	70
肩関節脱臼	86
肩甲骨関節窩	74
肩甲骨頸部骨折	75
肩甲上腕	70
肩鎖関節脱臼	77
肩鎖靱帯断裂	77
腱板断裂	88
腱帽（フード）	128

か行（こ）

高エネルギー外傷	217
後弓骨折	158
後脂肪体	89
後十字靱帯	214
後十字靱帯付着部裂離骨折	234
後柱	184
後頭蓋窩骨折	46
後方臼蓋縁	178
後方脱臼	86
後方要素単独損傷	172
硬膜外血腫	46, 47
股関節	175
骨幹端部骨折	23
骨幹部骨折	23, 30, 117, 118, 241

骨挫傷	24, 215
骨粗鬆症	82
骨端線損傷	277
骨端線離開	187
骨端部骨折	23
骨頭壊死	196
骨突起	187
骨軟骨骨折	23, 230
骨盤	175
骨盤入口像	183
骨盤縁	175
骨盤出口像	183
骨盤裂離骨折	187
ゴルフ骨折	285
コンパートメント症候群	241

さ行（さ・し）

鎖骨遠位端骨折	78
坐骨結節	187
三脚骨折	56
自家矯正能	280
軸圧迫損傷	164
膝蓋骨下極裂離骨折	236
膝蓋骨骨折	230
膝蓋骨軸位像	210
膝蓋骨上極裂離骨折	236
疾走型	288
歯突起骨折	161
斜頸位	156
斜骨折	26
尺骨鉤状突起骨折	111
尺骨塑性変形	121
舟状骨骨折	141
舟状骨脂肪体	123
周辺締結法	232
手関節	122

手根骨長軸脱臼 148	前方臼蓋縁 178	腸骨恥骨線 175
小結節 83	前方脱臼 86	腸骨稜 187
踵骨 244	前腕 89	長軸転位 32
上前腸骨棘 187	創外固定 40	跳躍型 288
掌側板 128	足関節 244	直立脱臼 86
上腕骨遠位端骨折 102	側頭骨骨折 66	使いすぎ症候群 284
上腕骨外顆骨折 98	足部 244	手 122
上腕骨顆上骨折 93	側副靱帯 128	低エネルギー外傷 217
上腕骨近位骨端離開 285	側方屈曲損傷 165	転位 32
上腕骨近位端骨折 82	側方転位 32	頭蓋骨 42
上腕骨小頭骨折 106		頭蓋底骨折 45
上腕骨内上顆骨折 100	**た行**	頭血腫 47
上腕骨内上顆骨端離開 285	大結節 83	橈骨遠位骨端線損傷 278
伸延屈曲損傷 164	第5 CM関節脱臼骨折 151	橈骨遠位端骨折 130
伸延伸展損傷 165	大腿 175	橈骨頸部骨折 114
神経麻痺 88	大腿骨 178	橈骨頭・頸部骨折 113
	大腿骨遠位部骨折 217	橈骨頭骨折 113
さ行（す〜そ）	大腿骨頸部外側骨折 202	橈骨頭脱臼 90
髄内釘 37	大腿骨頸部骨折 199	頭部 42
スカプラY 70	大腿骨頸部内側骨折 199	
スコッチドックサイン 293	大腿骨頸部疲労骨折 180	**な行**
ストレス撮影 78	大腿骨骨幹部骨折 209	内側膝蓋大腿靱帯付着部裂離骨折 235
脆弱性骨折 21	大腿骨転子下骨折 206	内側側副靱帯付着部裂離骨折 234
成長障害 277	大腿骨転子部骨折 202	内反屈曲 33
舌状型 264	多骨片骨折 26	軟鋼線 38
切迫するD 17	脱臼骨折 23	軟骨周囲輪 277
前弓骨折 158	短縮 32	二次骨化中心 90
仙骨孔 175	恥骨脱臼 189	捻転骨折 25
前脂肪体 89	中下位頸椎損傷 164	
前十字靱帯 214, 222	肘関節 89	**は行**
前十字靱帯付着部裂離骨折 234	中心性脱臼骨折 191	原口の分類 253
線状骨折 45	中頭蓋窩骨折 45	破裂骨折 158, 171
剪断骨折 25	肘頭骨折 108	鼻咽喉性斜頸 155
剪断脱臼骨折 172	腸脛靱帯付着部裂離骨折 235	皮下（閉鎖）骨折 27
前柱 184	腸骨坐骨線 175	被虐待児症候群 283
前頭蓋窩骨折 45	腸骨鼠径アプローチ 183	

引き寄せ鋼線締結法
 ……………………… 38, 231, 232
腓骨頭裂離骨折 ……………… 235
膝伸展機構損傷 ……………… 233
皮質骨ねじ …………………… 35
病的骨折 ……………… 21, 207
疲労骨折 ……………… 21, 284
ピロン骨折 …………………… 250
不完全骨折 …………………… 24
吹き抜け骨折 ………………… 60
不全骨折 ……………………… 280
プレート ……………………… 36
粉砕骨折 ……………… 26, 158
分娩骨折 ……………………… 282
分娩麻痺 ……………………… 282
分裂膝蓋骨 …………………… 233

閉鎖孔 ………………………… 175
閉鎖孔脱臼 …………………… 189
変形性股関節症 ……………… 196
変形治癒 ……………………… 280
縫合線 ………………………… 48
膨隆骨折 ……………………… 280
母指中手骨骨折 ……………… 149

ま行
マルチスライスCT …………… 229

や行
有鉤骨鉤骨折 ………………… 143
腰椎 …………………………… 167
腰椎椎弓疲労骨折 …………… 292
腰椎分離症 …………………… 292

翼状靱帯 ……………………… 158
横方向の打ち抜き撮影 ……… 210

ら行
螺旋骨折 ……………………… 26
ラムダ縫合 …………………… 42
離開 …………………………… 32
離断性骨軟骨炎 ……………… 240
両側股関節 …………………… 180
菱形靱帯 ……………………… 80
涙滴線 ………………………… 175
裂離骨折 ……………… 25, 187, 222

わ行
若木骨折 ……………………… 280
腕神経叢麻痺 ………………… 282

救急・当直で必ず役立つ！骨折の画像診断　改訂版
全身の骨折分類のシェーマと症例写真でわかる読影のポイント

2009年1月1日　第1版第1刷発行		
2012年2月20日　第1版第4刷発行	編　集	福田国彦，丸毛啓史，小川武希
2014年4月25日　第2版第1刷発行	発行人	一戸裕子
2021年4月10日　第2版第3刷発行	発行所	株式会社 羊 土 社
		〒101-0052
		東京都千代田区神田小川町2-5-1
		TEL　03（5282）1211
		FAX　03（5282）1212
		E-mail　eigyo@yodosha.co.jp
		URL　www.yodosha.co.jp/
© YODOSHA CO., LTD. 2014	装　幀	若林繁裕（ON/OFF）
Printed in Japan	印刷所	株式会社 加藤文明社印刷所
ISBN978-4-7581-1177-5		

本書に掲載する著作物の複製権・上映権・譲渡権・公衆送信権（送信可能化を含む）は（株）羊土社が保有します．
本書を無断で複製する行為（コピー，スキャン，デジタルデータ化など）は，著作権法上での限られた例外（「私的使用のための複製」など）を除き禁じられています．研究活動，診療を含み業務上使用する目的で上記の行為を行うことは大学，病院，企業などにおける内部的な利用であっても，私的使用には該当せず，違法です．また私的使用のためであっても，代行業者等の第三者に依頼して上記の行為を行うことは違法となります．

JCOPY ＜（社）出版者著作権管理機構　委託出版物＞
本書の無断複写は著作権法上での例外を除き禁じられています．複写される場合は，そのつど事前に，（社）出版者著作権管理機構（TEL 03-5244-5088，FAX 03-5244-5089，e-mail：info@jcopy.or.jp）の許諾を得てください．

乱丁，落丁，印刷の不具合はお取り替えいたします．小社までご連絡ください．

memo

ハンディ版ベストセラー厳選入門書シリーズ

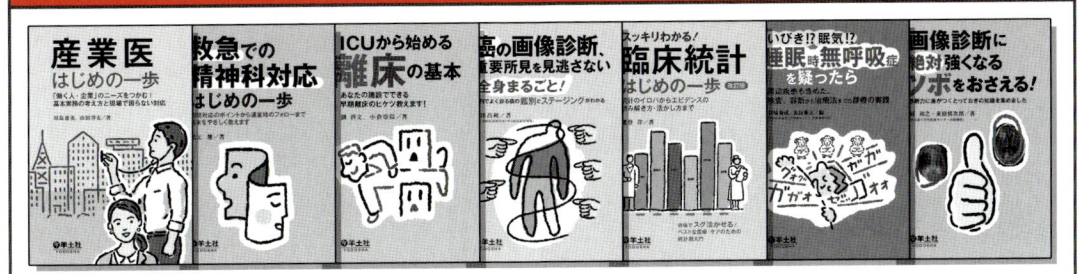

産業医はじめの一歩

川島恵美, 山田洋太／著
- 定価 3,960円（本体 3,600円＋税10%）
- A5判 ■ 207頁 ■ ISBN 978-4-7581-1864-4

救急での
精神科対応はじめの一歩

北元 健／著
- 定価 3,960円（本体 3,600円＋税10%）
- A5判 ■ 171頁 ■ ISBN 978-4-7581-1858-3

ICUから始める
離床の基本

劉 啓文, 小倉崇以／著
- 定価 3,850円（本体 3,500円＋税10%）
- A5判 ■ 224頁 ■ ISBN 978-4-7581-1853-8

癌の画像診断、
重要所見を見逃さない

堀田昌利／著
- 定価 4,400円（本体 4,000円＋税10%）
- A5判 ■ 187頁 ■ ISBN 978-4-7581-1189-8

スッキリわかる！
臨床統計はじめの一歩 改訂版

能登 洋／著
- 定価 3,080円（本体 2,800円＋税10%）
- A5判 ■ 229頁 ■ ISBN 978-4-7581-1833-0

いびき!?眠気!?
睡眠時無呼吸症を疑ったら

宮崎泰成, 秀島雅之／編
- 定価 4,620円（本体 4,200円＋税10%）
- A5判 ■ 269頁 ■ ISBN 978-4-7581-1834-7

画像診断に
絶対強くなるツボをおさえる！

扇 和之, 東條慎次郎／著
- 定価 3,960円（本体 3,600円＋税10%）
- A5判 ■ 159頁 ■ ISBN 978-4-7581-1187-4

MRIに強くなるための
原理の基本やさしく、深く教えます

山下康行／著
- 定価 3,850円（本体 3,500円＋税10%）
- A5判 ■ 166頁 ■ ISBN 978-4-7581-1186-7

本当にわかる
精神科の薬はじめの一歩 改訂版

稲田 健／編
- 定価 3,630円（本体 3,300円＋税10%）
- A5判 ■ 285頁 ■ ISBN 978-4-7581-1827-9

やさしくわかる
ECMOの基本

氏家良人／監, 小倉崇以, 青景聡之／著
- 定価 4,620円（本体 4,200円＋税10%）
- A5判 ■ 200頁 ■ ISBN 978-4-7581-1823-1

教えて！ICU　Part3
集中治療に強くなる

早川 桂／著
- 定価 4,290円（本体 3,900円＋税10%）
- A5判 ■ 229頁 ■ ISBN 978-4-7581-1815-6

臨床に役立つ！
病理診断のキホン教えます

伊藤智雄／編
- 定価 4,070円（本体 3,700円＋税10%）
- A5判 ■ 211頁 ■ ISBN 978-4-7581-1812-5

発行 羊土社 YODOSHA
〒101-0052 東京都千代田区神田小川町2-5-1　TEL 03(5282)1211　FAX 03(5282)1212
E-mail : eigyo@yodosha.co.jp
URL : www.yodosha.co.jp/

ご注文は最寄りの書店、または小社営業部まで

羊土社のおすすめ書籍

必ず診療に役立つ スポーツ傷害の画像診断

スポーツ傷害ならではの診断・撮影の基本と読影のポイント、治療方針の考え方と患者への上手な説明

帖佐悦男／編

スポーツ傷害の画像診断に強くなる！野球やラグビーなど、多様なスポーツによる全身の疾患画像が満載で、読影のコツとポイントがよくわかる！治療方針の考え方や、復帰を見据えた患者説明の要点も簡潔に解説！

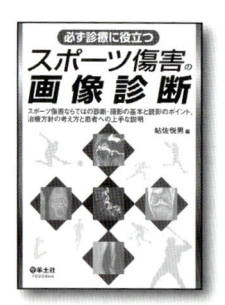

- 定価 6,930円（本体 6,300円＋税10%）
- B5判
- 253頁
- ISBN 978-4-7581-1176-8

圧倒的画像数で診る！頭部疾患画像アトラス

典型例から応用例まで、2000画像で極める読影力！

土屋一洋, 山田 惠, 森 墾／編

疾患ごとに複数の典型例を掲載！バリエーション豊富な典型所見と鑑別所見で、実践的読影力が身につく！よく出会う95の頭部疾患を、充実の2,000画像で解説．多くの症例を見て読影力を上げたい方におすすめ！

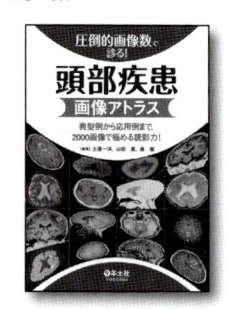

- 定価 8,250円（本体 7,500円＋税10%）
- B5判
- 430頁
- ISBN 978-4-7581-1179-9

ハーバービュー骨折の手術治療 原著第2版

最上敦彦／翻訳,
M. Bradford Henley,
Michael F. Githens,
Michael J. Gardner／編

ハーバービューメディカルセンターの整形外傷外科プログラムを修了した医師らによる，骨折の手術治療の決定版．全身の骨折について，美しい豊富な画像を用いて丁寧に解説．手技のtips ＆ tricksも満載．

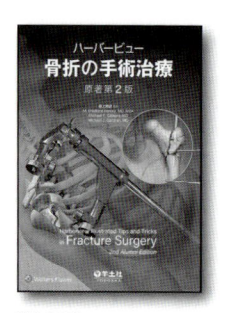

- 定価 29,700円（本体 27,000円＋税10%）
- A4判
- 744頁
- ISBN 978-4-7581-1894-1

豊富な写真でわかる！骨折・脱臼・捻挫 基本手技バイブル

須藤啓広／編

全身の50種類以上の整形外傷について，初期診療の指針・要点を明確に解説！さらに多彩な画像やイラストで視覚的にも理解が進む．エキスパートによる診療の注意点やコツも充実．当直に臨む研修医必携の一冊．

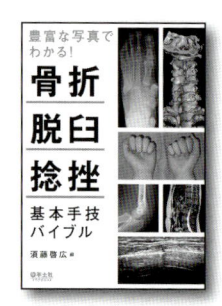

- 定価 5,720円（本体 5,200円＋税10%）
- A4判
- 270頁
- ISBN 978-4-7581-1885-9

発行 羊土社 YODOSHA
〒101-0052　東京都千代田区神田小川町2-5-1　TEL 03(5282)1211　FAX 03(5282)1212
E-mail：eigyo@yodosha.co.jp
URL：www.yodosha.co.jp/

ご注文は最寄りの書店，または小社営業部まで

羊土社のおすすめ書籍

Step Beyond Resident
研修医は読まないでください!?

林 寛之／著

❶ 救急診療のキホン編 Part1
心肺蘇生や心電図、アルコール救急、ポリファーマシーなどにモリモリ強くなる!
☐ 定価 4,950円（本体 4,500円＋税10%） ☐ B5判 ☐ 400頁 ☐ ISBN 978-4-7581-1821-7

大人気シリーズ第1巻の待望の改訂版！救急診療でまず身につけたい技と知識を、おなじみの"ハヤシ節"と最新の世界標準のエビデンスでやさしく伝授します！

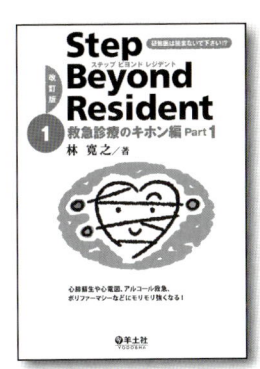

❷ 救急で必ず出合う疾患編
☐ 定価 4,730円（本体 4,300円＋税10%） ☐ B5判 ☐ 238頁
☐ ISBN 978-4-7581-0607-8

❹ 救急で必ず出合う疾患編 Part2
☐ 定価 4,730円（本体 4,300円＋税10%） ☐ B5判 ☐ 222頁
☐ ISBN 978-4-7581-0645-0

❻ 救急で必ず出合う疾患編 Part3
☐ 定価 4,730円（本体 4,300円＋税10%） ☐ B5判 ☐ 222頁
☐ ISBN 978-4-7581-0698-6

❸ 外傷・外科診療のツボ編
☐ 定価 4,730円（本体 4,300円＋税10%） ☐ B5判 ☐ 214頁
☐ ISBN 978-4-7581-0608-5

❺ 外傷・外科診療のツボ編 Part2
☐ 定価 4,730円（本体 4,300円＋税10%） ☐ B5判 ☐ 222頁
☐ ISBN 978-4-7581-0645-0

❼ 救急診療のキホン編 Part2
☐ 定価 4,730円（本体 4,300円＋税10%） ☐ B5判 ☐ 248頁
☐ ISBN 978-4-7581-1750-0

MRIに絶対強くなる撮像法のキホンQ&A
撮像法の適応や見分け方など日頃の疑問に答えます！

山田哲久／監，
扇 和之／編著

MRIにたくさんある撮像法，使い分けが知りたい！／この疾患にはCTとMRIどちらがよい？／造影は必要？／T1強調画像とT2強調画像はどう見分ける？など，本当に知りたかった，実践で即役立つテーマが満載！

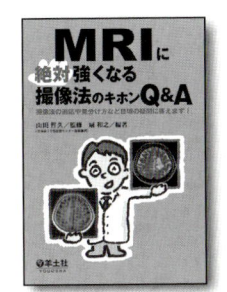

☐ 定価 4,180円（本体 3,800円＋税10%）
☐ A5判 ☐ 246頁 ☐ ISBN 978-4-7581-1178-2

あてて見るだけ！劇的！救急エコー塾
ABCDの評価から骨折、軟部組織まで、ちょこっとあてるだけで役立つ手技のコツ

鈴木昭広／編

「レジデントノート」で大好評の特集・連載がついに単行本化！救急の現場で絶対役立つエコーの手技をわかりやすく解説. よく使う腹部や心臓のエコーだけでなく、気道や胃、骨折まで手軽にみられるようになる！

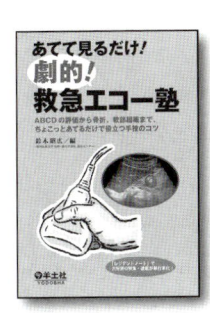

☐ 定価 3,960円（本体 3,600円＋税10%）
☐ A5判 ☐ 189頁 ☐ ISBN 978-4-7581-1747-0

発行 羊土社 YODOSHA 〒101-0052 東京都千代田区神田小川町2-5-1　TEL 03(5282)1211　FAX 03(5282)1212
E-mail：eigyo@yodosha.co.jp
URL：www.yodosha.co.jp/

ご注文は最寄りの書店，または小社営業部まで

プライマリケアと救急を中心とした総合誌

レジデントノート

☐ 年間定期購読料（国内送料サービス）
- 通常号（月刊）：定価26,400円（本体24,000円＋税10％）
- 通常号＋WEB版（月刊）：
  定価30,360円（本体27,600円＋税10％）
- 通常号＋増刊：定価57,420円（本体52,200円＋税10％）
- 通常号＋WEB版（月刊）＋増刊：
  定価61,380円（本体55,800円＋税10％）

医療現場での実践に役立つ研修医のための必読誌！

レジデントノートは，研修医・指導医にもっとも読まれている研修医のための雑誌です

毎月1日発行　B5判　定価2,200円（本体2,000円＋税10％）

研修医指導にもご活用ください

特徴
① 医師となって**最初に必要となる"基本"や"困ること"**をとりあげ，ていねいに解説！
② **画像診断，手技，薬の使い方**など，すぐに使える内容！日常の疑問を解決できます
③ 先輩の経験や進路選択に役立つ情報も読める！

レジデントノート増刊

月刊レジデントノートのわかりやすさで，1つのテーマをより広く，より深く解説！

年6冊発行　B5判　定価5,170円（本体4,700円＋税10％）

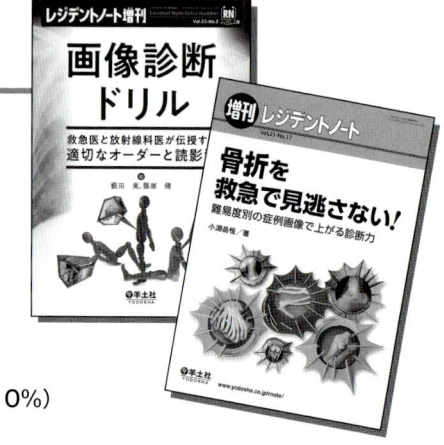

発行　**羊土社 YODOSHA**　〒101-0052 東京都千代田区神田小川町2-5-1　TEL 03(5282)1211　FAX 03(5282)1212
E-mail：eigyo@yodosha.co.jp
URL：www.yodosha.co.jp/

ご注文は最寄りの書店，または小社営業部まで